がん難民をふせぐために

抗がん剤・放射線治療の基礎　そして福島へ

医師　井手禎昭

本の泉社

まえがき

2011年3月11日14時46分

あの―東北地方太平洋沖地震―が起きました。

わたしは1995年1月17日に発生した阪神淡路大震災の被災者なので、大地震の一報があった時点で、現地でどういうことが起き、どういう経過をたどるかが容易に想像できました。

しかし、今回の大地震は阪神のときとは大きく違い、大きな地震のあとに津波が襲ってくるということが起こりました。

さらに大地震に続いた大津波は、ひとびとや建物を襲っただけでなく、未曾有の原発事故まで起こしました。

仮にもわたしは医者であり、基礎中の基礎とはいえ、物理や化学の基礎を学んでいます。

「このままでは日本が危ない」

原発事故とそれが及ぼす影響について、最初の水素爆発が起きた瞬間にそう思い、政府が後々小出しにしてくる情報や最近まで公表されなかったことについてまで容易に想像がつきました。

最初、「これはとんでもないことが起こった」、周囲の人間や知人たちにそう言い、「日本の北半分が終わった」、そう思いました。

広がる汚染、人間が到底容易に近づけないような高放射線量の過酷な環境下での作業や重労働、施設の構造や原理を理解していないひとをただ集めても復旧作業ははかどりません。「原子力」の怖さを理解しているからこそ、現場に残って作業を敢行することへの作業員の方々の恐怖、危険を冒しながらもその作業にあえてたずさわる想い、ひとり当たりの許容被曝量はかぎられているので、次から次へと人員を確保しなければならないであろう厳しい現実。われわれの業界同様、そんなに簡単にエキスパートというのは湧いてでてくるものではありません。原発の原理や構造、実際の現場に明るい人間の供給もいつかは枯渇するでしょう。

あるいは、そうした状況から被曝線量をごまかしてでも作業をつづけなければならないのではないか、そう思っていると実際に作業員の線量計を鉛で巻いて作業させていた下請け会社の報道がなされました。

それはさながら、放射線に弱い生身の人間である作業員よりも機械である線量計の身を守っているかのようです。

広がる汚染、そしてその処理、それらに伴うこれからの日本の経済・エネルギー・人的資本の消耗。おそらく、すべてをきちんとすることはできず、適当にごまかさなければ、いろいろなことがいきづまるでしょう。

放射能汚染というのはそういうものなのです。

「このままでは日本は本当に危ない」

わたしはこの国の未来についてこれまでにない危機感を抱きました。

わたしは、どんなことでもいいから自分にできることを、身の周りのことからコツコツと、少しずつでもいいから日本のため、日本の未来につながることをしていかなればと考えて行動にでました。

本書を書いたのもその行動の一環です。

筆者は、約1000床のベッドをもつ地域の基幹病院で外科医としてがんの治療に携わっていました。

そして、日常診療の中でたくさんのがん患者さんが集まる病院の外来で、まっ黄色な顔をして（いわゆる「黄疸」というがんの末期のひとつの症状）、へとへとになりながら長い間受付の前に並んで待っている患者さんたちをみて、「こうした患者さんたちの受け皿になりたい」と思い、病院を飛び出して町へ出ました。

介護保険が始まる前の年の2012年5月に、外科医からがん患者さんや寝たきりの方々を人生の終末までをサポートする「在宅医」（訪問診療医）へと転身したのです。

主にがん患者さんを対象に「家で病院管理にほぼ近い医療ケアができる」を売り文句に最初はがんばっていましたが、外来診療や患者さんの家での在宅診療といった日常診療を行う中で、最近は病院の医者の視点ではなく患者さんが本当に求めているのは何なのか、がん患者さんのみならず、高齢者が最期に求める安らぎとは何なのかがみえてくるようになり、少し考え方が変わってきました。

この書は、わたしのこれまでの大病院での外科医として、町中での在宅医療や日常外来診療でのがん患者さん、病気にかかったひとたちの治療過程や人生の終末とのふれあいの経験から、医療従事者として、そして日本に住む日本の将来を憂うひとりの国民として、少しでも日本の未来、未来のこどもたちのためになることへとつながることを残せるよう願って書いたものです。

がん難民の話には興味がなく、がんや抗がん剤治療、放射線療法の基礎、原発事故関連に興味がある方は、いきなりその項目まで飛ばしてお読みになり、時間があるときにあらためて全体を通して読み直してみてください。

もくじ

まえがき……2

第一章 〝がん〟とは?……11
がん難民とは? 12
〝がん〟とは? 12
多くのひとが誤解しているがん 12
がんの起源 12
がんの発生様式
　がんの発生メカニズム 13
がんの性質 15

第二章 抗がん剤の基礎……17
抗がん剤の基礎 18
よく「薬害」、「薬害」などといいますが… 18
抗がん剤の歴史 18
がんの治療に毒ガス? 19
毒ガスがくすり? 19
〝毒〟とは? 19
抗がん剤の基礎2 23
抗がん剤の基本は遺伝子治療 23
何が違うのか? 24
回転スピードを狙え 26
遺伝子の構造を理解する
　遺伝子の構造 26
DNAとは遺伝子情報を書いたノート 29
DNAの複製 31
DNAの複製係は仕事をきっちりこなす
　おサルさん 32
「薬害」、「薬害」といいますが… 32
アルキル化剤 34
代謝拮抗薬 34
分子標的薬 37
たとえば乳がんなどで使われる
　ハーセプチンの場合 38

ALK阻害剤　39
お前ら寝るな休むな　43
人間が勝手に決めた警戒区域や計画的避難区域　45
ひとがけがをするのを黙ってみていて、けがに包帯を当てるのだけが医者の仕事ではない　46
病院に入らない診療報酬　47

第三章　〝がん難民〟について……………………49
がん難民とは？　50
がん対策基本法　50
よくみられるがん難民　50
民間研究機関による調査では全国で推計約68万人　51
多くみられる患者さんの要望　52
心がないがん診療連携拠点病院　52
がん診療連携拠点病院でのシンポジウム　53
産科領域との比較
日本の妊産婦・周産期死亡率　55
日本の乳児死亡率　55
日本の妊産婦死亡率の年次推移　55

人口千人当たりの医師数比較
どうして患者さんの不満が生じやすいのか　55
フリーアクセスの誤った利用法　59
年齢別周産期死亡率
あまり変化のない年齢別周産期死亡率　61
何が変わったか　62
医療水準の低い国の場合　63
医療の進歩がもたらしたもの　64
妊娠という現象
赤ちゃんは母体にとっての異物？　65
お産の合併症　66
いきすぎた医療バッシング、報われない産科医　67
奈良妊婦「たらい回し」事件　68
産院のカジュアル化　71
「ひとり医長」　72
福島大野病院事件　73
リスクいっぱい、休みも寝るひまもなし　74
「出産難民」まで登場　75
日本は天国　75

第四章　がん難民のパターン……………………77
途方に暮れてさまようがん難民　78
ありがたがらないがん患者　78
体力のあるひとほど難民化する　79
「セカンドオピニオン」の是非　79
毒薬を使用する条件　80
「神の手」や「スーパードクター」　81
がん難民のパターン分類　82
1．標準治療ではもうやれることはないと見捨てられて〝がん難民〟へ
医療者は決して見捨ててはいない　82
ベッド数は決まっている　83
すぐに救急車を呼ぶ介護施設、パンクする病院　83
「在院期間の短縮」　患者を追い返せという至上命令　84
2．標準治療で心身ともにボロボロになり、がん難民へ　85
がんの治療は確かにきつい――誤った告知主義　85
患者さんと心を通わせる時間なんて与えられていない　86
3．ドクターハラスメントで傷つき、医師・病院のもとを飛び出て〝がん難民〟へ　87
医療関係者も人間　87
心にゆとり「ありがとう」があなたを変える　88
4．情報に溺れて、なにから手を付けていいか分からず〝がん難民〟へ　89
インターネットで下調べ　89
ひとの体や病気というものはそれぞれ違う　89
不公平な報道　無責任体質の産物　90
今後の日本の人口推移　91
在院日数抑制策　92
たった14日　93
矛盾だらけの保険制度
入院医療費漸減は社会保障費の削減につながっているか　94
胃ろうが入れられる理由　94
不信感を生む背景　95

第五章　福島第一原発事故と安全基準についての考察……97
福島第一原発事故と安全基準について
安全基準について　98
〝ただちに〟影響はない　98
上空での風　98
SPEEDIの存在　99
不作為による被曝　誤った方向への住民避難　100
放射能汚染食材は有害物質
においも味もしない　102
福島原発事故放射性物質流出試算値　102
広島原爆168個分　105
ストロンチウム90　106
放射性物質の医療への応用　106
ストロンチウム製剤の副作用　107
副作用は人間の身勝手　108
放射線の種類　110
光子線と粒子線　110
放射線の透過力の違い　111
アルファー線について　111
ベータ線について　112
ガンマ線、X線について　114
中性子線について　114
線質係数　116
福島第一原発事故に伴う放射性物質の大気中への
拡散　116
がれきの焼却について　118
第六章　粒子線と内部被曝……121
医療用放射線治療の観点からの考察　122
なぜ粒子線でがんが治るか　122
放射線の細胞障害作用　122
放射線による治療効果　123
粒子線の特性
粒子線とはどんな放射線か　123
放射線が入り込む深さ　125
レーザービームと硬式ボール　126
粒子線予備知識
照射範囲と奥行きの調整の仕方　128
物質とエネルギー波　129

どうして先進医療は高額なの？　129
周期表
美しい原子の世界　131
原子の大きさ　131
同位体について　134
原子核モデルと核反応　135
核分裂反応はビリヤード　136
「ベクレル」ってなに？　1ベクレルとは？　138
同じ1ベクレルでも　138
暫定基準「1kgあたり500ベクレル以下」　139
汚染地域からの避難と十分な補償　141
福島原発事故の前までは100ベクレル／kg以上のものは放射性廃棄物　142
こどもたちの細胞は抑制のきいたがんと同じ　143
放射性廃棄物の「埋め立て」処分──地中トレンチ処分　144
数字のマジック　145
摂取量と排泄量とのバランスの問題　146
もっと基準を厳しくすべき　146
内部被曝の危険性　148
危険な内部被曝　148
第七章　医者の目からみた報道……………………151
医者の目からみた報道　それって、つまり…まきの灰から24万ベクレル　152
医者の目からみた報道2
原発のしくみ　154
「メルトダウン」　156
原発敷地外でプルトニウム検出　157
ストロンチウムも検出　159
最高濃度は65万ベクレル　千葉・柏のセシウム検出土壌　162
「放射性プルーム」　162
自然界での放射性物質の動きと除染の意味　162
幼稚園給食から放射性セシウム　165
いずれも〝スポット〟検査　168
とどまると被曝する恐れのある住人は避難させてあげるのが国の責務　168
露地物食材と学校給食　170

医者の目からみた報道3
二本松の新築マンションで高線量 172
放射線管理区域 174
床上1mの意味 174
赤ちゃんの器官形成時期 175
「all or none の法則」 177
“稲ワラ”は何からつくられるでしょうか？ 179
国が定めた「安全」基準で大丈夫か
有機溶剤によるシックハウスの症例 179
当初から予測されていた被曝 182
食物連鎖 183
「がん難民をうまないために」 185

第八章　がん難民をうまないためにわれわれはどうすべきか……187

おわりに 188
野山を歩いてみる 188
阿武隈川から1日あたり500億ベクレル 188
除染の意味と食物連鎖 190
ひとつの対策案 192
除染しながら被曝する 193
無駄な除染をさせないこと、危険な地域に住まわせないこととがんの告知 195
はぎとったあとに残るもの 200
告知をすべき場合 201
放射性廃棄物以上の食材 204
細胞周期チェックポイント機構 208
奇形について 210
がんの末期のしんどさ、いいようのない苦痛 218
制度そのものによる混乱、難民の発生 218
ひとはなぜ難民化するか 220

あとがき……222

第一章

〝がん〟とは？

がん難民とは?

みなさんは〝がん難民〟という言葉を聞いたことがありますか?

いろんな情報をみてみると、「治療方針に悩んだり、治療をしてくれる医師や病院を探し求めて、途方に暮れながらさまよっているがん患者さんたち」などと表現されますが、漠然と使われているだけで、その明確な定義は定かではありません。

まずは、そうした患者さんが発生するバックグラウンドについて考えます。

〝がん〟とは?

さて、ここでみなさんは〝がん〟って何か正確に理解されていますか? まずがんとは何かを理解していないと話になりませんので、〝がん〟って何かというのをみなさんにはじめに確認しておきたいと思います。

みなさんは共通して〝がんは怖い〟などと思っていらっしゃると思うのですが、がんって一体どういうものだと思われます?

多くのひとが誤解しているがん

みなさんはがんというものを正確にとらえきれているでしょうか。

あまり実態をよく理解していないのに、ドラマなどのイメージで必要以上にものすごく怖いもの、自分の体の細胞とはまったくかけ離れた異質な存在のように考えておびえていたりしませんか?

そのイメージは間違っています。

がんの起源

がんはもともと、みなさんの体の細胞の1こ、1こと同じあなた自身の体の細胞の仲間なのです。

よく考えてみてください。

がんというのは、あなたの体の中から生まれてきます。そのもともとの起源はあなた自身の体の細胞です。

普通の細胞もがん細胞も、あなたという宿主の細胞の一部からでてきている細胞という意味で、どちらも起源は同じという意味です。

つまり、出処がいっしょなのです。

仮にあなたが女性であるとして、妊娠という話で考えれば、あなたとご主人の遺伝子のハイブリッド遺伝子（半分はご主人＝愛情がなければただのあかの他人）が作るあなたがたのお子さんの細胞よりも、がん細胞はあなたの体の細胞にもつともっと近いのです。

もともとの起源は同じなのですから。

がんの発生様式

がんの発生メカニズム

がん細胞は、**図表01**のように正常な細胞の遺

図表01　がんの発生様式

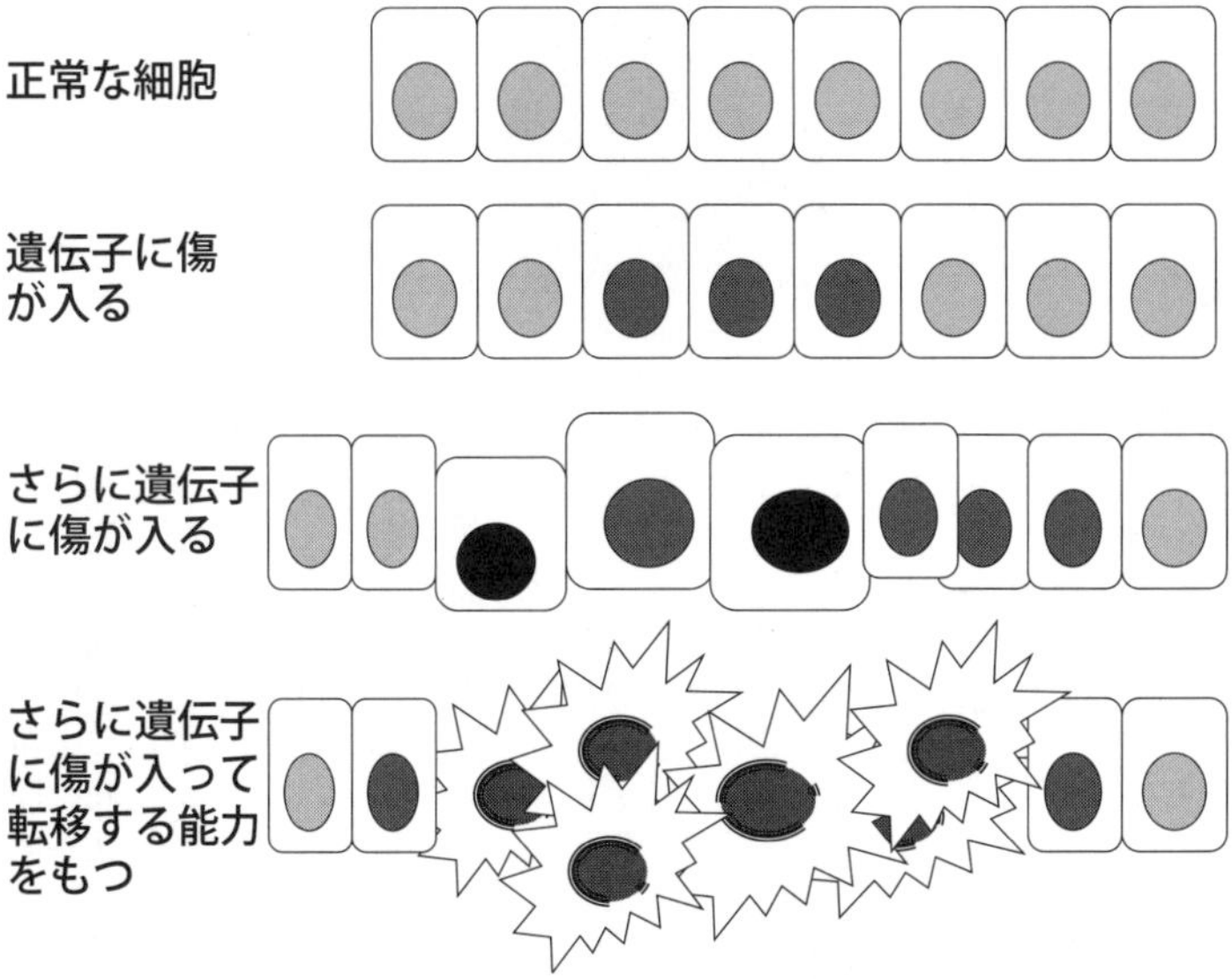

伝子に少しずつ傷がつくことで発生します。細胞のがん化はこれらの遺伝子の傷がいくつか重なって誘発されるということもわかっています。

すべての体の細胞は親から受けついだ遺伝子（いわば体の設計図みたいなもの）をもとにコピーされます。

みなさんの中では、ちょうど**図表02**のようながん細胞は悪い顔をしたたちの悪い細胞のイメージをもっておられると思うのですが、実際には笑顔のたちのよくみえる普通の細胞とそう変わりません。

がん細胞と普通の細胞では姿形や細胞を構成する成分がまったく違うのではなく、違いは何かというと、無秩序な分裂・増殖能力です。

図表 02

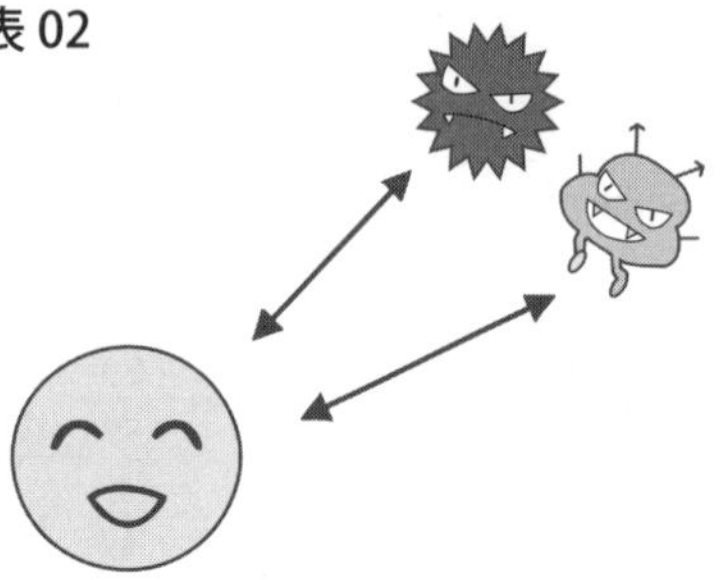

図表 03　がん細胞と正常細胞の違い

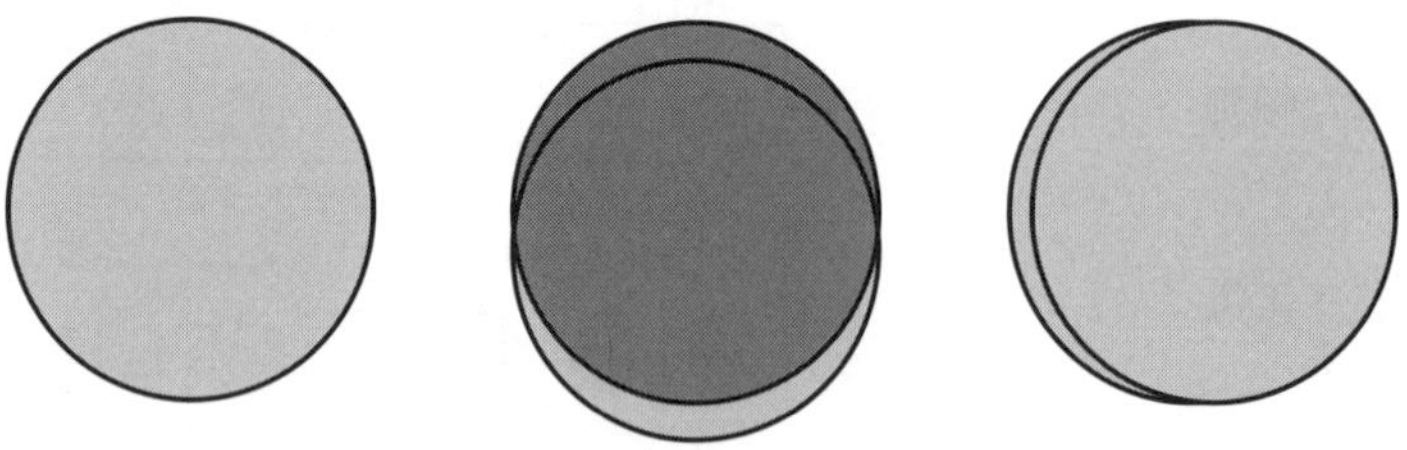

もともとは細胞の分裂や増殖は細胞の核の中にある遺伝子が指示を出しますので、つまりそうするように書いている遺伝子に発生した傷の有無ががん細胞と普通の細胞の違いなのです。
壊れた遺伝子が、正常な細胞とはちょっとズレたおかしな細胞を生むのです。ちょっとおかしいだけでなく、壊れずにどんどん増える、パラパラとこぼれていって流れていった先でいついて周りのものを押しのけてでもまたどんどん増えるあつ

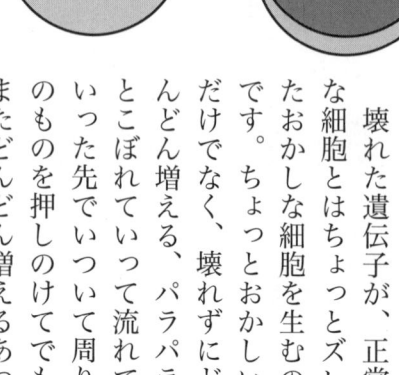

かましい性質を持ったものががんとなるのです。

ですので、もともとオリジナルのものがちょっとだけ壊れた遺伝子から作られるわけですから、細胞の構成成分上の違いはほとんどありません。

細胞の構成成分の違いでいえば、がんと比べれば、あなたのお子さんの方がよほど違う物質で構成されています。がんがもともとあなたの体の細胞から派生しているのに対して、簡単にいうと半分はご主人の遺伝子から作りだされるのですから、半分は別人の成分を持っているからです。

免疫学的に考えると、あなたにとっては半分が他人の遺伝子から成るあなたのお子さんの細胞の方が、あなたの体から生まれでた細胞よりも〝がん〟です。

たとえば、あなたのお子さんやあかの他人の体の一部からとってきた細胞をあなたの血管の中に流すと、とんでもない免疫反応が起こってあなたの身に危険なことが起こりますが、あなたの体に生じたがんから得られた細胞をあなたの血管内に注入すると、そのがん細胞はあなたの体の中のどこかに流れていって、そこで生着します。これがいわゆるがんの〝転移〟と同じ現象です。

つまり、みなさんのイメージしている図表02のような、まったく風貌の異なるたちの悪い不良ムスコのような細胞ががんなのではなく、細胞としては、物質としてとらえたときの見た目や形、構成成分などはあなたのもともとの正常な細胞とほとんど変わらない、よりあなた自身に近い存在なのです。

がんの性質

がんのがんたるゆえんは、簡単にいうと、がん細胞とは無秩序に増え続けてあなたのエネルギーを奪い続け（あなたの正常な細胞が必要とする食べ物も奪いとって食べてしまう）、そして勝手に壊れて老廃物をたくさん産み出して（あなたの体の中でごみを出し続ける）あなたの体内バランスをくるわせ（代謝や電解質バランスの変調）、そしてあちこちに飛び回って、もともとがあなた自身の細胞と同じ起源なので拒絶反応もほとんど起きずに定着して、このようなたちの悪い行為をあちらこちらで繰り返す手におえない不良息子（＝超極悪のドラ息子）みたいなものなのです。もともとがあなたのお子さんなのですから、たとえ超極悪のドラ息子でもあかの他人があなたのお家にある日突然入り込んで座っているよりは違和感はないはずです。よそものであれば免疫（体の中の警察官）が排除してくれますが、もともとがあなたの細胞からうまれたものなので、免疫もたとえあなたの体にとって都合の悪い存在であってもほとんど敵と認識しません。だから、あなたの体の中に居座って増え続けることができるのです。

まったく異なる物質をがん細胞の体に発現してくれれば、今の科学ではそれを狙い撃ちすることができるのですが、なかなかそうはなりません。

　もともと身内だったものが、ある日寝返って仲間内で勢力を伸ばし、虎視眈々《こしたんたん》と組織の転覆を狙っている、その性質自体ががんなのです。

　ですので、おそらく多くのみなさんが持っておられるイメージとは異なり、がんと正常な細胞の違いというのは、実際には**図表04**のようにごくごくわずかしかありません。

図表 04

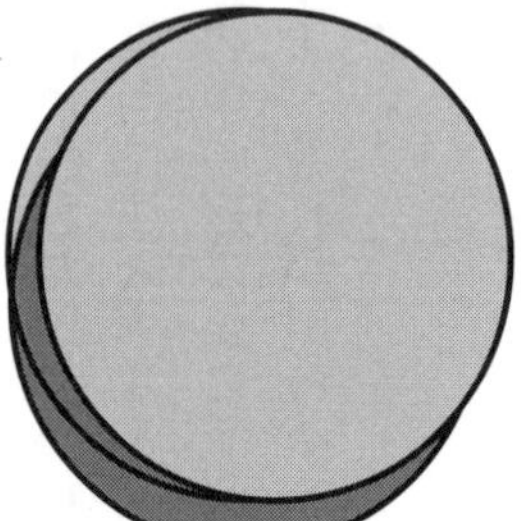

第二章　抗がん剤の基礎

抗がん剤の基礎

よく「薬害」、「薬害」などといいますが…

では、がん細胞が正常細胞とほとんど違いがみられないのであれば、抗がん剤はどのように作っていけばいいのか。

みなさんは、抗がん剤についてどのようなイメージをお持ちでしょう？

がんに対する特効薬？　くすり？　どんな効き方？

漠然と、髪の毛が抜けて、吐き気が強くて、下痢をしたり、ものすごい貧血になる〝こわいくすり〟、〝強烈なくすり〟、そういったある程度共通したイメージはお持ちでしょうが、具体的にどのようなものだと答えられるひとは少ないはずです。

抗がん剤の歴史

ここで、抗がん剤の歴史について触れておきます。

第二次世界大戦中の1943年、イタリアのバーリ港でアメリカの毒ガス輸送船「ジョン・ハーヴェイ号」が沈没するという事故がありました。

そこで船から放り出された人間や復旧作業や救援活動にあたっていた潜水夫たちの白血球が減少します。

あ…白血球が減った…

もしかして白血病（むちゃくちゃ白血球が増える病気）の治療に使えたり…する？

こうしてつくられたのが最初の抗がん剤が、毒ガスの「イペリット（マスタードガス）」から作られた「ナイトロジェンマスタード」だったのです。主に白血病や悪性リンパ腫の治療薬として使われていました。

たまたま船の事故が起きて漏れた毒ガスを浴びたひとたちの白血球が減り、その性質を白血球系が異常に増える病気に使えないかと応用されたのがそもそもの始まりだったのです。当時は表立って毒ガス輸送船だなんていえませんでしたから、レスキュー隊や医者の対応が遅れてさらに被害が拡大してしまいました。

がんの治療に毒ガス？毒ガスがくすり？

みなさんは意外に思ったかもしれませんが、経験にもとづく狩猟民族の毒矢やしびれ薬など、有名なところではかびから作られたペニシリンなど、身近な意外なものから薬に応用されたものはたくさんあります。

ニュートンが家の庭でりんごが落ちるのを見て、「万有引力の法則」のヒントを得たというエピソードがありますが、まず目の前に起きた事象をとらえて、「こういうことに応用できないか？……」などと考えて応用してきたのが動物とは違った人類の知恵であり、科学の発達とともにあとからその原理が解明されるといったようなことも数多くありました。

世の中にはいろいろと不思議なことが起こります。目の前に起きた現象を素直に的確にとらえ、その原理を探って応用する。医療も例外ではありません。

〝毒〟とは？

さて、ここで毒とは「生物の生命活動にとって不都合を起こす物質の総称、健康や生命を害するもの、少量で致命的な問題を起こす物質」などとされています。

みなさんのイメージでいえば、「飲むと体に悪いもの」、「飲むと死んでしまうもの」などといったものがあると思われますが、この話を聞くまではみなさんのイメージの中で抗がん剤＝薬だったと思います。

でも、ちょっと待ってください。

抗がん剤はがん細胞にとっては勢いを弱めたり、死滅させられたりしてしまいますので、やはりがんにとっては毒です。

これまで述べてきたように、みなさんの体の正常な細胞とがん細胞の出処は同じ。ただ、がん細胞はあなたの正常な細胞の遺伝子にちょっと傷が入っただけですので、細胞としてはほとんど同じもので、がんにとっての毒であれば、やっぱりあなたの正常な細胞にとっても毒として働いてしまいます。というわけで、やっぱり抗がん剤は毒です。

がんはみなさんの体にとっては毒みたいなものですから、いうなれば抗がん剤は〝毒をもって毒を制す〟ような薬剤になるわけです。

ここで〝毒〟とか〝薬〟といったものは、みなさんが勝手にイメージしたもので、実際にはそんなものはただの概念です。刺身を食べるのに欠かせないしょうゆも毎日1リットルも飲んでいれば毒にもなるということからおわかりかと思います。

しょうゆはしょうゆです。使い方次第で料理がおいしくもなり、毒にもなるのです。

抗がん剤はもともとが毒なのですから、髪の毛が抜けたり、強い吐き気がしたり、下痢をしたり極度の貧血になるのは当たり前です。

使用する毒のさじ加減で、宿主（つまりがんが宿っている体）を殺さないようにしながらがんだけを殺す作業、それが抗がん剤治療の基本だったのです。

言い換えると、がんは不治の病ではなく、がんを完全に死滅させる抗がん剤は早期からこの世にもうすでに存在しているのですが、安易にがんを完全に死に追いやる量の抗がん剤を人間に使用すると、親分（＝がんの宿主、つまりがんが宿っている人間の体）も死んでしまいます。

さきほども述べたように、がんと正常な細胞の違いというのは、実際にはごくごくわずかしかありません。

正常細胞とほとんど違いのない細胞をやっつけるのですから、片方をやっつけようとすると、もう片方にも抗がん剤は効いてしまうのです。

ですから、がんがくっついている人間自身を死なせない程度に親分の細胞とほとんど似通った性質を持つがんの細胞だけを親分の体の中に入れたまま毒をもちいてやっつける、そこに抗がん剤治療のむずかしさがあるのです。

つまり、言い換えると、がんを完全に死に追いやることはできるのですが、がんが宿っている人間自身を死なせない程度にしか薬を使えないので、がんの細胞も生き残ってしまうことが多いのです。

これが抗がん剤がなかなか効かないがんといったものの本質です。

また、同じ薬を用いても効いたり、効かなかったり、薬の効き目というのは個人差やそのときの体調などによっても差が出ることは、みなさんも普段風邪薬などを飲んだ経験から理解されると思いますが、同じ薬を用いても、副作用の出方もそのひとの体や体調によってまちまちなのです。

ですから、「薬害、薬害だ！」、「副作用がでたなんてけしからん！」などとよくいっているのをみますが、ああいうのをみていると、「あまりよくわかってないひとたちや弁護士さんがまた騒いでいるなあ…」と思います。

抗がん剤はもともとが自分の体と同じ起源の細胞を弱らせる毒なので抗がん剤で薬害や副作用が生じるのは当たり前なのです。

もともとは薬害を使ってがんをやっつけるのが基本なのですから、薬害がでるのは当たり前なのです。

あまりよくわかっていないひとたちが勝手に思い描いて〝薬〟だと思い込んでいるだけで、もとは人間の細胞を死に至らしめるための〝毒〟なのですから、使い方をあやまると当然のことながら、同じ量を用いても、使われるひとの体質や体調によっても得られる反応がまちまちだったりするのです。

そのひとにとっていい反応であったり、悪い反応であったり、実際に臨床の場で使い始めて思わぬ副作用がでてしまったり、それが抗がん剤治療のむずかしいところなのです。

また、新しくでた薬には〝必ず最初に使われるだれか〟が存在します。

「ドラッグラグで世界標準薬が使えない」とこぼすがん難民がいるそうですが、日本で先駆けて抗がん剤を導入すると、副作用だなんだと訴訟が起こります。ものごとには、どんなことでも、かならず〝はじめて遭遇する事柄〟が存在します。何をするにしても、〝初めて経験すること〟を通っていかなければならないのです。

創薬（薬をはじめにつくること）というものは、まず動物実験などで安全性を確かめますが、わたしも犬を飼っていて、家族同然にかわいがっていますので、こうしたひとたちが動物なら実験体としていくらでも使ってもいいと思っているのなら、ひどい話だとわたしは思います。動物実験を行った後は必ず人間で使用しなければなりません。だれかが〝はじめて〟にならないといけないのです。そして最初に理論的につくられた物質を実際に使用して得られた知見から適正な使用法を探り、少しずつよりよくなる方向へ持っていかなければならないのです。

動物と人間では代謝もなにもかもが違います。たとえば、ショウジョウバエを用いた動物実験で、受けた放射線の量が大きくなるとそれに比例して遺伝子の突然変異が起きることがわかっていますが、マウスなどを用いた実験でも、放射線の量が多くなると突然変異が増えるという関係がみられています。しかし、人間の場合はより構造が複雑で、放射線の影響がわかりにくくなっていますが、同じ動物なので人間だけがこのような影響を免れる理由はありません。

さらに倫理上の問題があり、はえやマウスと違って人間でのデータはなかなかとりにくいということもあります。放射線を当ててみてどうなるかなんて実験はできないのです。

こうした理由から、できればないにこしたことはないのですが、人間における安全性や安全な使用法のデータが得られるまでは、予期せぬいろいろなことが生じてしまうのはしかたのないことなのです。

どんな薬でも、どこかでだれかにはじめて使われてみなければ世の中にはでてこないのです。

「他の国の人間で安全性が実証されたものだけを導入しろ！」という発想の方がおられたら、その発想そのものが他の国の人間であれば危害が及ぶのを容認するということですからあまりにも身勝手ですし、その姿勢そのものがドラッグラグを生んでいるということを理解しておいてください。

日本にはドラッグラグのみならず、デバイスラグというものもあります。

海外ですでに承認、使用されている埋め込み型の人工心臓などが、日本で治験されている間にバージョンアップして日本で治験しているものが旧式になってしまい、またそれに対して後日治験してという笑えない話が日本では起こります。

役人のことなかれ主義も問題ですが、役所をそういう姿勢に追い込んでしまう、何か起きると「責任、責任」と過剰に反応するメディアや一般市民の側にも問題があると思います。

抗がん剤の基礎2
抗がん剤の基本は遺伝子治療

では、どのようにしてがんをやっつければいいのか。

くすりをうまく効かせるには、がんだけが持ち、がんの宿主（がんが宿っている人間の体）が持っていないようなものをとらえて、それを狙うことができれば簡単です。そうすると、がんそのものをやっつけることができ、がんの宿主、つまりがんが宿っている人間本体にはほとんど害を出さずに治療することができます。

しかし、前項でも説明しましたとおり、がん細胞はそれが宿る人間の体の細胞がもともとの起源です。つまり、がんとそれが宿る人間の体の体細胞との間には、構成成分としてその物理化学的な性質上の大きな違いはみられません。

つまり、イメージとしてみなさんが〝がん〟だと思い込んでいても、科学的にとらえていこうとするときに、その構成成分ががんが宿っている人間本体とほとんど変わらない成分からできているのです。

何が違うのか？

では、何が違うのか？

それは、がんになった細胞の遺伝子には傷が入っており、異常に分裂するスピードがはやい、分裂・増殖の回転速度が速いために幼い細胞が多く、ぽろぽろとこぼれおちて、ハイハイを始めたころの赤ん坊のようにどこへでも飛んでいってくっついて、またそこで育ってしまう。普通の細胞はある程度増えると、おとなしく増殖・成長を止める（contact inhibition といいます）が、多くのがん細胞ではとまらないなどといったことが、がん細胞の普通の細胞とは異なる特徴です。

つまり、がんと正常細胞の違いはほとんど性質や機能といった薬という化学物質には判断しにくい違いなのです。

電車の中の話にたとえていえば、がん細胞の場合はひとの膝の上に座ったり、頭の上にのったり、はみだして寝っころがったり、正常なひとを押しのけてそこに座ったり、むちゃくちゃな状態になっても次から次へとあつかましく乗り込んできて座っていき、電車の中がひとでごった返してぐちゃぐちゃになるといったような感じです。

何も考えずに乗り込んで増えていきますから、

がんと正常細胞の違い

1．分裂するスピードが異常にはやい
2．幼い細胞が多く、ぽろぽろとこぼれおちて、どこへでも飛んでいってそこで育つ
3．普通の細胞はある程度増えると、おとなしく増殖・成長を止めるが、がん細胞ではその制御機構が働かない（contact inhibition）

注）contact inhibition：**図表01**の1段目のように電車の座席である程度ひとがいっぱいに座ると、正常なひとはある程度ひとが並んだところでそれ以上は座らなくなります。

最後はぎゅうぎゅう詰めで酸欠になってみんな死んでしまいます。

がんは無限に広がって、いろんなところに飛んでいって、またそこで生着してまわりの組織がとるはずだった栄養を奪い取り続けるので、本体が弱ってしまうのです。

別にその辺の性質がおとなしければ、がんなど恐れる必要はないのです。実際に一部のがんでは育ちも遅く、薬にもよく反応するというおとなしい性格から、発見から数年経過しても暴れないので、そのまま棺桶にいっしょにもっていけるといったようなものもあります。

がん細胞に対してはみなさんのイメージの中では**図表01**の4段目のようなイメージをお持ちだと思いますが、実際には1段目と2段目くらいの違いしかないのでわれわれは治療しあぐねているのです。

よい例えかどうかはわかりませんが、日本の空港で中東系のテロリストたちがいたら顔がぜんぜん違うのでみつけやすいでしょうが、たくさんの日本人の中に日本人のテロリストがいても判別しにくい、またはみつけにくいということはみなさんもおわかりでしょう。ほとんど見た目は変わらずに、がんはその性質だけがたちが悪いのです。そういうのが、がんの治療のむずかしさだと思っていてください。

回転スピードを狙え

上で述べたように、まず第1に普通の細胞と比べて異常に分裂するスピードがはやいということが、がんの普通の細胞と異なる特徴です。

正常の細胞は必要なときにしか分裂せず、よく眠っていますが、がん細胞は常に起きて分裂・増殖を繰り返しています。

この〝起きている〟ときに細胞は活発に増殖・複製のための部品や材料を取り込みます。

この性質を利用して、分裂がはやい→遺伝子の複製がはやい→遺伝子の材料をたくさん取り込む（逆にほとんど寝ている正常な細胞は取り込みにくい）という性質を利用したのが、古典的な抗がん剤たちです。

以下の話は少しむずかしいので、完全に理解しようとせずに大体のイメージをつかんでなんとなく理解してもらえれば結構です。

遺伝子の構造を理解する

遺伝子の構造

まず、遺伝子の構造をみていきましょう。

ここで遺伝子についてみてみます。

図表05は細胞と核、それに含まれる染色体と遺伝子（ＤＮＡ）の関係を表しています。

図表06はよく理科の教科書などにでてくる染色体と、それを拡大模式化したものです。

それぞれの染色体の中には遺伝子（ＤＮＡ）が入っており、さらに詳しく拡大すると、遺伝子は**図表07**のようになります。

遺伝子の基本構造はＤＮＡ（Deoxyribonucleic

図表05

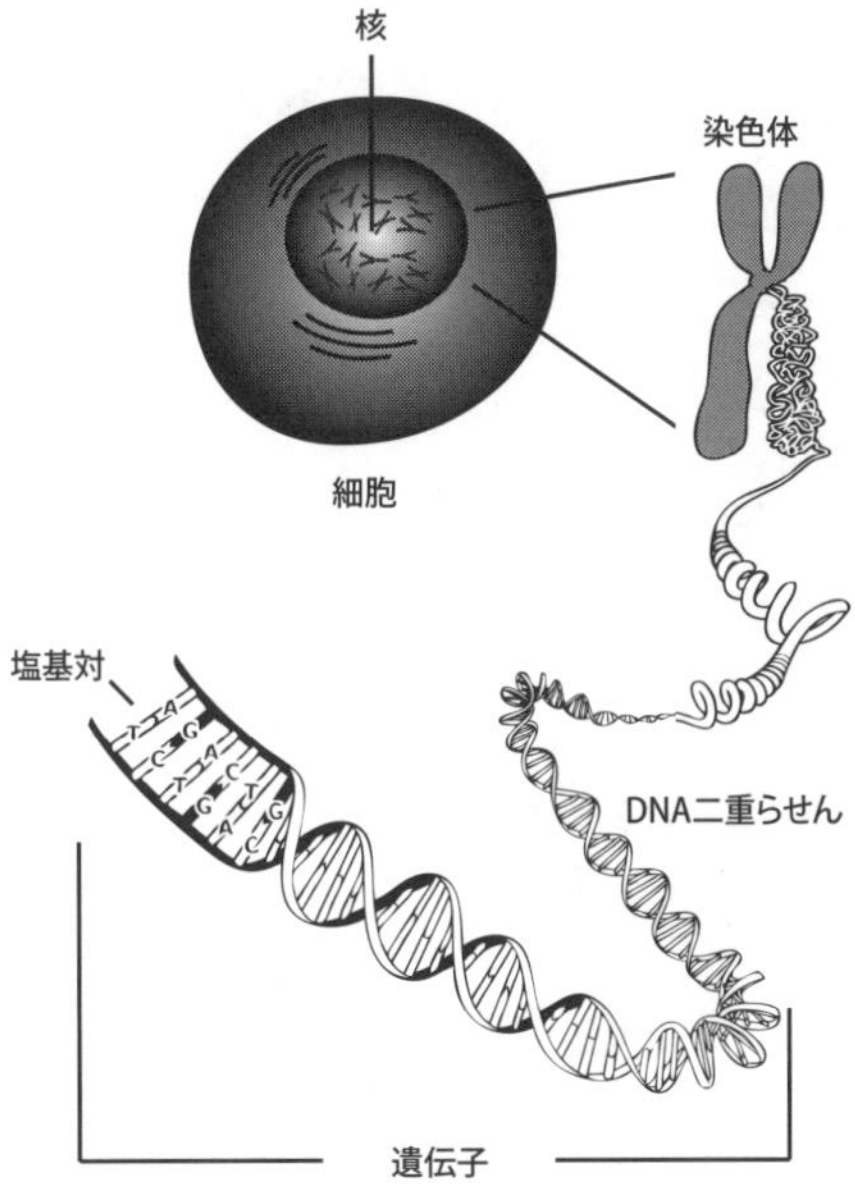

図表06

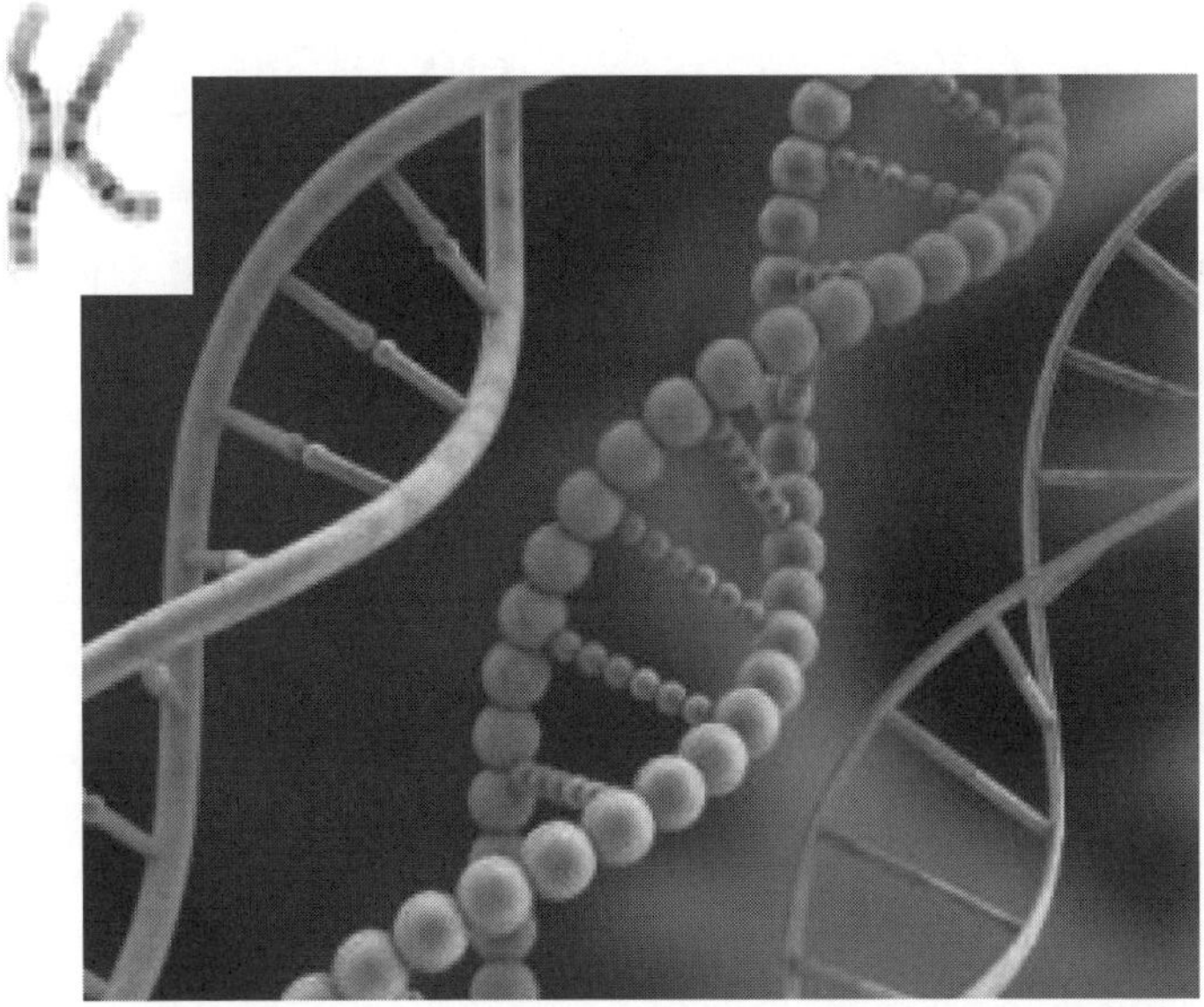

図表07

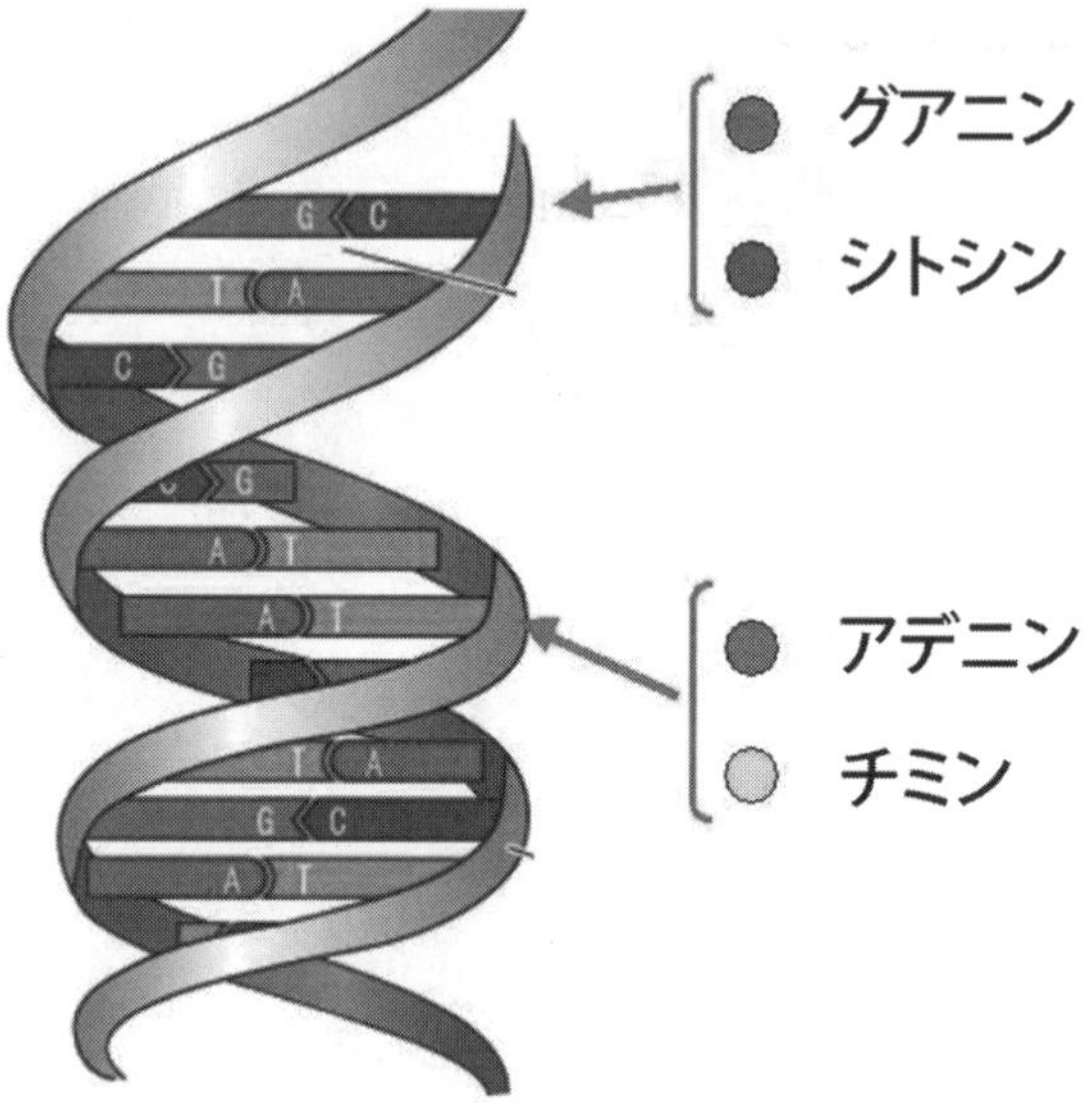

出典：http://contest.thinkquest.jp/tqj14/140307/page12.html

図表 08

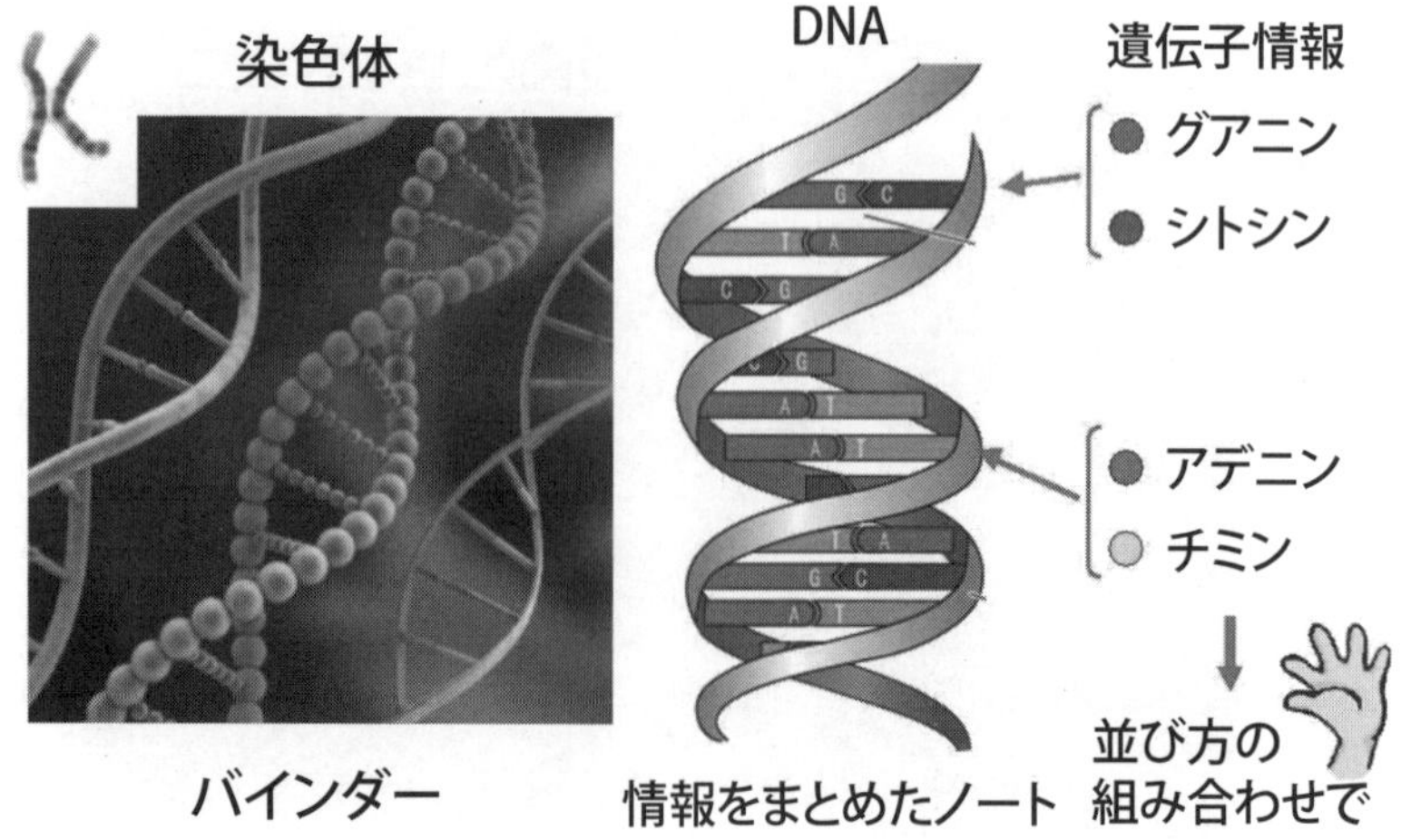

Acid：デオキシリボ核酸）の二重らせん構造です。今回は詳しい説明を省きますが、ＤＮＡには**図表07・08**のようにアデニン（Ａ）・チミン（Ｔ）・グアニン（Ｇ）・シトシン（Ｃ）の４つの塩基というものが含まれており、これらはアデニンにはチミン（ＡとＴ）、グアニンにはシトシン（ＧとＣ）という風に必ずくっつく相手（ペア）が決まっています。

ＤＮＡとは遺伝子情報を書いたノート

これら４つの塩基というものの並び方で遺伝子情報は決まります。「目」や「手」などのからだの組織をどうやってつくればよいかがＤＮＡには全部書いてあるのです。（遺伝子情報）

つまり、ＤＮＡとは遺伝子情報を書いたノート、染色体はそれらをまとめたバインダーのようなものなのです。

たとえば、放射線などといった消しゴムで手の作り方を書いてある部分を消してしまうと、手がないなどその損傷を受けた部分に応じた奇形が生まれてしまいます。

あなたがお子さんをつくるとき、あなたのお父さんとお母さんからもらったここに書いてある遺伝情報が、あなたのパートナーとの間でミックスされます。そう考えると、あなたのお子さんが「おじいちゃんやおばあちゃんに似ているね」といわれたりするのは当たり前のことだと思いませんか？

不思議な感じがしますが、あなたやあなたのパートナーからあなたがたのお子さんに受け継がれるのは、あなた方がそれぞれのお母さんのお腹の中にいたときにすでにあなたがたのお父さんやお母さんから受け継がれ、そこに書いてあった遺伝子情報なのですから、あなたのお子さんが「おじいちゃんやおばあちゃんに似ているね」といわれたりするのは当たり前のことなのです。

生き物にとってはこの遺伝子情報（ＤＮＡ）がすべてです。

細胞の増殖・分裂というものは、このノートに書いてある情報を読んでその通りに複製がなされますので、古典的な抗がん剤にせよ、放射線治療にせよ、このＤＮＡを攻撃（破壊）することにより、がんが自分の体（細胞）の作り方、ノートに書いてあるからだの作りかたをみて複製できないようにします。

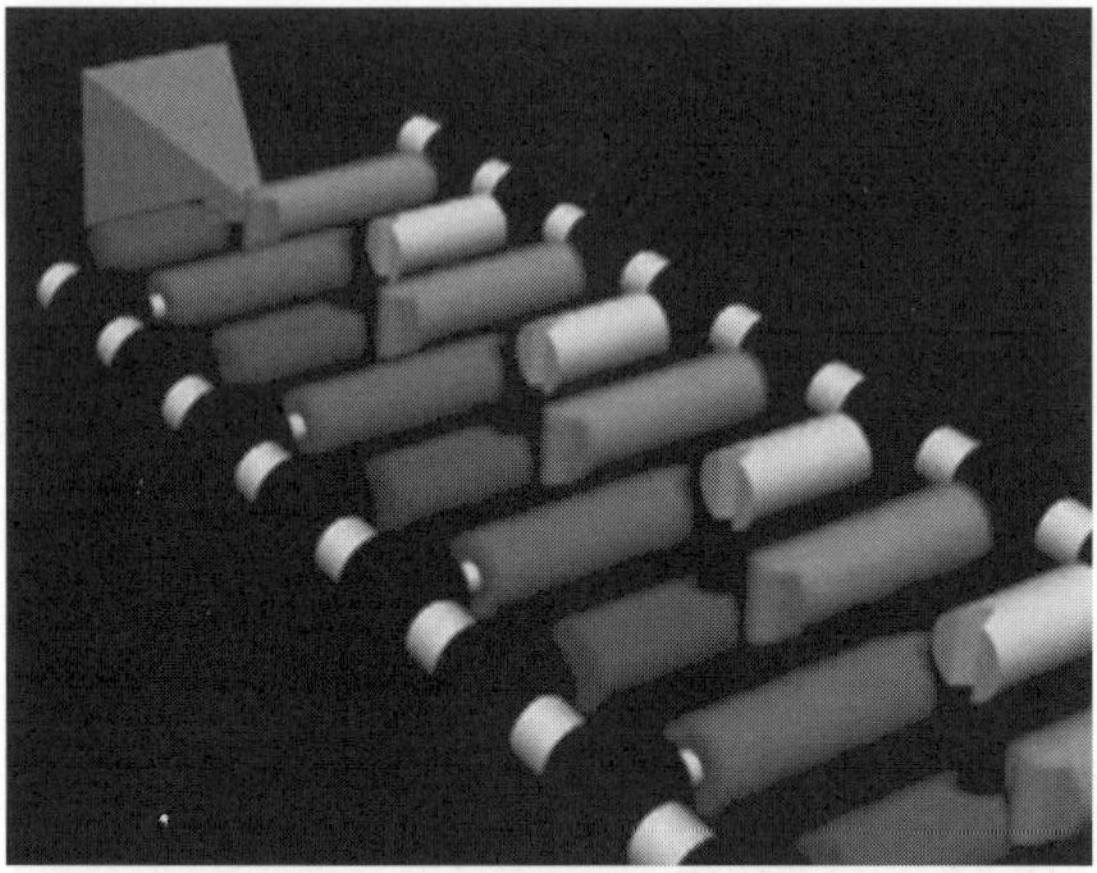

図表09

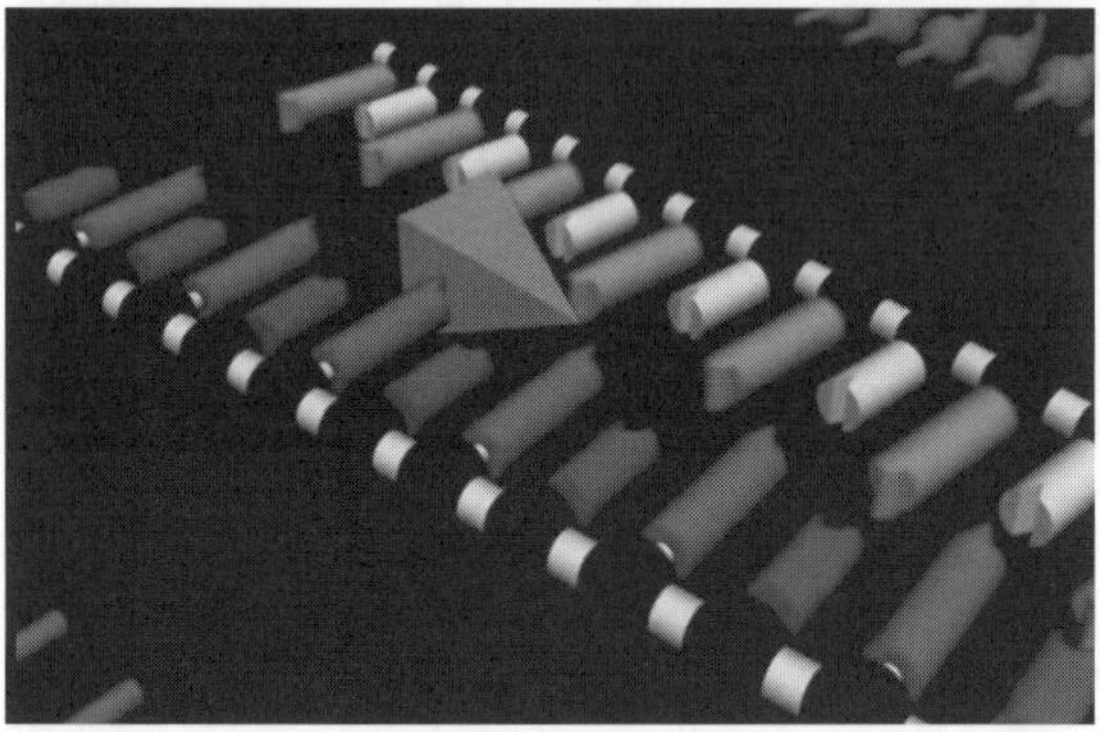

図表10

図表11

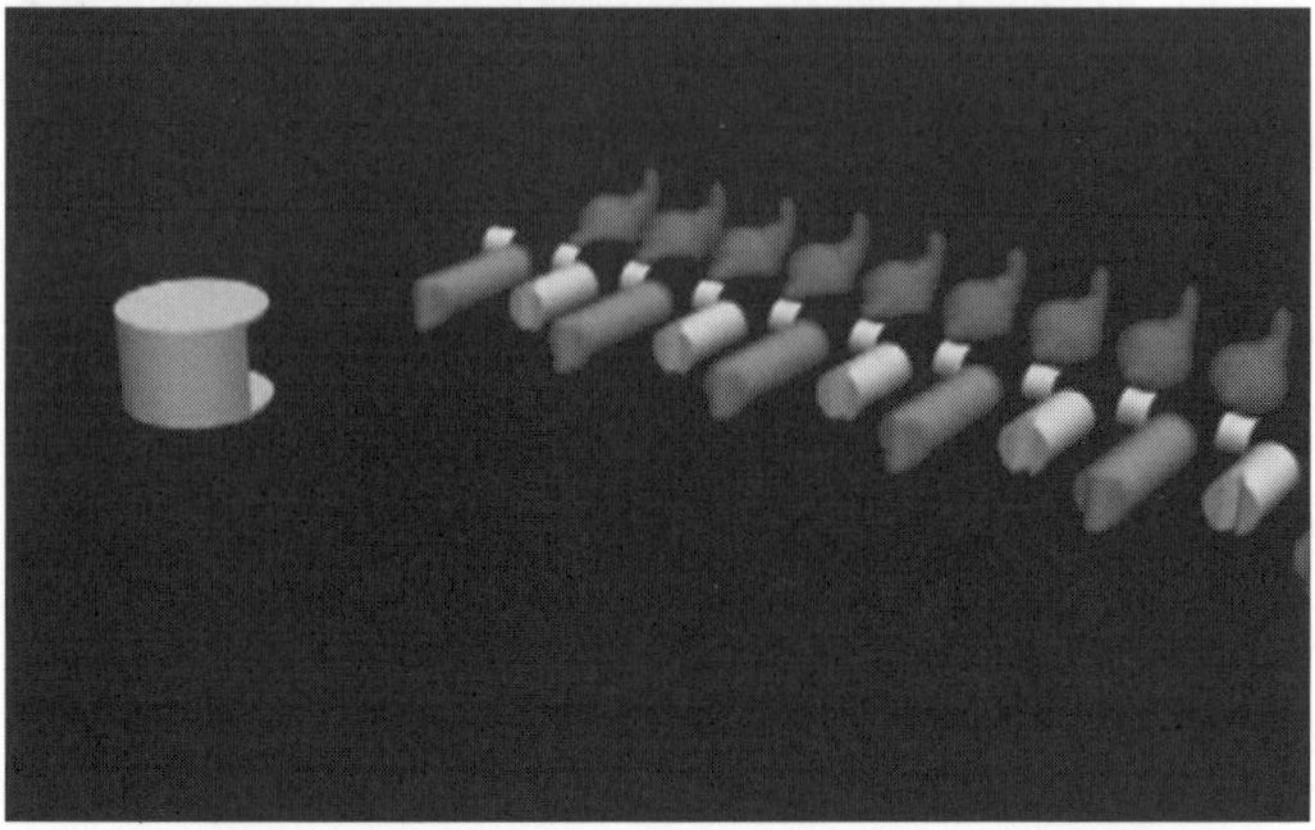

それが、抗がん剤、放射線治療の基本だと思っていてください。

DNAの複製

図表09〜図表12はDNAの複製の様子を模式化した図です。

　まず、最初にDNAの二本鎖を解く酵素がDNAの二本鎖を2つの1本鎖にわけ、**（図表09〜図表10）**その後、2つにわかれた1本ずつの鎖のそれぞれにさきほどのアデニン（A）・チミン（T）・グアニン（G）・シトシン（C）のそれぞれのペアとなるものをくっつけていきます**（図表12）**。AにはT、GにはCという風に必ずくっつく相手が決まっていますから、2本鎖のDNAを1本ずつに分け、決まった部品をただくっつけることにより、同じものが2本作られるわけです。（DNAの複製）

　基本はこれだけです。

　これらを繰り返すことにより、ほとんど同じDNAが何度も複製され、それらの一部をコピーして細胞やたんぱく質といった、体やがんのもとになるパーツが作られていきます。すべてはこのDNAに書かれている遺伝子情報で決まるのです。

　この本を読んでいるあなたも、はじめはたった1個の受精卵です。そこから、この遺伝子に書かれている情報をもとにしてDNAを複製しな

図表12

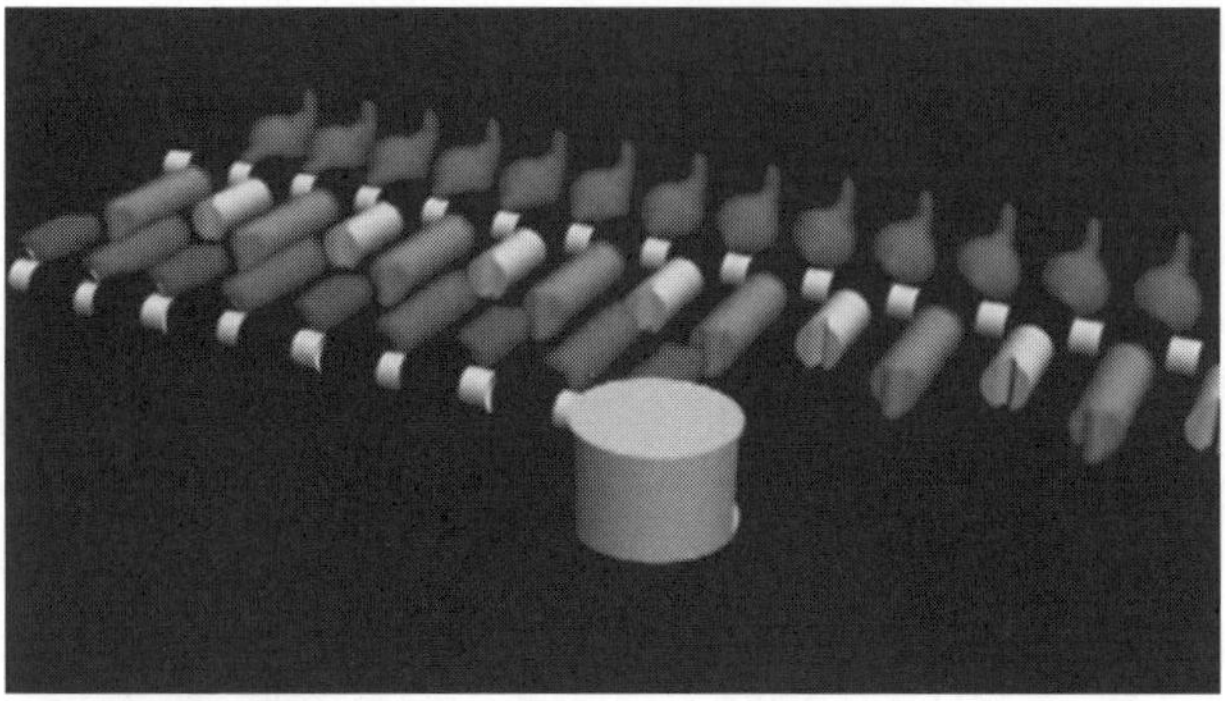

がら細胞が分裂、体が形作られて、今この本を読んでくれています。不思議でしょう？

ＤＮＡの複製係は仕事をきっちりこなすおサルさん

さて、このようにＤＮＡの複製は非常に単純なお仕事です。しかし、この作業がいい加減だと、極端なことをいえば手の中に目ができたり、本来足であるはずのところに手がついたり、まともな組織ができなくなってしまいますので、細胞の核の中にはここに書いている情報にもとづいてあたえられた仕事だけはきっちりこなすおサルさんが入っていると思ってください。

つまり、ＤＮＡの複製係は同じ仕事を何度も正確にこなすおサルさんみたいなものなのです。

このおサルさんは与えられた仕事はきっちりこなすことができるのですが、やっぱり人間と違って臨機応変に自分で考えて仕事をするということができません。横からまぎらわしい部品を渡されたり（抗がん剤）、見本を完全に壊されたり（放射線によるＤＮＡの破壊）すると、元通りに戻すことができません。ただ、見本をみながら、その通りに部品をきちんとはめ込んでいくという単純なお仕事しかできないからです。

このようにして、抗がん剤や放射線治療では、この細胞の核の中のおサルさんがまともな仕事をすることができないようにすることで、がんが複製や再生をすることができないようにします。

つまり、図に描くとこういうことになります。

（図表13）

「薬害」、「薬害」といいますが…

さて、「薬害」、「薬害」などといいますが、はじめに述べた通り、最初の抗がん剤は毒ガスの「イペリット（マスタードガス）」から作られた「ナイトロジェンマスタード」です。

もともとの抗がん剤自体が毒の毒性を利用す

図表 13

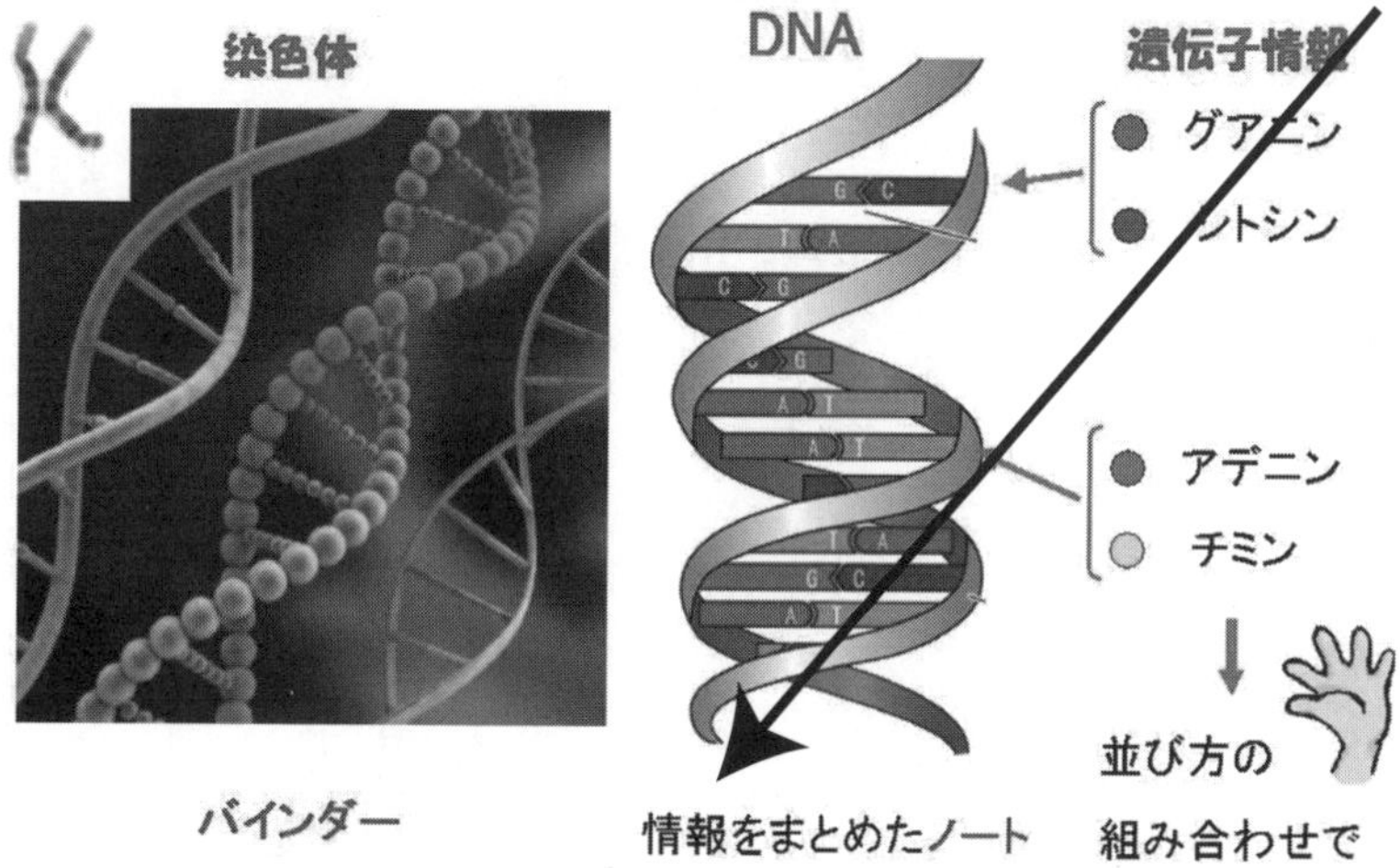

るものだったのです。

それを微妙なさじ加減を用いて、体の中にいる、もともとはほかの体の細胞と同じ起源の細胞から生まれたがんが宿っている人間の細胞とほとんど組成の同じがん細胞だけを効率的に破壊するのが抗がん剤のお仕事です。

当然のことながら、抗がん剤を使う体の中にはほかの健常な体細胞分裂を行っている細胞があり、これらの細胞も抗がん剤を取り込んでしまいますのである程度影響が波及します。それがみなさんが名付けている〝副作用〟という現象なのです。

ちなみに、このときターゲットであるがんの方もこの副作用で「くるしいよ〜」と叫びつつ死んでいっています。しかし、この効き方は、我々がイメージした〝正の作用〟です。

みなさんはこれまで頭の中で、がん細胞と正常な細胞、抗がん剤と毒はそれぞれ別々のもの、違うものと認識していたのだと思われますが、こうした観点に立てば、抗がん剤を使うと副作用が発生するのは当たり前のことなのです。もともとはその毒性（薬害）を用いてがんをやっつけようとしているのですから。

しかし、多くのひとは化学療法で使う薬剤を単純に〝薬〟として認識し、その誤解をもとにさまざまな争いが生じています。人の認識って勝手すぎませんか？

アルキル化剤

アルキル化剤ははじめにだしたマスタードガスの研究から開発された細胞障害性抗がん剤の代表的な薬です。

アルキル化剤はアルキル基と呼ばれるものをがん細胞のＤＮＡにくっつけて、らせん状にねじれた二本のＤＮＡを異常な形で結合させてガチっと固めてＤＮＡの複製ができないようにします。（図表14）

図表14

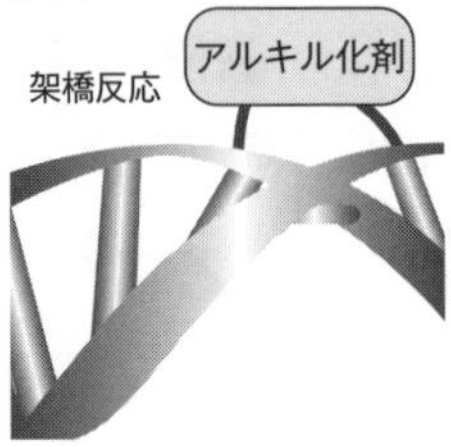

図表15

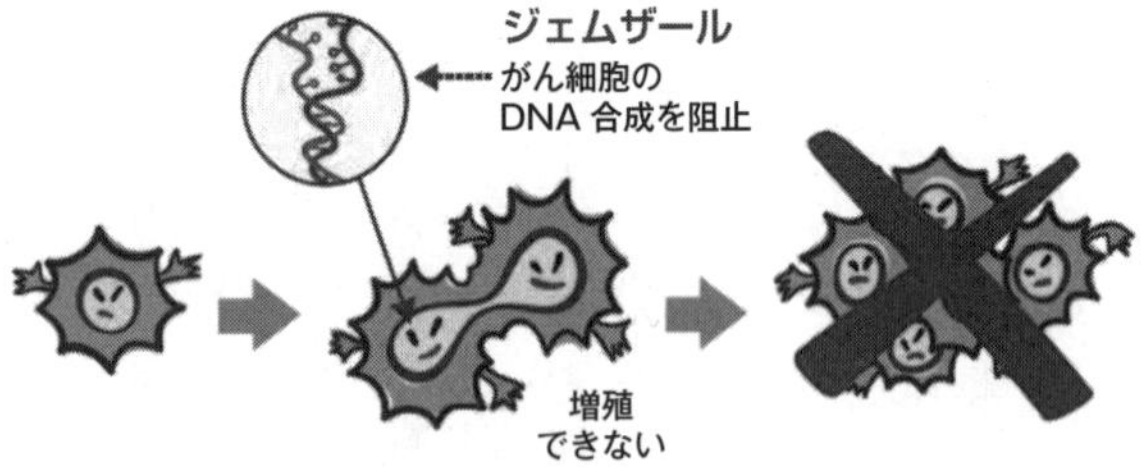

https://www.lilly.co.jp/lillyanswers/data/patient/GEM-A-P016(R4).pdf

代謝拮抗薬

がん細胞が分裂・増殖する際に、核酸の材料となる物質と科学的構造が似ている物質で、ＤＮＡの合成を妨げ、がん細胞の代謝を阻害して、増殖を抑制します。（図表15）

こういった薬たちをほかの作用の仕方が違う薬と組

み合わせることで効果が増強されるので、相乗効果をねらって化学療法ではよくコンビネーション治療が用いられるわけです。ひとつひとつの薬の長所や特徴をうまく組み合わせて、より副作用が少なくよりよい効果が期待できるように工夫するわけです。

他にもいろいろありますが、抗がん剤はよく分裂して増えるがん細胞のそうした特長を利用して阻害するものという大体のイメージをつかんでおいてもらえれば十分です。

大切なことは、よく眠っているといっても、全員が寝ているわけではなく、起きて仕事をしている（分裂・増殖している）普通の細胞も少なからずありますので、そういった本来は抗がん剤を取り込んでほしくない細胞も抗がん剤を取り込んでしまいます。

ですので、分裂能の大きな（ＤＮＡの複製を頻繁に繰り返している）髪の毛の毛根の細胞や腸管粘膜の細胞などもやられてしまい、髪の毛が抜けたり、吐き気や下痢が続いたりします。がんをやっつけるために使った抗がん剤が、頻繁に分裂しているというがんと似たような振る舞いをしている正常な細胞にも効いてしまうからです。

しかし、抗がん剤さんの立場にたって考えてみれば、ＤＮＡの複製を行っているところに入り込んでつぶすという彼らに普通にあたえられた仕事をこなしているだけなのですが、思想や概念や思い込みをもった人間からすれば、そういったがん細胞以外にも起こってしまう現象は都合の悪い副作用としてとらえられてしまうのです。

薬はただ淡々と与えられた仕事をこなして、それに応じた作用がでているだけなのに、人間様が勝手に副作用として難くせをつけているのです。

抗がん剤さんからしてみれば、自分の仕事に応じた当たり前の作用がでているので、こうした髪の毛が抜けたり、吐き気や下痢が続いたり、場合によっては命にかかわるようなことが起きたりといったことは、抗がん剤のそもそもの薬効を考えると、もともとはがん細胞の命を奪うために使っているものなのですから、それなりの劇薬症状がでて当たり前で、ごくごく想定内の当たり前の正の作用がでているだけなのです。

くどいようですが、人間にしてみれば困った負の作用でも、抗がん剤は淡々と自分の持ち味を発揮しているだけです。

要は立ち位置や視点の問題です。

みなさんにとって都合の悪い副作用でも、それは本来「回転の速い細胞に入り込んでつぶす」というみなさんが期待した作用によるものです。

抗がん剤さんからしてみれば、本来の毒として当たり前の仕事をしているだけなのに、「そんな自分の都合の悪いときだけ、『副作用、副作用』いわんとってくれよー」という話なのです。

物理の作用と反作用のように、押している側からみれば作用でも、押されている側に立てば反作用となるように、薬の副作用に関してもとらえる側の立場によってそのとらえられ方が異なる場合があり、わたしやほかの先生方も、この薬の副作用とされている作用をあえて使って、患者さんにメリットが生まれる場合、薬の副作用を用いた治療を行う場合があります。

抗がん剤ももともとの使われた方はそうだったのです。

みなさんが思っている薬も抗がん剤も毒薬も、みなさんが勝手に概念として〝薬〟とか〝毒〟などと分けてとらえているだけで、物質的にみれば、単なる化学物質とその純粋な薬効にすぎないわけです。

我々専門家は、その薬の薬理作用と患者さんの病態とをすり合わせて薬を用いています。

要は、抗がん剤も普通の薬も使い方のさじ加減が大切なのです。

ですので、抗がん剤治療というものはもともとは薬害そのものを使ってがんをやっつけるものなのですから、そういう観点からみれば、「薬害訴訟」とか、あまり薬のことがわかっていない裁判官が出す医療関係者からみても到底理解しがたいおかしな判決などが報道されるのをみていると、「またおかしなことをやっているな…」と思うときがよくあります。

医学も学んだことがなく、医療現場で働いたことのないようなひとたちが、こうしたことも知らずに医療事案に関して独立性を保ったまま現場の人間がおかしいと思うような判決を下すのです。おそろしいと同時に、「こりゃダメだ…」と過酷な現場から医師たちが立ち去っていき、医療が崩壊するのも無理がないとは思いませんか？

分子標的薬

科学の進歩とともに最近登場してきたのがこれです。以前は先にたまたまみつかった薬があって、どのように働いているかをあとから解析して、一部の構造をいじったり、少しずつ使い方などを改良して応用するという流れだったのが、最近では遺伝子を先に解析して遺伝子技術からねらった薬を作るという逆の流れになってきました。

これまでの化学療法薬は他の正常な細胞にも共通したＤＮＡそのものをだめにして細胞を殺す作用（殺細胞効果）によって治療効果を発揮するように開発されてきたのに対し、分子標的薬は、がんにとっての弱点が分子レベルでだんだんわかるようになってきて、免疫学的な技術が進んだことによりがんの弱点を直接ねらえるようになってきました。

これまでの化学療法薬は、がん細胞を攻撃するだけでなく、がん細胞と同様な遺伝子をもった正常細胞も同じように攻撃してしまうので、がん細胞を殺そうとすると正常細胞にも深刻なダメージを与えることになりますが、分子標的薬はがん細胞がもっているある特定の分子をターゲットにするので、がんだけをほぼ狙い撃ちできるという特徴があります。

たとえば乳がんなどで使われるハーセプチンの場合

ハーセプチンは、がん細胞がえさを取り込むための「手」を抑える「手錠」のような働きをする薬です。がん細胞は手に手錠をかけられるため、増殖に必要なえさを取り込むことができなくなり、兵糧攻めにあう形で抑えられることになります。（図表16）

これまでがんの治療に多く用いられてきた抗がん剤はがん細胞全体を攻撃するものでしたが、ハーセプチンはがん細胞の特定の場所（HER2タンパク）をねらって攻撃するので、これま

図表16

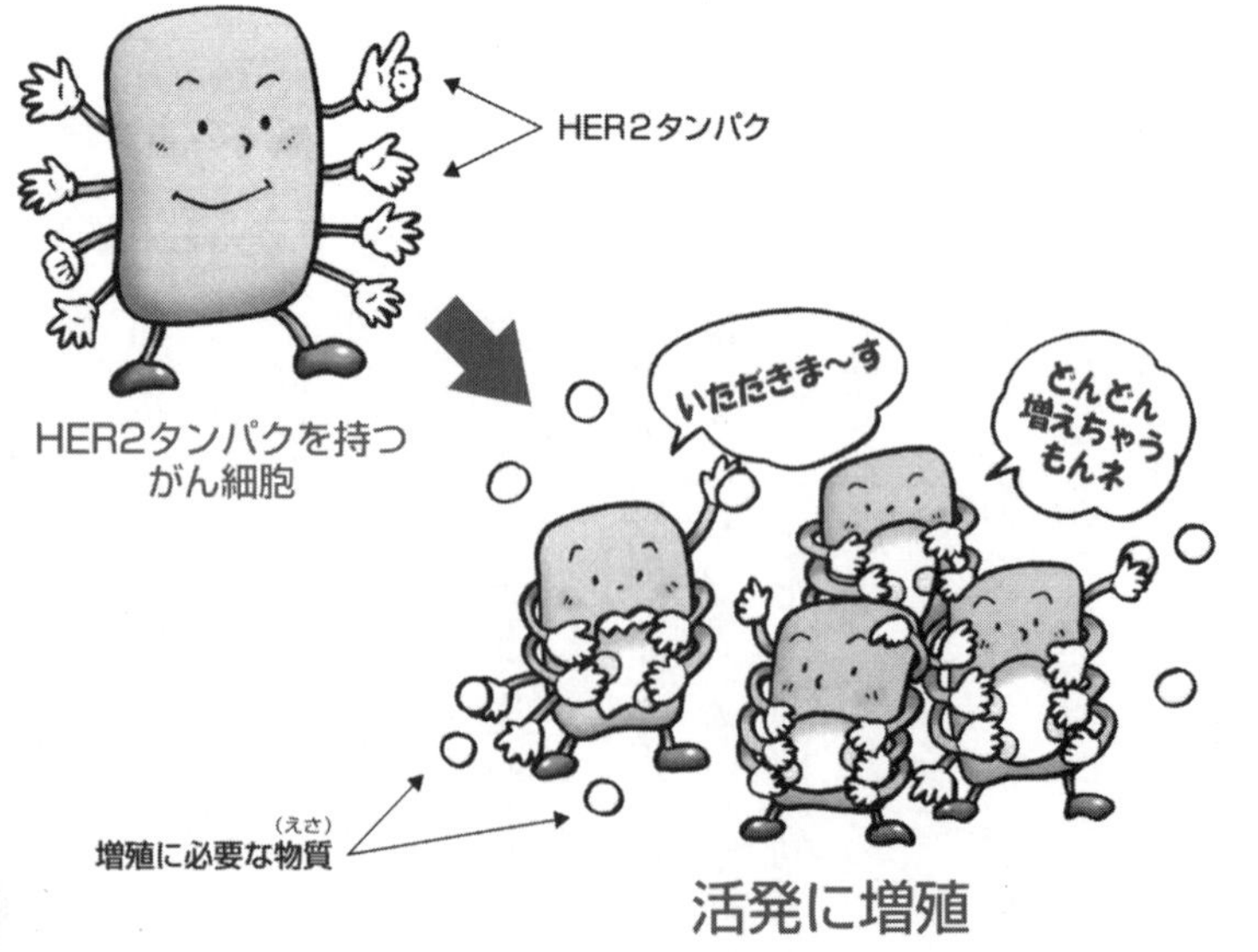

http://www6.ocn.ne/jp/~oppai/HER2-1.htm　広島市立広島市民病院
乳腺・内分泌外科　大谷彰一郎先生のご厚意による

での抗がん剤とはまったく違うしくみでがん細胞の増殖を抑える薬といえます。

つまり、がん細胞には効果を発揮しますが、これまでの化学療法薬のように、正常細胞まで一緒に攻撃してしまうようなことは少ないのです。

だからといって、最初にお話ししましたように、がん細胞ももともとは自分の体の一部の細胞にすぎないのですから、がん細胞に特徴的なものをターゲットにするといっても、他の細胞も同じようなものを数が少ないとはいえもっていたりして、まったく影響がないとはいえません。

ですので、古典的な抗がん剤からすると、特定の物質を狙って攻撃できるので、かなり進んだ優れた薬のように思いますが、分子標的薬にも副作用がまったくないわけではないのです。

ALK阻害剤

最近でた分子標的薬の中に、肺がんの中の非小細胞肺がんというもの中の約3～5％を占めるALK融合遺伝子という遺伝子をもつ患者の93・3％に効くという変わった薬があります。

変わったと書きましたが、少し前までは、100人いる中の3～5人にしか効かないような薬は効かない薬としてボツにされていました。

ところが、遺伝子解析がかなり進むようになり、ある条件を満たしさえすれば、そのグループの93・3％のがん患者さんに効くような薬が開発されたのです。

これまではほとんど無効とあきらめられていたような奏効率の薬が、科学が進み、遺伝子解析が進んだことで、ある一定の条件の患者さんにはほとんど効くといった特殊なケースが判明しだしたのです。

変わったと書きましたが、実は別に変わってもいません。これまでのとらえ方や分類そのものが不十分だっただけなのです。科学が進み、ものごとがより一歩深くみえるようになった。それだけです。

こうなってくると、これまでの常識は通用しません。ものの見方そのものをガラッと変えて新しくしなければなりません。これまでの「小細胞性」といったような人間のものの見方や分類の仕方そのものが原始的でおかしかったのです。

100人いる中の3~5人と聞くと、少ないように思うかもしれませんが、グループ分けの仕方によっては、適切に対象患者を選べば、ほとんどの方に効くということです。科学が発達していなかったために、これまでは適正に細やかな分類ができておらず、そうしたことがわからなかったということになります。

つまり、これまでは大まかな見た目で白人、黄色人種、黒人としか分けていなかったものを、アジア人を日本人、韓国人、中国人と分けて行った際に日本人に特異的によく効く薬があることがわかったといったような感じです。今後科学がさらに発達して遺伝子解析が進めば、こうしたことがたくさんでてくると思われます。しかし、ALK阻害剤にも重い副作用がないわけではありません。

みなさんは、対象者の数が少なければ、検証できる対象が少ないわけですから、どんな副作用がでるかわかりにくいということはご理解いただけるでしょうか?

メディアによると、「ドラッグラグで世界標準薬が使えない」とこぼすがん難民もいるそうですが、かと思えば世界に先駆けて日本で導入された薬で何かあると、やれ「副作用だ」、やれ「こんなの認可した国の責任だ」、やれ「添付文書に…と書いていなかったからだ」などとやってきて、一般の方もそれに引っ張られます。

この「添付文書に…と書いていなかったからだ」というので現場の足を引っ張るようなさま

ざまな弊害が生じており、これについては長くなるので今後また別の機会にあらためて詳しく述べようと思います。

　書いてあればそれでいいのか、書いていても起きるものは起きる、書いていようがいまいが思いもよらないことが起きるときがある、書いてあっても説明しなければ意味がないのではないのか、説明よりも治療そのものの方が大事な臨床の現場や救急の現場で命がかかっているときにそれを長々と説明するのか、そう思います。

　また残念なことに、医療のことをあまりよく理解していない裁判官までが素人みたいな感覚でそうしたものに引っ張られ、われわれ現場の人間が到底理解できないようなおかしな判決が乱発されて、医療者が現場から逃げだしているというのが現状です。

　これでは田中真紀子さんではありませんが、「進め、進め」とあおっていたひとたちが、ふと後ろを振り返るとスカートをふんづけていたというのと同じことです。

　広告そのものがうてない医療に関しては強い態度にでても、こと電気関連になると広告料がもらえなくなったら困るので、あれだけ大勢のひとに被害を及ぼした原発事故関連に関してはトーンダウンしてしまうメディアもあります。ものごとは公平に理知的に進めなければなりません。

　スキャンダラスなものの方が売れるので、公の電波を使って反論できないものを一方的にたたき、ひとびとに客観的に公平な見方をさせるのを許さない、意図的に火がつきやすいような言葉の言い回しをして世に放たれるような報道もあります。

　妊婦の「たらいまわし」事件などはそれにあたります。

　こうした姿勢が、患者さんや一般の方々のおかしな誤解を生んで、医療に対するうがった見方がなされ、がん難民が発生しやすい素地を生んでいる一因にもなっていると思います。

当方の知人である救急センターの管理職をしていた方が、あるとき救急搬送された患者さんが救急外来で亡くなってしまわれ、そのご家族に「病院に運び込んで死ぬとはなにごとだ！土下座しろ！」と救急外来のみんなが見ている前で土下座を強く要求されたといっていました。

救急に運び込んでも死んでしまうようなひとは、やはり救急に運び込まなければ死んでしまいます。そこら辺がいま相当おかしくなっています。病院に運びこんだら死なないはずだという妄想や思い込み自体が間違っています。

アメリカで「濡れた猫を乾かそうと思って電子レンジに入れたら死んでしまった。説明書にそういうことをすると猫が死ぬという警告文が書いてなかった。金払え。」といったような訴訟が提起されたといった話を聞きますが、こうした理不尽な要求はそれに近いものがあると思います。

分子標的薬は少し異なる性質のものがあるものの、抗がん剤はもともとが人間の体の中から派生した細胞を弱らせる毒なのですから、使い始めはより安全な使用法を探らなければなりません。機械などと同じで、基本設計とリリース前の諸検査ではうまく機能していても、世に大量にでまわってたくさんのひとに使われてみて初めてわかる不具合などもあります。ですので、副作用がでたときは、一方的に薬をたたいてつぶしてしまうのではなく、冷静に対応して少しでも副作用の少ない使い方をさぐっていくという姿勢が大切です。

使ってみて不具合が起きればみなで群がって執拗にたたく、そうした体質が日本を治験、新薬導入後進国にしてしまっていることもわかっておいてください。

今この本を読んでくださっているあなた自身も、今まで抗がん剤はよい方のイメージでの薬だと思っていたはずです。

ものごとは冷静に客観的にとらえるということが非常に重要です。

お前ら寝るな休むな

朝日新聞の特集記事に非常におもしろいものがありました。（図表17）

南相馬市立総合病院院長は２０１１年３月13日、病院内に置いてあったＸ線写真のフィルムが感光していることに気づいたという内容です。

院内に原発事故の放射能が入ったということで、病院の表玄関を閉めて、窓に目張りをし、換気を止めました。

院長は、「これは内部被曝した人がいるだろう」と思ったようです。

この病院は原発から〝23㎞〟地点。いわゆる警戒区域や計画的避難区域からは少しはずれていました。

病院が少し落ち着いたころ、内部被曝の検査に向けて動き始めます。

バス式検査装置は１日40人の検査が限界で、２０１１年度末までに約７千人の検査をする計画を立て、７月６日に受け付けが始まると希望が殺到し、病院の電話はパンク状態になり、７月25日には予定を３千人上回る約１万人に達しました。

職員は予約の確認に追われ、放射線量が高い地区の住民から優先的に電話をかけて、日程を決めていきます。

「早くしてくれ」と催促する電話がひっきりなしにかかり、わずかな人数の職員は「対応が遅い」と責められます。

事務職員は、「公的病院の職員なので、行き場のない気持ちをぶつけやすいのでしょう。事務処理が遅いのはお役所仕事のせい。お前ら寝るな、休むな、という調子で、こたえました」といいます。

９月、市が約５千万円を出した最新式の検査装置が入り、１日６時間で１１０人の検査がで

図表17「お前ら寝るな休むな」

3 14版 2011年(平成23年)12月26日 月曜日

【プロメテウス】人類に火を与えたギリシャ神話の神族

プロメテウスの罠《わな》

学長の逮捕 17

南相馬市立総合病院院長の金沢幸夫(58)は3月13日、X線写真のフィルムが感光していることに気づいた。院内に原発事故の放射能が入ったのだ。病院の表玄関を閉めて、窓に目張りをし、換気《かんき》を止めた。

「これは内部被曝した人がいるだろう、と思いました」

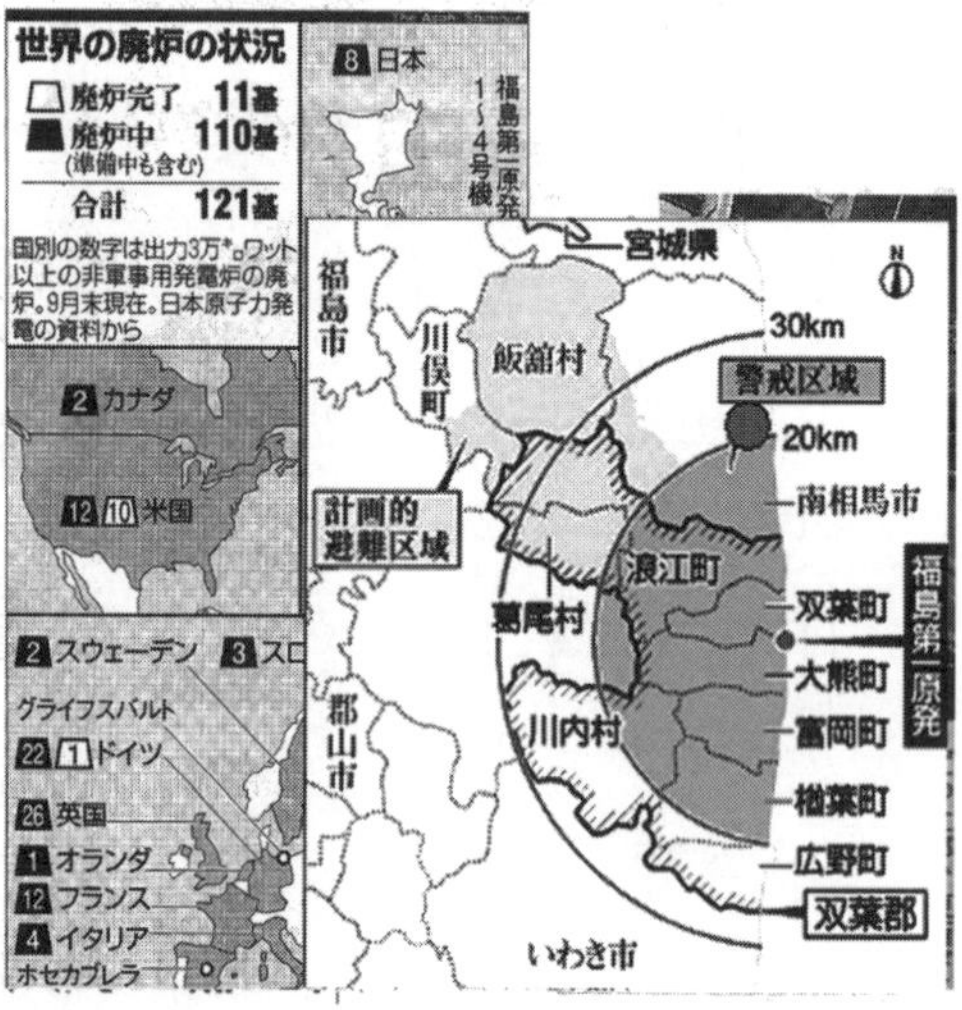

病院は原発から23キロ地点にある。海岸からは3キロ。震災後、泥まみれの患者が次々に運び込まれ、待合室にマットを敷いて対応した。

福島第一原発3号機が爆発した14日、職員に自己判断で避難するよう伝えた。入院患者も避難させ、3月20日にはゼロになった。約7万人の市民は避難で約1万人に減った。震災前に14人いた常勤医師は4月30日には4人に減った。

5月半ばに救急患者の入院が認められ、少しずつだが病院の機能が戻り始める。6月に入り、気になっていた内部被曝の検査に向けて動き始めた。

そして6月末、鳥取県が貸与してくれたバス移動式の検査装置、ホールボディーカウンターが届く。避難者を含む約7万人の内部被曝検査プロジェクトが動き出した。

バス式検査装置は1日40人の検査が限界だった。そこで、2011年度末までに約7千人の検査をする計画を立てた。

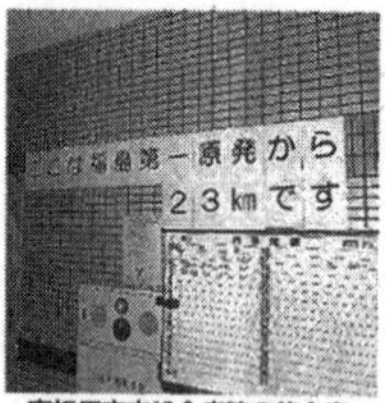

南相馬市立総合病院の待合室

7月6日に受け付けが始まると希望が殺到する。病院の電話はパンク状態になった。7月25日には予定を3千人上回る約1万人に達した。

職員は予約の確認に追われた。放射線量が高い地区の住民から優先的に電話をかけ、日程を決めていく。

「早くしてくれ」と催促する電話がひっきりなしにかかる。わずかな人数の職員は「対応が遅い」と責められた。

事務職員(53)は、検査が市の健康診断プロジェクトだったことも影響したと見る。

「公的病院の職員なので、行き場のない気持ちをぶつけやすいのでしょう。事務処理が遅いのはお役所仕事のせい。お前ら寝るな、休むな、という調子で、こたえました」

9月、市が約5千万円を出した最新式の検査装置が入った。精度が高く、検査時間も短くなった。今では1日6時間で110人の検査をしている。身長体重を測定し、記録を残す担当者も含めて7人がかりだ。数少ない職員が激務に耐えている。

しかし大きな問題がある。検査で病院には1円の診療報酬も入ってこないのだ。

(松浦新)

写真は朝日新聞特集記事「プロメテウスの罠」(2011.12.26付)より

きるようになりました。身長体重を測定し、記録を残す担当者も含めて7人がかり。数少ない職員が激務に耐えている。

しかし、大きな問題がありました。検査で病院には1円の診療報酬も入ってこないのだという内容です。

「公的病院の職員なので、行き場のない気持ちをぶつけやすいのでしょう。事務処理が遅いのはお役所仕事のせい。お前ら寝るな、休むな、という調子で、こたえました」

あまり表にでませんが、最近病院でもよくみられる光景です。中には怒りにまかせて医者の胸ぐらをつかんだり、看護師さんに平手打ちをくらわすような患者さんもいるそうです。相手が病人（弱者）ということで、ことを荒立てずに内々に済ませる病院がほとんどです。

いつから日本人はこんなになってしまったのでしょうか。

人間が勝手に決めた警戒区域や計画的避難区域

以下の話を冷静に考えてみてください。

とかく人間はいろいろと線を引きたがりますが、この病院は原発から23kmの地点にあり、いわゆる警戒区域や計画的避難区域からは3kmはずれています。

しかし、放射性物質さんにしてみればそんなことはまったく関係ありません。

警戒区域や計画的避難区域というものは人間さまが勝手に決めて線を引いたものであり、彼らはそんなことおかまいなしに自由に飛びまわれるのです。

実際に、記事のように人間が勝手に定めた警戒区域や計画的避難区域外の地域にも放射性物質はただよっており、X線写真のフィルムが感光しているわけです。

通常、便利なようにX線室の近くにX線フィルムは置いてありますが、何回X線室で撮影を行っても、X線室の外に置いておいたX線写真のフィルムが感光するほどX線が漏れるなんてことはありません。それが空気中をただよう放射性物質で被曝（感光）したのです。

人間が勝手に定めた警戒区域や計画的避難区域外の地域にも放射性物質はただよっており、X線写真のフィルムが感光したということは、この地域に同時期にいて避難していないひとたちは、呼吸をしているひとたちすべてこどもや赤ん坊まで含めてみな、空気中の放射性物質を吸い込んだということです。空気中をただようものが、それを吸い込むのは不都合な人間の肺に吸い込まれるのを自らの意思で避けてフィルムの上だけに都合よく落ちるなんてことはありえません。これはこの辺り一帯の空気が汚染されていて、こどもも含めてみんながその空気を吸っていたということです。

ひとがけがをするのを黙ってみていて、けがに包帯を当てるのだけが医者の仕事ではない

わたしの知人の医師で、被災地のために走り回っている方がおられます。わたしも含めて、口でいっていてもなかなか行動に移せない人間が多い中で、わたしはその方の行動力を本当にすばらしいと思っています。

あるとき、その方が「ホールボディーカウンターを南相馬に寄付しようと思う。」などといっておられましたが、わたしは「こどもたちを被曝する環境においたまま、ホールボディーカウンターで現在の被曝量の検出や過去の被曝量の推定を行うこと自体に意味はないことです。」とはっきりいってしまったことがあります。

結果がたとえ陽性にでたとしても、「あなたはすでに被曝してしまっています。残念でしたね。」としかいいようがないからです。

冷たいようですが、本気でひとびとを助けようと思うのであれば、それくらい冷静にものごとをみて対策を講じなければいけません。

通常、ムッとされるところですが、この方のすばらしいところは何でもオープンにものごとを受け入れ、すぐに柔軟に行動に移せるところなのです。被災地のために今は別のアプローチをとっておられます。

議論ばかりしていて事がまったく前に進まない今の政治をみていると、わたしはこういう方に政治などというものはやっていただきたいと思っています。

被曝する可能性のある環境に人々をとどめておきながらただ検査をするより、一刻もはやくそうしたひとたちを避難させてあげることの方が重要です。

ひとがけがをするのを黙ってみていて、けがに包帯を当てるのだけが医者の仕事ではないとわたしは思います。

病院に入らない診療報酬

「お前ら寝るな休むな」と行き場のない気持ちをぶつけやすい病院の職員を責め立てるより、被曝の恐れのある地域に住んでいるひとたちにはまずしなくてはならないことがあるはずです。

さらに保険制度でこうした高額なホールボディーカウンターを使ってする検査自体が認められておらず、病院には1円の診療報酬も入りません。

病院のスタッフは、ひとびとの健康に関することなので、地域のひとのためを思って、人員をさいて、検査機械も買って、報酬も支払われないのに「はやく、はやく」とせっつかれます。

また、その事実を知ってもだれもそうした状況を改善しようという行動にでません。今の日本にはそうした姿勢が国中蔓延しています。

そんなことが許されるのでしょうか？

被曝する恐れのある地域からは早々に立ち去

ることが肝要です。

被曝の恐れを認識しながら残ってくれている病院スタッフを責めている場合ではありません。

もっというと、これは本来汚染地域から逃げてきたひとに対してどれだけ被曝してしまったかを確認するために行う検査です。被曝する恐れのある地域にずっと住まわせておいて、どれだけ被曝したかを確認するための機械ではありません。このひとたちは怒りをぶつける相手を間違っていると思いませんか？

第三章

〝がん難民〟について

がん難民とは？

最初に述べたように〝がん難民〟とは、いろいろな情報をみてみると、「治療方針に悩んだり、治療をしてくれる医師や病院を探し求めて、途方に暮れながらさまよっているがん患者さんたち」などと表現されますが、漠然と使われているだけで、その明確な定義はありません。

まずは、そうした患者さんが発生するバックグラウンドについて考えていきます。

がん対策基本法

ある議員さんが中心となって２００６年に制定されたがん対策基本法というものがあります。

また、同法の規定に基づく翌年のがん対策推進基本計画により整備されたのが、がん診療《しんりょう》連携拠点病院《れんけいきょてんびょういん》です。

「がん治療の地域格差がある」、「どこで治療を受ければよいのか分からない」などといった悩みが、しばしばメディアに取り上げられ、ここ数年「がん難民」というセンセーショナルな言葉が、新聞や週刊誌、テレビなどでみられるようになりました。

がん診療連携拠点病院はそれらがん難民の解消の役割も担っているとされていますが、最近では、「ドラッグラグで世界標準薬が使えない」と嘆くがん難民までいるそうです。

はたして、がん対策推進基本計画、がん診療連携拠点病院は、そうした多様ながん難民の解消に役立っているのでしょうか？

まずは、いわゆるがん難民の発生理由から考えていきたいと思います。

よくみられるがん難民

法律や病院は整備された。しかし、がん難民の発生は止まらない。

これといった明確な定義はないものの、確実に病院での治療に不満を持ち難民化したがん患者さんが増えていることは確かです。

わたしの医院ではとくにセカンドオピニオン外来を特別に設けていませんが、よく「病院でこうこう言われたけど、どうすればいいでしょうか？」などといった相談を患者さん本人や患者さんのご家族に受けることがあります。

いわゆるセカンドオピニオンを求めにこられるわけです。中にはサードオピニオン、多いひとになると、当院で5，6件目だという方も少なくありません。

そして、そうした方々にある程度現在の医学界でコンセンサスの得られている患者さんの疾患についての一般論を述べると、「みんな同じことを言う…」といってがっかりしたような顔をされます。

相談にいく医療機関がほとんど同じ意見を述べているのに納得がいっていないようなのです。

民間研究機関による調査では全国で推計約68万人

がん難民に関しては明確な定義があるわけではありませんが、いろいろな情報を合わせると、自分の納得のいく治療や説明をもとめてさまよい歩く、そうしたひとたちを漠然とがん難民と呼び、あるメディアでは、民間研究機関が調査した結果、納得できる治療を求めて悩んでいるがん難民はがん患者の53％で、全国で推計約68万人に上るという報道がなされました。

しかし、実際に現場で診療に当たっている医者からすると、そういうがん難民が報道される数字でいうほどには見当たりません。

メディアがいうようながん難民はどこにそんなにいるのでしょうか？

実際に複数の医療機関をさまよい歩いているひとはたしかに多くみかけますが、「このひとはいわゆるがん難民だなあ…」と思うひとはがん患者の53％もいません。

がん難民というより、もっと違う声が病院に対する不満として患者さんからは多く聞こえてきます。

多くみられる患者さんの要望

日常診療で患者さんから多く聞かれる声の中に、「もっと病院に長く置いてほしかったのに、早々に病院を追い出された」、「先生は忙しそうにしていて、こちらの話を全然聞いてくれなかった」、「看護師などの医療スタッフはバタバタしていて、こちらの話をちっとも聞いてくれなかった」などといったものがあります。

心がないがん診療連携拠点病院

「てきぱきとしていて頼もしいんだけど、…心がないっていうか…」

当院の患者さんを実際にがん診療連携拠点病院に紹介してがんの手術してもらったあとに「どうでした？」と尋ねて開口一番にでてきた感想です。

最近よくこの「心がない」という言葉を耳にします。

当方が病院にいたころでがんの治療で約1か月、それ以前は治療後も大事をとるためにがんのような大病での入院は検査期間も含めて数か月に及ぶのが当たり前でしたから、以前の常識からすれば信じられないような短期間の入院で、その入院の理由となったがん自体はほんの10日ちょっとの入院で何の合併症もなく取り除いてくれています。〝効率〟でいえば、短期間でがんをとりのぞくという本来の目的をかなえて治療実績をあげているわけですから、以前に比べて向上した、よくなった、みごとなできばえといえるでしょう。本来であれば喜ばれるべきです。しかし、患者さんはあまり喜びも感謝もしておられません。

病院の外来にかかる患者さんなどでは、「長い間待たされて、ちょっとしか診てもらえなかった。」というのがよく聞かれる声です。ほとんどの患者さんから共通してそういう声が聞かれます。あとは、報道から受ける印象ほど、〝難民〟がいるようにもみえません。それは、診療圏が離れた同業他者に意見を求めても同じ印象のようです。

しかし、漠然と存在するといわれるがん難民。たしかに、さまよっている、そうした患者さんの話はよく耳にします。

がん診療連携拠点病院でのシンポジウム

わたしは、日常診療で患者さんと接する中で、がん患者さんの声、そして病院勤務の医療関係者の双方の声を直接聞くことにより、がん難民の発生は制度上の問題とおたがいの相互理解の不足から発生しているのではないかと考え、「がん難民をふせぐため」と題して2012年2月25日神戸市立医療センター中央市民病院（神戸市中央区）で同病院腫瘍内科部長のT医師、神戸大学医学部附属病院患者支援センター（地域医療推進室・退院支援室）の副センター長のN医師、兵庫県篠山・三田地域で地域に根ざした非常にすばらしい在宅医療を実践しておられる知人の開業医のT医師をお招きして講演会を開きました。ここでは、実際に都会の大きながん診療連携拠点病院でがんの診療に当たっている、国際的な抗がん剤治験にも参加されているような第一線の医師の話、その考え方、がん診療連携拠点病院でもある大学病院で病院の医師たちとそこからの紹介を受ける療養病床、介護病床、そして在宅診療医へと患者さんをつなぐ、いわゆるコーディネーター的な役割をしている医師に、連携や患者さんを1次医療機関から2次医療機関、介護施設、在宅医へと紹介するにあたっての実情について、そして実際に街中で長い間在宅医療を実践している当方が聞いてもほれぼれするようなきれいな在宅医療を展開している医師の現場の実情を踏まえた話を実際に聞いていただきました。そして、患者さんが一緒になってフリートークをまじえてお互いが本音で対話する機会を設けました。

増え続ける高齢者人口に比べて医療費の相対的削減でベッド事情がかなり厳しくなっており、増え続ける要入院治療患者さんの数に対してベッド数がまったく足りていない中、制度上の問題点やどうすればがん難民にならずに済むかという話を患者さんの前でしていただき、最後にみんなでフリーディスカッションを行ったのです。

そうした中で、がん難民の発生要因がまたみえてきました。

医療は保険制度にもとづくものなので、できること、できないことが決まっています。このバックグラウンドがわれわれも含めて一般の方や患者さんにはわかりにくいというのがいろいろな問題の要因になっていて、大半はきちんとお話しすれば理解してくださる患者さんやご家族、まだ大きな病気をお持ちでない方ばかりなのですが、中には医療関係者が何度かみくだいて制度や背景について説明しても、自分の考え方を制度や医療を取り巻く実情に合わせて変えてくださらない方がおられました。

さらに、この会を企画したご縁で、今度は3月に兵庫県のがん患者連絡会において各がん患者連絡会加入団体の代表者の方々に対して「がん難民をうまないために」をテーマにがん難民問題の現状とがん難民をうまないためにはどうすべきかについて当方が話して意見交換をさせてほしいとのご依頼を頂き、兵庫県下の各患者会の代表者の方々を前に「がん難民をうまないために」をテーマにわたし自ら話をさせていただきました。

こちらは兵庫県下の各患者会の代表者の集まりですので、先のシンポジウムで対象としたごく一般的な方よりはこういった話や専門用語にも普段から積極的に講演会などに参加されていて慣れていらっしゃいますので、先の会よりも踏み込んだ内容で専門的な話もすることができました。

こうした経験をふまえて、どうして「がん難民」が発生するのか、その構造的背景は何なのかについて少しお話しさせていただければ幸いです。

産科領域との比較
日本の妊産婦・周産期死亡率

がん難民と直接は関係ない話のようですが、ここで少し産科の話題について触れておきます。

図表18は日本と先進諸国における2005年頃までの妊産婦死亡率と各国の周産期死亡率との比較の表です。

ここで、妊産婦死亡率とか周産期死亡率とは、定義がややこしいので、出産周辺のこどもや妊婦のどちらも死にやすい時期での死亡率の比較とざっと思って下さい。

日本の乳児死亡率

図表19は、日本の乳児死亡率です。

やはり、乳児死亡率でも、日本は世界のトップクラスの成績を誇っていました。つまり、生まれてすぐの乳児が他の国に比べて死ににくいということです。

日本の妊産婦死亡率の年次推移

図表20は日本の妊産婦死亡率の推移です。

日本における妊産婦死亡率は戦後の混乱期から確実に右肩下がりで改善してきています。つまり、業績としてはよくなる一方でぜんぜん悪くなってはいません。

人口千人当たりの医師数比較
どうして患者さんの不満が生じやすいのか

図表21はＯＥＣＤ（経済協力開発機構）に参加

図表 18　厚生労働省統計要覧：諸外国の妊産婦死亡率　年次別

妊産婦死亡率

年	日本	アメリカ	ドイツ	イギリス
1975	28.7	12.8	39.6	12.8
1985	15.8	7.8	10.7	7
1995	7.2	7.1	5.4	7
2004	4.4	10	3.7	6

厚生労働省統計要覧：諸外国の妊産婦死亡率　年次別

周産期死亡率

年	日本	アメリカ	ドイツ	イギリス
1975	16	20.7	19.4	19.9
1985	8	11.2	7.9	9.9
1995	5.7	7.6	6.9	7.5
2005	3.3	7	5.9	8.5

WHO World Health Statistics Annual
UN Demographic Yearbook
日本　人口動態統計

図表 19　世界の国の乳児の死亡率順位（死亡率が低い順・154 か国）

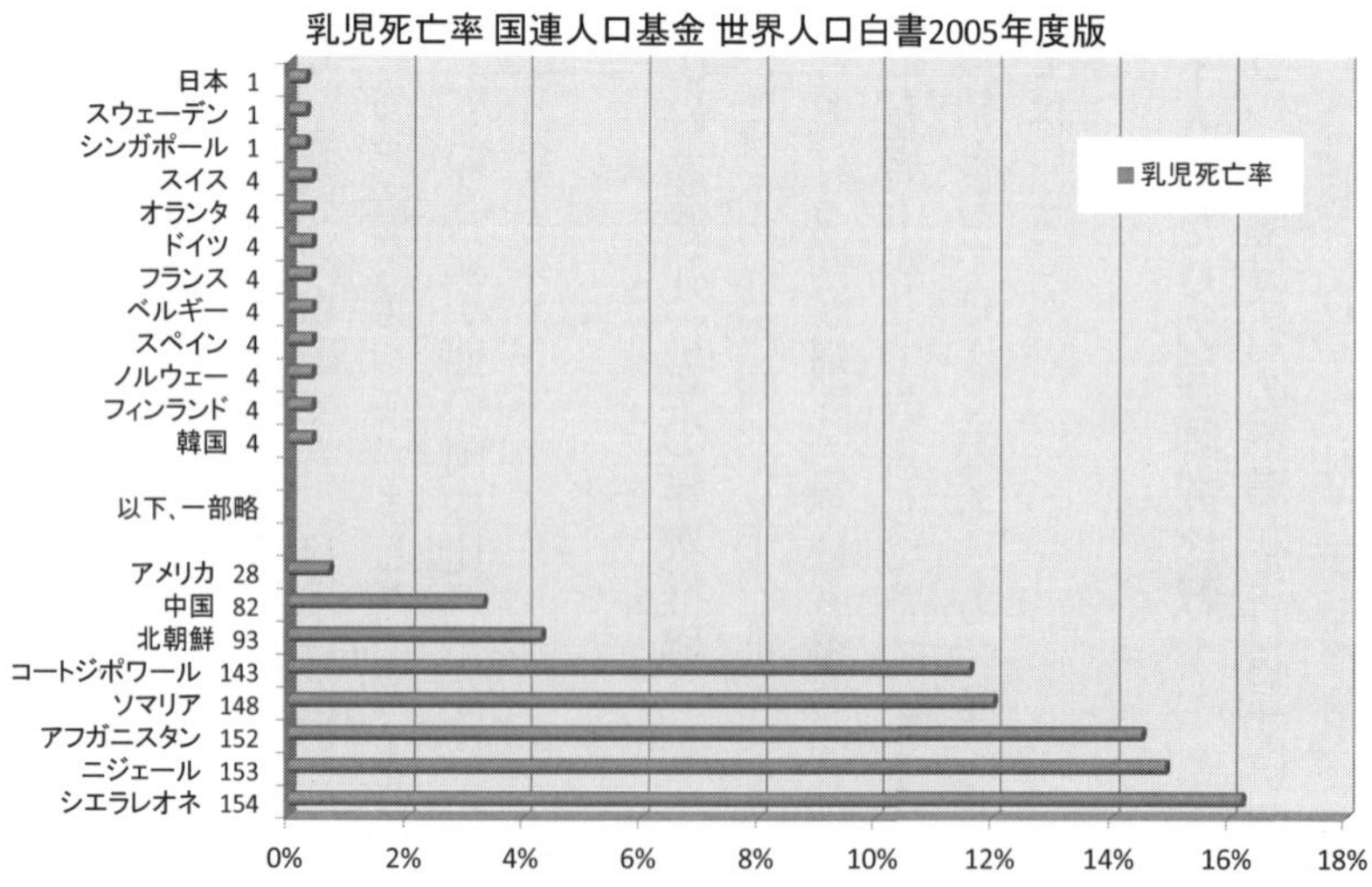

図表 20

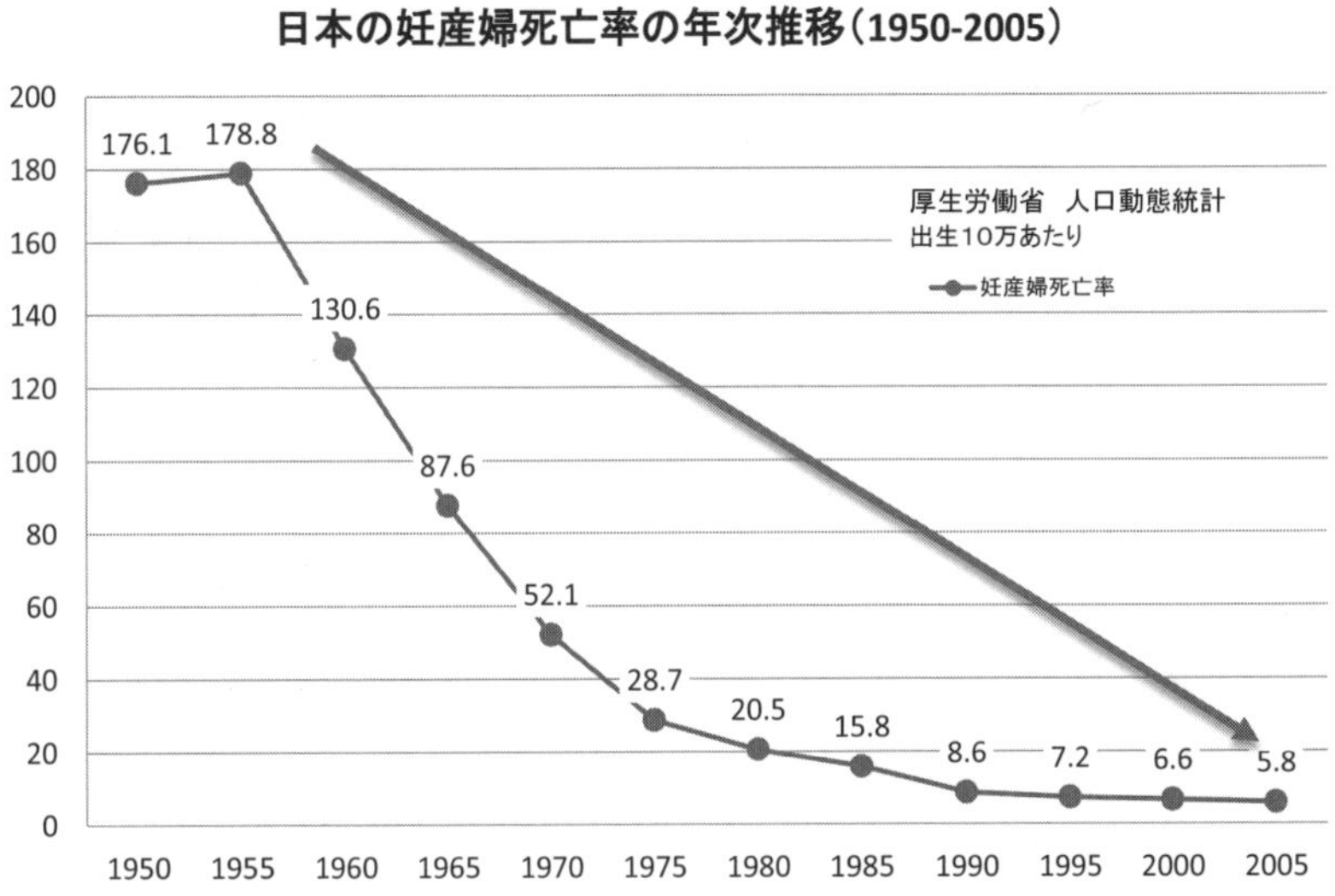
日本の妊産婦死亡率の年次推移（1950-2005）
200
180
160
140
120
100
80
60
40
20
0
176.1
178.8
130.6
87.6
52.1
28.7
20.5
15.8
8.6
7.2
6.6
5.8
厚生労働省　人口動態統計
出生10万あたり
妊産婦死亡率
1950
1955
1960
1965
1970
1975
1980
1985
1990
1995
2000
2005

図表 21

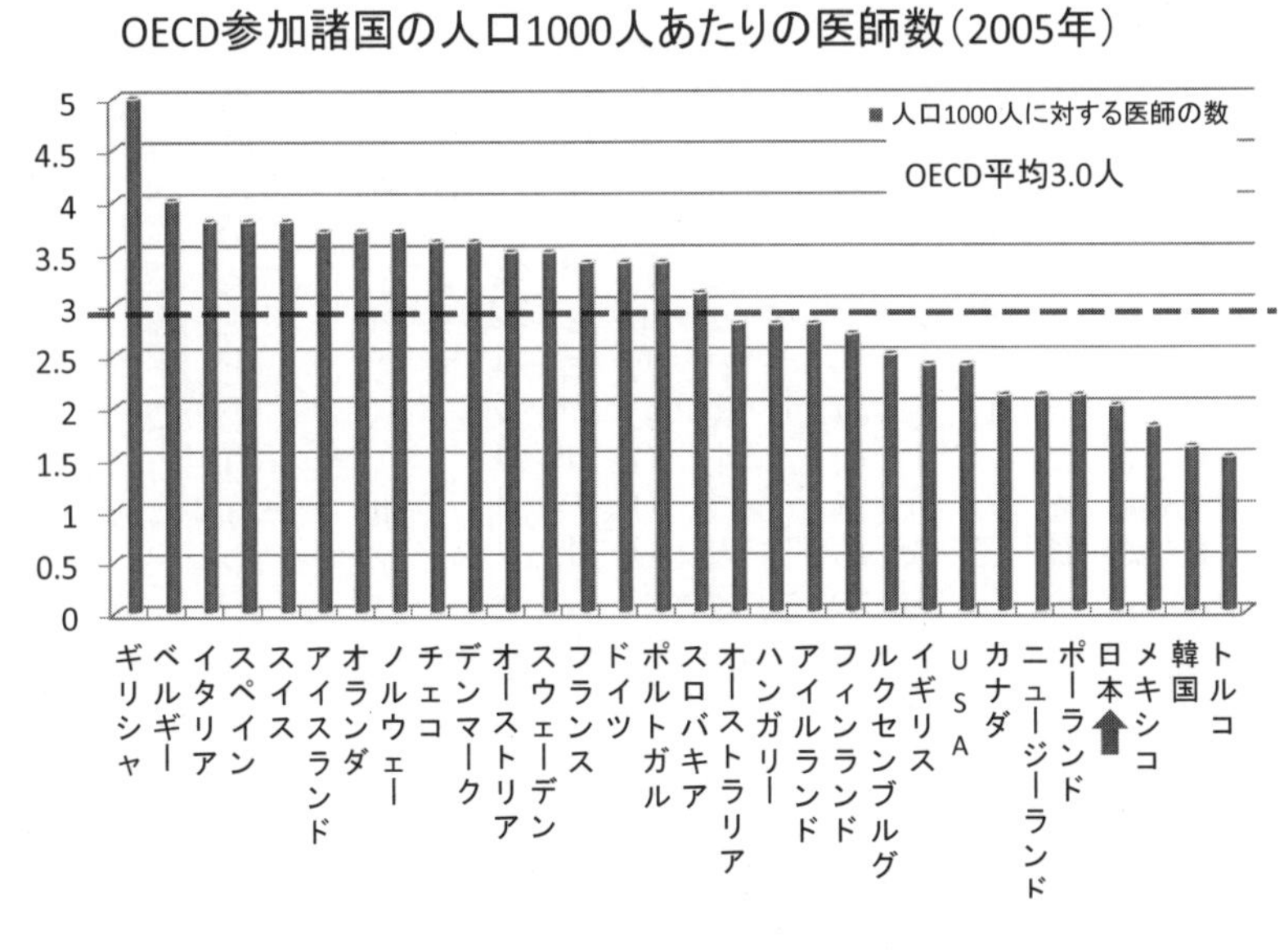
OECD参加諸国の人口1000人あたりの医師数（2005年）
5
4.5
4
3.5
3
2.5
2
1.5
1
0.5
0
人口1000人に対する医師の数
OECD平均3.0人
ギリシャ
ベルギー
イタリア
スペイン
スイス
アイスランド
オランダ
ノルウェー
チェコ
デンマーク
オーストリア
スウェーデン
フランス
ドイツ
ポルトガル
スロバキア
オーストラリア
ハンガリー
アイルランド
フィンランド
ルクセンブルグ
イギリス
USA
カナダ
ニュージーランド
ポーランド
日本
メキシコ
韓国
トルコ

している国々で比較した、２００５年の人口千人当たりの医師数の比較です。

ＯＥＣＤ参加国の平均医師数は人口千人当たり約３人。一方で日本は２・０ですので、平均で医師ひとり当たり１・５倍の他のＯＥＣＤ参加諸国と比べた際の仕事の負担があることになります。

これは２００５年のデータですが、こうした状況はいまでもあまり変わっていません。

つまり、このようなデータから「日本の場合、ほかのＯＥＣＤ参加諸国の平均医師数に比べて約３分の２の医師数で世界トップレベルの医療を維持している」ということがいえると思います。

こうした実情から、統計的なデータからも、病院にかかっても「バタバタ忙しそうにしていて話を聞いてもらえない」、「病院を受診すると、患者だらけで、長い間待たされた」という不満をよく聞かされますが、世界の上位ひとにぎりの経済大国の中だけでなく、ＯＥＣＤの参加34か国の中でも下から数えた方がはやい医師の対人口比平均人数で診療にあたっているわけですから、普通に考えるとそうなるのも無理はないわけです。

これは産科だけでなく、他の分野に関しても同様なことがいえます。

たとえば、図表22は２００９年に世界中ではやった新型インフルエンザの死亡者数比較です。あの米国ですら約1万２０００人が死亡していると言われているのに対して日本は１９８人です。他にカナダやイギリス、フランス、ドイツなど、おそらく多くのみなさんがなんらかのあこがれを持っておられるような国々と比較しても日本が一番死亡率が低いのです。

つまり、世界の先進諸国と比べてもさほど悪い成績とはいえない、どちらかというと最高レベルの成績を保っているにもかかわらず、より少ない人数で患者さんを診ているわけですから、

図表 22

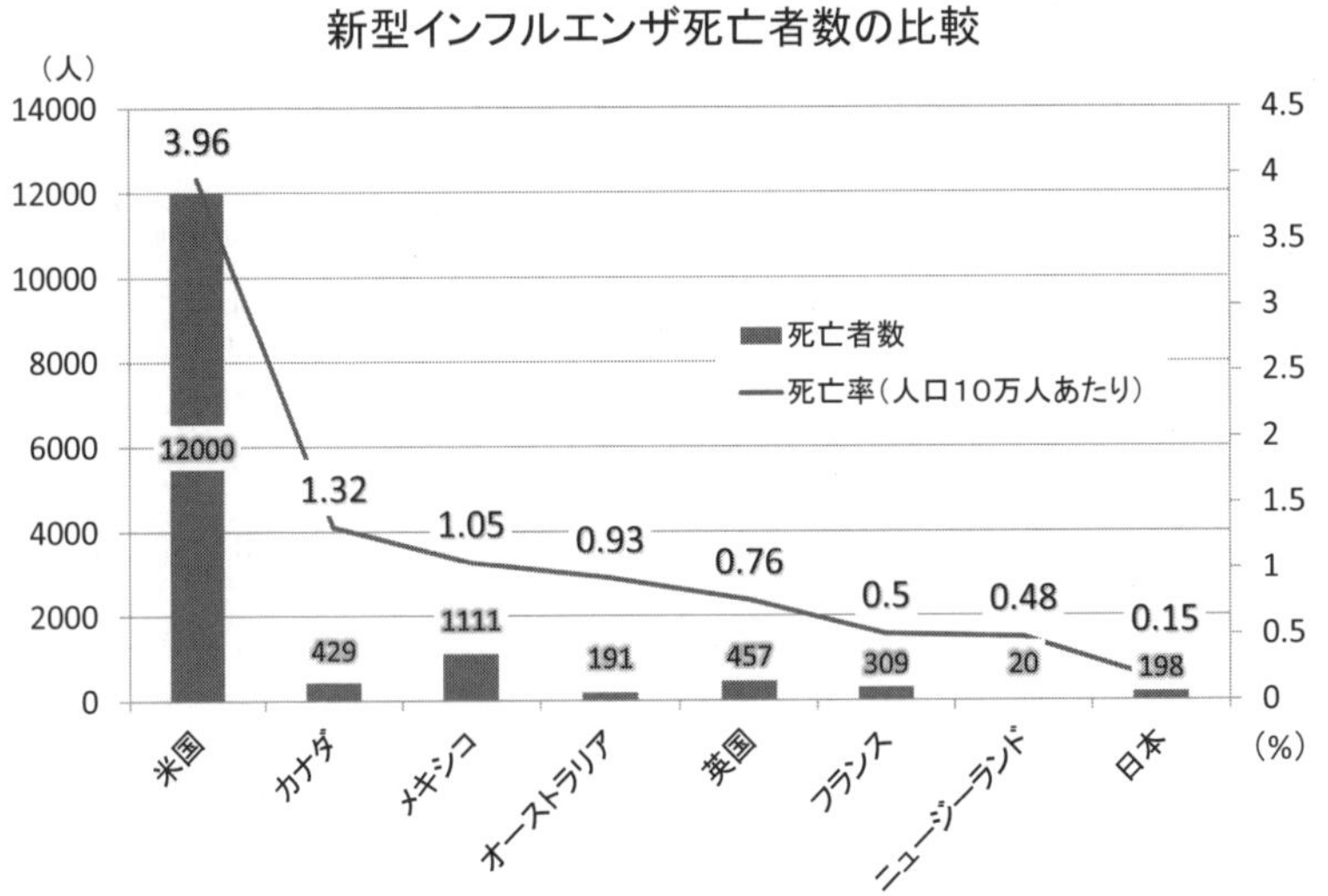

国立感染症情報センター月報2010年9月 vol.31 No.9

待たされるのも無理はなく、サービスを受ける側の不満がつのりやすい構造になっていると思います。

また、患者さん側によくみられる大病院志向も、本来であれば大きな病院にかかる必要のない人までが病院の待合で待っており、自分たちで自分たちの待ち時間を増やすという現象もおきています。

フリーアクセスの誤った利用法

たとえば当院にも、普段は高血圧の薬や骨粗しょう症の薬を大病院でもらっていて、調子が悪くなると家の近所にある当院を受診される方がちらほらおられますが、「かかり方が逆なのでは？」という風によく思います。

ここで思い返してください。

この本を読んでくれているあなた自身も、病院は大きい方がよいと思っている、大病院より開業医の方が質が低いなどと思っていませんかか？

冷静に考えていただければ、開業医ももともとは大病院で働いていたひとがほとんどなので、そうした日本特有の「はこもの」意識はおかしいのです。

こうした実情は、患者さんたちがよりよい医療を求めているのに、あまり必要のない方も病院の待合いに並んでおり、わざわざ自分たち自身でお互いに待たせ合うことにつながっていて、限られた時間の中で患者さんが多ければ多いほどスタッフもゆっくり話を聞く時間がなくなるわけですから、実際に患者さんが不満を抱く要因になっていると思われます。

ある大病院のスタッフにその話をすると、「われわれも地域の病院に普段はかかるように勧めるのですが、そうすると『なんで、わざわざ調べてそこに電話してるのに、よそを勧めるんだ！』と怒られるんです。」といっておられました。

欧米などでは、大きな病院にかかるには、まずホームドクター（GP：General Practitioner）と呼ばれる地域の医者にかかり、紹介状をもらわなければ大きな病院にはいきなり受診できません。

日本の医療制度の最良点のひとつと思われる「フリーアクセス」の原則が誤った利用のされ方をしている、そう思いませんか？

日本人は箱ものが大好きで、大病院志向も結構なのですが、そうした姿勢が、まわり回って自分自身が待たされるはめになり、しんどいときに長い時間病院の待合で待たされて自分自身を苦しめることになるといった意識を普段から持つことも大切だと思います。

自分たちで待たされる原因をつくっておきながら、「待たせるな！」と怒っていても仕方がないと思います。

冒頭に在宅医療の話を出しましたが、今後日本の医療が大きく転換します。そのため、お近くに往診をしてくれるようなかかりつけ医を作っておくことをお勧めします。

年齢別周産期死亡率

あまり変化のない年齢別周産期死亡率

図表23は日本の年齢別周産期死亡率をグラフにしたものです。

わたしが大学で医学を学んだのはもう20年も前になりますが、その頃でもよく公衆衛生や産婦人科の先生方、つまり我々後輩たちに気兼ねしてしゃべる必要のない先輩方から、「こどもつくるなら、体も精神的にも成熟していて、アクシデントがおきにくい20代前半から後半の間に作っとけよ」と教わったものでした。

当然のことながら、このどちらの先生方も公の場所ではいまどきそんなことはいわないと思います。

みなさんの世界でも、気兼ねのいらない関係でこそ本音でものがいえるということがあると

図表 23

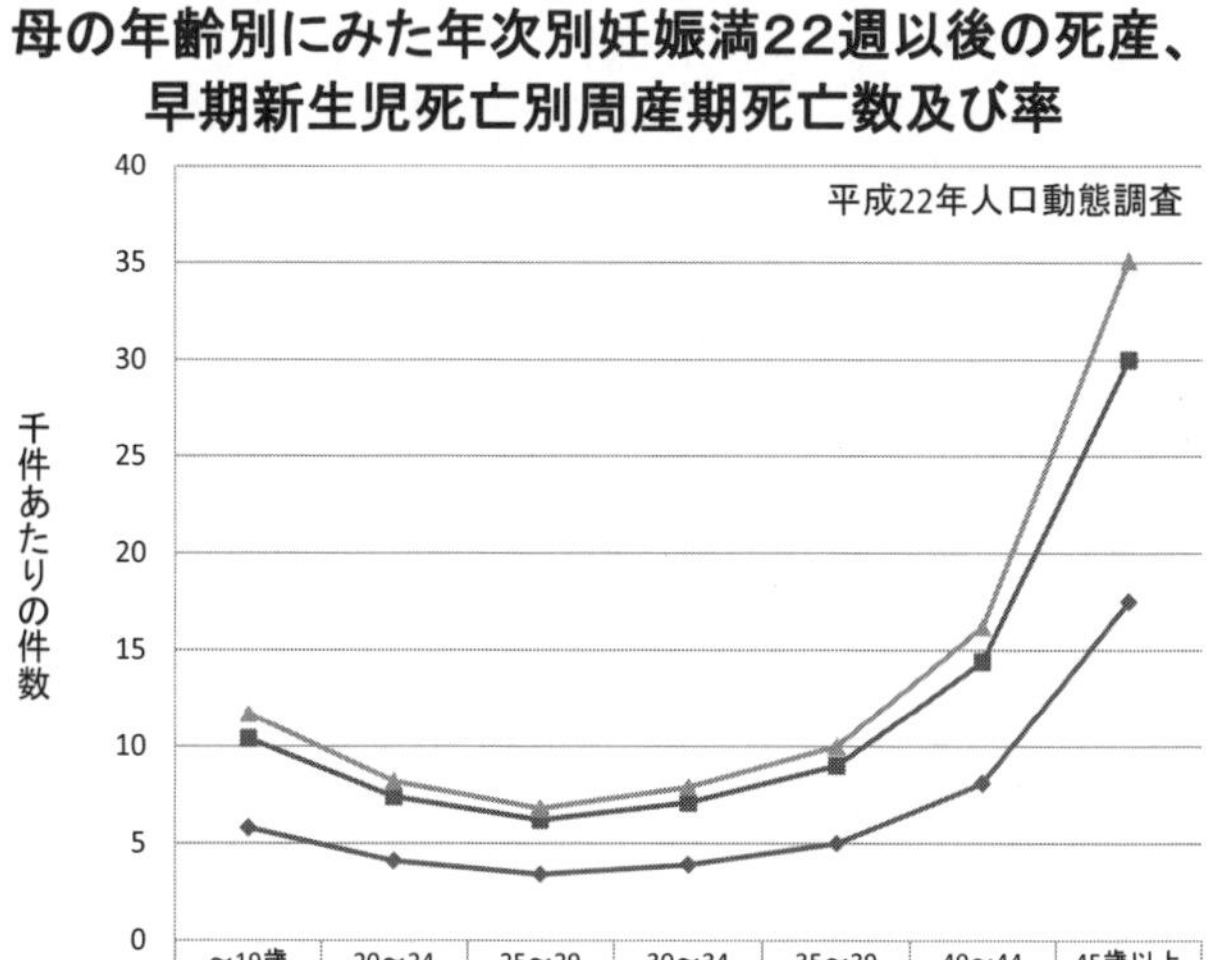

	~19歳	20~24	25~29	30~34	35~39	40~44	45歳以上
早期新生児死亡率(出生千対)	1.3	0.8	0.6	0.8	1	1.8	5.1
妊娠満22週以降の死産率(出産千対)	4.6	3.3	2.8	3.2	4	6.3	12.5
周産期死亡率(出産千対)	5.8	4.1	3.4	3.9	5	8.1	17.5

いうことはご理解いただけるでしょう。

それは、より医学が発達した現在でも状況はあまり変わらないということをこのグラフは示しています。

所詮、人間は自然の中の生き物（動物）たちの中の1種族でしかありません。知恵がついたといっても、脳みそが他の動物たちより少しだけよく回るだけで、ただの動物です。

いくら知恵をしぼって科学を発達させても、人間の体自体が人類や生物の歩んできた歴史と比べてこの科学や医療が発達した短期間で急に変わるものでもありません。

何が変わったか

それでは、何が変わったのか？

治す技術、助ける技術、維持する技術、そしてひとびとの意識が変わったのです。

源氏の時代をみてください。40そこそこの大人が〝年寄り〟と呼ばれています。昔の元服年齢や、こどもはいつごろから作れるようになるでしょう？

お酒やタバコは成人年齢の20歳からといわれますが、あれは人間が勝手に決めた決まりで、生物としての成人年齢はもっと低いのです。

たとえば、バッタやこおろぎや自然界の動物は、生殖可能年齢になると生殖活動をはじめ、それができなくなったころに死んでいきます。多くのがんもその頃に発生します。

人間だけが、そのあとも自分たちの〝知恵〟で長生きさせているだけなのです。

生物としての肉体そのものは、貧しく医療水準の低かった戦後まもなくと比べても大して変わっていないのです。当時いくら金を積んでも治せなかった〝不治の病〟とされていたような病気も、今では日本中どこででも安価に治すことができます。その当時の医療水準と比べると、日本中によくテレビにでてくる〝スーパードクター〟や〝神の手〟がちらばっているに等しい状態です。その頃の医者がどう逆立ちしても治せなかったような病気が、今日本中のどこででもある程度簡単に治せますので。

そうした観点に立てば、昔の日本や諸外国と比べれば非常に安価ですぐれた医療システムを現代の日本は持っているということがいえます。

しかし、ひとびとの意識はどうでしょう？

以前は、インフルエンザにかかっても、解熱剤など対症療法しかなく、うんうんうなっていたのが、今は薬を使うことで翌日には大半の方がほぼケロッとしてしまいます。

わたしが医者になったころは、救急をやっていて患者さんにインフルエンザをもらい、40℃以上の熱を4日間だして苦しんだりしたものです。

実際に治療成績はあがっているにもかかわらず、戦後まもなくよりはるかに〝医療に求める水準〟は上がっていると思われます。

医療水準の低い国の場合

今でもアフリカなどの医療水準の低い国では40〜50歳そこそこで亡くなったりするひともいます。また、そうした国々では環境に適応しにくいこどもたちはどんどん亡くなっていきます。

2012年5月16日のユニセフ（UNICEF）、国連人口基金（UNFPA）、世界保健機関（WHO）、世界銀行（WB）が共同で発表した「妊産婦死亡の動向：1990〜2010（Trends in Maternal Mortality:1990-2010）」という報告書によると、2010年の妊産婦死亡数上位の2か国のインドが5万6000人、ナイジェリアが4万人でした。インドの人口が日本の約10倍だとしても、これだけの比率で妊産婦が亡くなると、日本では大問題になります。

逆にいうと、あまり死ななくなったから、少数例がかえって目立つようになったということもできます。以前は命がけだったものが、死なないのが当たり前になったのです。

医療の進歩がもたらしたもの

人間はいつも同じ状況下に置かれると、ついその周辺環境のありがたみを忘れてしまうものです。もともと出産というものは危険なものであり、合併症や事故が0になるということはありえません。

ほんの数10年の間に医学はかなり進歩し、治療成績も非常によくなって、とくに日本の場合はいつでもどこでも恵まれた医療環境を皆保険制度で享受できるという状況になりました。いつしかそれが、ひとびとにとっては当たり前のこととなってしまいます。先にだした新型インフルエンザによる死亡率からもわかるように、いまだに世界の国々ではお金がないために良質な医療を受けられないという国が少なくないのです。

日本にいると想像できませんが、国によっては病院にかかった際にまず、「医療保険に入っているか」、入っているなら、「いくらまで給付される保険か」などについて問い合わせられ、そうした保険に入っていないと場合によっては診療を拒否される国もあるのです。

古来より出産は妊婦にとって命がけの行為であり、ほんの一昔前までは「どこそこの○○さんはお産で亡くなった」、「○○さんのところはお子さん死産だったんだって」などとよく聞いていたはずです。

ところが、そういう話は最近はあまり聞かれません。

周産期医療の発達でかなりのリスクは軽減され、周産期死亡率は日本国内においては著しく低下しました。(逆にそのことによる諸問題も発生しました。詳しくはロハス・メディカル叢書「救児の人々医療にどこまで求めますか」熊田梨恵氏をご参照ください。)

しかし、高等な生き物にとって自分以外のものは免疫学的に異物であり、たとえ親子であっても自分以外のひとの血を安易に自分に輸血したりすると、異常な免疫反応が起こってショック死したりすることもあります。

妊娠という現象
赤ちゃんは母体にとっての異物？

妊娠という現象は、お母さんの体が他人の遺伝子を受け入れて、お母さんという女性の体にとっては、別の生命体である赤ちゃんという異物を抱え込むということなのです。

たとえば、いまは血管同士をつなぐなんてことは簡単にできますから、ある親子を連れてきて、その二人の血管同士をつなぎ合わせると、ほとんどの場合異常な免疫反応が起こってその場で二人は死んでしまいます。

そのままでは、普段通り免疫系が〝異物〟を排除してしまうため、その生命体が十分に外でやっていけるようになるまで、体内の環境を少し変えて、その命を抱え込んで維持しようとします。よくよく考えていただくとわかりますが、赤ちゃんが育つ環境である子宮の中は〝からだの外〟です。みなさんは、お母さんのおなかの中ということで体の中だと思っておいでだと思うのですが、今述べたように〝からだの中〟に異物が入ると免疫系が異物を排除したり、おかしな免疫反応が起こっておかあさん自身がショック死してしまうため、その生命体が十分に外でやっていけるようになるまで、自分の体内の環境を少し変えて体の外に血液をかよわせて、おなかの中にある〝からだの外〟でその命を抱え込んで維持しようとします。

そうしたいろんな反応や、普段とは免疫の状態まで変わることが、〝妊娠〟という現象なのです。

蛇足ですが、腸の中もほとんどのみなさんはおなかの中、つまり体の中だと思っていると思いますが、実はからだの外です。よく考えていただければわかりますが、普段は口や肛門を閉じているだけで、そうした穴で外気とつながっているわけですから、体の内側にある体の外です。外だから、からだの外から胃カメラとか大腸ファイバーなどを自由に出し入れできるのです。不思議でしょう?

お産の合併症

お母さんの体から赤ちゃんがでてくるところと赤ちゃんの大きさを比べてみてください。赤ちゃんがでてくるまでに、骨盤や子宮口、外陰部など、とても人間がでてくるとは思えないようなせまいところを通過して赤ちゃんはでてきます。

今のように簡単に帝王切開ができないような時代や場所では、赤ちゃんが産道でつまるような状態になると、ほとんど母児ともに死んでいました。

現在でも、中には子宮の出口(産道の入り口)や産道の途中でふんづまるこどもがいます。胎盤《たいばん》(お母さんの子宮と赤ちゃんをつなぐ血管がたくさんはしっている組織)が出口をふさいで邪魔したり、へその緒が首にからみついてでてくる子もいます。赤ちゃんというのはものすごいスピードで発育するので、世にでてくるのが少し遅れて育ちすぎた赤ちゃんに対して骨盤の出口がせまくなりすぎたり、骨盤の角度と赤ちゃんの通り道である産道の角度が折れ曲がってすんなりと赤ちゃんがでにくいお母さんもいます。

つるつるのまったく抵抗のない小さなボールが余裕をもってパイプからコロンとでてくるのではなく、赤ちゃんには手足もついていますし、それが出てくるときにあちらこちらに場所や向きを変えるのです。ときどきこんがらがってでてきます。

片手だけ上にあげてでてくる子もいます。公園などにある土管のようなせまい遊具で片手をあげて通ってみたり、肘を曲げたり、足からとか頭からとか通ってみたりしてみてください。自分と大きさの変わらない管を通ってひとがでてくるというのが、どれだけ大変なことかわかるでしょう。

しかも、たよりはおへそについたへその緒だけ。それだけで血液とか息とかがおなかの外にでてくるまで維持されます。

それが、生れ落ちてくるまでおかあさんがウンウンと何時間もうなるのです。おかあさんもこどもの方もどっちもたまったものじゃありません。

母親（母体）にとっては心情的なつながりはあっても、本来はあかの他人であるパートナーとの間の異なる遺伝子の結合物、つまり免疫的には〝異物〟が体内に宿りますので、妊娠中にはさまざまな免疫上の変化、ホルモン・代謝バランスの変化が体内で起こります。それらが、妊娠中毒症という病気をひき起こしたり、お産の最後の方では胎盤を維持できなくなったりすることもあります。

そうして、早期胎盤剥離、前置胎盤、癒着胎盤、へその緒の巻絡《けんらく》（へその緒が首に巻きついてしまうことです）などといったものまで起こり、出産までは母体と赤ちゃんをつないで赤ちゃんを生かすためにたくさん血液を通わしていた胎盤が、出産と同時に一気にはがれるわけですから、子宮の収縮が悪いとお産の時に大量出血したりします。数十年の間に医療は格段の進歩をとげ、これらに対応する技術を会得したものの、母体側の進化はほとんどなく、リスクは決してなくなっていないのです。

いきすぎた医療バッシング、報われない産科医

そんなところに、そうした事情を踏まえないテレビや報道での単なる結果だけをとらえた安易な医療バッシングや、それに伴う見当はずれ

の訴訟の増加までが起こり、それまで患者さんよかれと激務に必死に耐えていた産婦人科医の現場からの立ち去りが起こります。

あなたにとっては、一生に1度や2度、3度あるかないかのことでも、産婦人科のドクターにはそれが毎日延々にずーっと続くのです。

夜中のお産が終わって、やっと寝入ったと思ったら、今度は別の妊婦さんが産気づいたり、そうした要因で起きた医療（産科）崩壊で夜間の人員は足りないというのに、一度に2、3件平行して妊婦さんが産気づくということもしばしばあります。帝王切開の手術をしていたら、病棟の妊婦さんが急変したり、夜中の激務に耐えたら、夜が明けてそのまま外来診療ということもあります。産科だけみればよいのではなく、だいたいが〝産婦人科〟のドクターなので、ひとりの妊婦さんで担当は終わりというわけではありませんから、出産や手術が終わったあとも病棟にいる他の妊婦さんや婦人科のがんの患者さんもみにいかなくてはいけません。

一時、そうした事情に配慮せずにマスコミが医療を夕夕いてばかりいた時期がありました。

ちょっとひどすぎると思い、「このままではいけない！」、「こんなことをしていたら、産科が崩壊して、良心的な普通の患者さんに被害が及ぶ」、「第一、あなたがた自身や、医療関係者の家族でさえ、こうした流れが続けば被害に遭うことになるんですよ」、そう何度も、知り合いのマスコミ関係者や弁護士などにも訴えましたが、そうした意見がまともに取り上げられることはありませんでした。

奈良妊婦「たらい回し」事件

そして、あるとき悲劇が起こります。

奈良県大淀《おおよど》町立大淀病院事件です。

２００6年8月7日に奈良県大淀町の町立大淀病院で、妊婦が分娩中に意識不明の重体に陥り、病院が救急車を呼びましたが、19病院に受け入れ不能と言われ、60キロ離れた国立循環器病センター（大阪府吹田市）に搬送され、男児を出産後死亡したケースがありました。これは医療関係者が聞くとすぐにわかるような、出産中の不幸な子癇発作（妊娠，分娩，産褥期に突然出現するけいれんと意識障害を主症状とする発作）に対する完全な〝搬送先探し困難〟症例でしたが、ある新聞社がスクープしたことで表面化し、マスメディアで「妊婦のたらい回し」とたたかれまくりました。

みなさんは「たらい回し」という言葉の意味をご存知でしょうか？

広辞苑によると、たらい回しとは「ひとつの物事を次々と送りまわすこと」とあります。このケースではたして、18の医療機関で、次々とこの妊婦さんを受けては送り、受けては送りして送りまわしていったというのでしょうか？

そういうことをしたのなら問題ですが、これまでに述べたベッド不足、当直医の不足、いきすぎたバッシングによる患者クレームの増加、訴訟の乱発など複雑な要因がさまざまにからみあって生じた〝搬送先探し困難〟症例です。

別に妊婦さんが医療機関を次から次へ転々と先送りにされたわけではないのに、こうした言葉が何度も何度も繰り返し使われました。

実際には「たらい回し」でなくても、ずっとその言葉を繰り返し聞いていると、ひとびとの頭にはすり込み現象という現象が生じます。

「なにー！　たらい回しだあ？　医者どもめ！ひどいやつらだ」となってしまうのです。

実際に当方の一般的な友人にこの話について尋ねても、詳しい話は知らずに報道をうのみにして「妊婦がたらい回しを受けた」といったそうした認識を持っていたようです。

どうして、昨今の〝搬送先探し困難〟は生じてしまったのでしょう？　この事件をきっかけにまた医療界には大きな萎縮要因ができてしまいました。

さらにこの事件は警察まで動くはめになったのですが、奈良県警は結局、「業務上過失致死」容疑での大淀病院の医師らの立件を見送りました。死因となった「脳内出血」と担当医が診断した子癇発作であるとの判別は困難で、刑事責任を問えないと判断したのです。

少し冷静になって考えていただきたい。

この医者が妊婦に直接手をかけて殺《あや》めたのでしょうか？

病院は定数以上の患者を受け入れると基本的に罰せられます。特殊な災害時でもないかぎり所定のベッド数以上に患者を受け入れるオーバーブッキングは許されないのです。

「打診を受けた病院の中には満床でなかったところもあった模様」などとやっていましたが、その時点での空床があり、仮に無理をして受け入れたとして、あなたがもし翌週の月曜日に手術を受けるために入院が決まっていたのに、土日の間にその病院に来た救急患者さんであなたが使う予定だったベッドが埋まってしまったため、「入院できなくなりました。」と月曜日の朝にいきなり言われたら、仕事を休んだりして予定を入院手術に合わせていたあなたはどうするでしょう？

今度はそのことで病院はたたかれてしまいます。

今の医療に関してはそうしたことが延々と続いています。

このケースは出産と意識障害が重なっているので、産科のみならず、脳神経外科医が控えた病院でないと受け入れられません。有病率の高い高齢者がどんどん増えているのに、小泉さんが「三方一両損」などと言い出したあたりから、増え続ける要医療患者に対して必要と思われる相対的医療費はどんどん減らされているので、ほとんどの病院が赤字化していて、そうしたいつくるかわからないような稀な疾患に対応するための無駄な人員は置けません。

病院もつぶれるわけにはいかないからです。

病院が赤字化しやすいような保険制度を社会全体で放置しておきながら、いつくるかわからない手術に備えて人員を配置しておけという方が間違っているのです。

また、脳外科医が急変した患者に心臓マッサージをしなければならなくなって、「しかるべき専門医に紹介しなかった」と訴訟を起こされるようなケースもあるようです。わたしなどもしばらくの間救急をやっていたので、ほとんどの救急疾患に対応できますが、救急の専門医はとっていません。

そうした事情のわからない裁判官が、「専門医でないのに手を出した。しかるべき施設に転送すべきであった。」といったような、まるで現実をみない空想家の絵空事のような判断を下すわけですから、専門医をとったひと以外はたとえ手を出せるような状況にあっても手を出すなということになってしまいました。

いつくるかわからないような疾患のために置いておく脳外科医は、こうした裁判のせいで、緊急の脳手術が入らなければ夜中はぷらぷらするだけしかなくなったわけですが、手術がなくても病院は当直料を払わなければなりませんから、これでは人員をおけば置くほど病院の赤字要因になってしまいます。よほど大きな病院でしかそうした余剰人員を置けないのですから、18病院くらい打診しなければならなくなるのは当たり前です。制度そのものや判例でそういう風に仕向けているのです。

そうした背景を解決せずに、何かあったらみんなで一方的に病院をたたくというのが本来のあり方なのでしょうか？

産院のカジュアル化

医療が介入しなければ死んでしまうであろうケースの発生率は、人間そのものの体がさほど進化していないのですから、この数十年の医療の進歩の前後でさほど変わっていません。以前はたくさん命を落としていた妊産婦が今はほとんど助かるようになりました。

その恩恵をありがたく思うどころか、〝死なないのが当たり前〟になってしまったのです。

また、最近は「あそこの産院はデザートにでてくるケーキがおいしい」とか「あそこの産院は食事にフレンチがでる」とか、はたまた「あそこの産院の家具はアンティークだ」などというものまで産院を選ぶ基準になっているときがあります。

産院が〝命がけの場所〟からカジュアル化してしまったのです。

当然のことながら、出産中になんらかのトラブル、子癇発作などが起きたら、医療が介入しなければ母児ともに命の危険にさらされますし、それまで安定していたのに突然子癇発作が起きることもあります。

「ひとり医長」

最近は「ひとり医長」といって、地方の病院の診療科には医者がひとりずつ、「医長」というと聞こえはよいのですが、要はなんでも屋さんで、産婦人科医も何から何までたったひとりでお産や手術、外来をかけ持ちながら、夜中は常にオンコール（いつでも呼ばれたら駆けつけられるようにしておかなければならない）といった状況も少なくありません。

普通にみられる光景として、お産ででてきたこどもが息をしない場合もありますし、それと同時に出産した妊婦の子宮の収縮が悪く、出血が止まらないといったような状況に陥ることもあります。普通は、それまで赤ちゃんに大量の血液を供給していた胎盤が子宮からはがれて、その剥離面から大量に出血しますが、子宮がギュッと縮むことによってそうしたことが起こらないようにしてしまうのです。当然、子宮の収縮が悪いと、大出血します。そうした状況にたったひとりで対応しなければならない地域もあるのです。

あなたは、おなべが吹いてこげつきそうなときに、火をとめずに、たまねぎのみじん切りと皿洗いとバドミントンを同時にこなせと無理やり言われたら、そんなことできますか？

なんのこっちゃと思われるかもしれませんが、それくらいの離れ業をするよう求められているような状況なのです。

そうした劣悪な環境は放置されたままで、だれも改善しようと立ち上がってはくれません。そうした状況下で起きた事件です。

警察は死因となった「脳内出血」と担当医が診断した子癇発作との判別は困難で、刑事責任を問えないと判断、そんなことで済まされる問題でしょうか？

福島大野病院事件

福島の大野病院事件では、月1回の週末以外は毎日がオンコールの状態であった執刀医が、その方の奥さんが妊娠して出産を間近に控えているような状態であったにもかかわらず、いきなり逮捕され、無罪判決がでるまでの貴重な人生を失いました。あなたが妊娠中にご主人がそういう目にあったら、あなたはどういう気持ちでお産にのぞむでしょう？

医療界において相当物議をかもした事件でしたが、個人的にはこの事件は特殊だと思っています。もっと、国や自治体が医療過疎地に配慮して対応していたら起きなかった事件なのではないかと、関係者の双方にお悔やみ申し上げるしかありません。

残念なのは、こうした事件は相手方が亡くなってしまっているので、医療者側には反論の余地がまったくないということで、いつも一面しか切り取られず、多くのひとびとに事実を曲解されたまま終わってしまうことです。

また、それが誤った印象を与えてなんでもかんでも医療にクレームをつけることにつながったりしています。
放っておけば命を失うひとを手助けしようというのが救命救急、医療です。それを何かあったら何でも医療のせいにしてしまう今の状況はみなさんのためになりません。

大切なことは、起こった事件を冷静に客観視し、どうしてそういうことが起きたのか、起こさないためにはどうすればよいのか考えて対応することです。普段から問題が指摘されているにもかかわらず、ことが起きる前から安全に配慮して環境を整えようとすることすらせずに、何か起きると医師個人に負担や責任を押しつけて、起きたことだけをとらえてタタきまくって終わることは賢いことではありません。

リスクいっぱい、休みも寝るひまもなし

さらに常にリスクいっぱいで休みも寝るひまもなく追い込まれ続けるようなお仕事で、ミスをすれば警察につかまりそうになったり、1回ハイリスクな症例にたずさわる毎にあなたの年収の何倍にもおよぶたくさんのお金を支払わされるリスクを背負わされ続けたら、そんな仕事をあなたは続けるでしょうか？

みなさんは、医者の勤務状態はずっと〝労働基準法違反〟状態であるにもかかわらず、国が明確な判断を示すことを避けてその対応をとらずに違反状態が放置されたままであるということはご存じでしょうか？

「ひとの命は地球より重い」などという概念を法廷などでも適用しながら、ひとの命に関わらないような仕事には労働基準法を適用して、ひとの命を左右するような仕事には過酷な勤務状況を押し付け、法の適用をして保護することを怠り、行政もそれを認識しながら放置しておいて、何か起きたら医師個人の責任にするというのはいかがなものでしょう？

「ひとの命は地球より重い」というような非科学的な発想を司法判断に取り入れるのであれば、地球より重いひとの命を取り扱う仕事に対してはより厳格な安全寄りの配慮を法的にも待遇的にもそうした仕事に従事するひとびとに対して行うべきではないでしょうか。

ちなみに、大野病院事件のドクターが逮捕されたあと7日目ぐらいに奥様がお子さんをご主人不在のまま出産なさいました。

この事件を受けて、医療界、とくに産科医が一気に引いてしまいました。

劣悪な環境は放置されたままで一生懸命やっていてもこういう目に遭うのであれば、危険なお産にはたずさわれないと、現場を立ち去る産科医があとを絶たないことが、同じ医療者として、未来を担う子を持つ親として、そして少子化にこの先きっと苦労する日本社会の一員として極めて残念でなりませんでした。

わたしが2005年迄のデータを出したのは、これらの事件以降、日本の医療者の「つらくても患者さんのために頑張ろう」というやる気をそいで、本来であれば日本の医療者が発揮できるベストの成績ではなくなったと思うからです。

「出産難民」まで登場

世界的にみて、さほど劣悪な成績とは思えないものをみなでたたいて壊した結果、お産現場から産科医が引きあげてしまい、今度は「出産難民」というものが生じてしまいました。かえって状況が悪化したのです。

日本は天国

ちなみに2010年でいうと、インドで5万6000人、ナイジェリアで4万人の妊産婦が死亡しました。

ちょうどインドの人口は日本の約10倍にあたりますので、日本の人口に直すと、約5600人の妊産婦が1年で出産がらみで死亡したことになります。

医療環境があまりよくないと、現代でもこれだけの出産関連の事故が起きるほどお産というのは危険なイベントなのです。こうした国々の医療環境から比べると、日本は〝天国〟以外の何ものでもありません。

わたしも学生時代にネパールなどを旅したことがありますが、とんでもない〝とびひ〟の子とか、何かの感染症で目がつぶれてしまったようなこどもたちがたくさんいました。

医療機関自体がないため日本みたいに簡単に医療機関にかかれず、抗生物質でさえ容易には手に入らないのです。

あと先考えず無責任にタタくことで、せっかく世界に名だたる日本の医療現場からしんどいことをしているひとたちが逃げ出してしまうような今の日本のメディアやみなさんの行動がはたしてみなさん自身のためになるのかどうか、流されているものをうのみにせず、みなさんには公平な目と冷静な客観視、トータルでみて自分の未来につながるような分別のある対応を願います。

世界的に比較して決して劣悪な成績ではなかった産科医療をみなでたたいて萎縮、崩壊させてしまった結果、少子化対策とは逆の多くの妊婦さんが困る状況に陥ったのです。

国際的にみても概して信用に足る優れたものなのに、ほんの一部をみてメディアといっしょになって執拗にたたき、全体を疑いの目で見て、批判的になることが得なことなのかどうか、今一度心によくとめておいてください。

以上の話をふまえて、あとにでてくるがん難民と比較してみてください。

第四章　がん難民のパターン

途方に暮れてさまようがん難民

さて、ここからこの本のタイトルの内容に入ります。

がん難民とは「治療方針に悩んだり、治療をしてくれる医師や病院を探し求めて、途方に暮れながらさまよっているがん患者さんたち」と定義されることもあります。

「もう治療はありません」、「緩和・ホスピスケアへ」といわれたほとんどの患者さんはまだ元気で通院できる体力があるため、何の治療もせずに死に向かうために緩和ケアやホスピスでその日が来るのをただ待つだけという流れに不満を持っているとされています。

ありがたがらないがん患者

実際に患者さんを病院に紹介しても、あまりにもあっさり手術が終わったり、入院中に主治医があまり顔をみにきてくれなかったりすると不満を持つようです。

「それは、手術がうまくいったからそんなに厳重に患者さんの顔をみなくてもいいということで、あなたにとってもすばらしいことなんですよ。」といっても通じません。

たとえば、横でみていて医者がバタバタしていてあまりよいとはいえない管理をしている方が、患者さんにとっては「あの先生には世話になってて」とえらく喜ばれていることがあります。

また、生活習慣病などではなるべく患者さんを会話で誘導して、使う薬も少なく管理できているのが理想的な管理なのですが、逆にたくさん薬を出している患者さんの方が妙にありがたがっておられるケースがあり、不思議な気持ちになります。出している薬が多いというのは医者がうまく管理できていないということもあるので、医者としては不本意なのです。

ここら辺に、実際に患者さんを病院に紹介して、あまりにもあっさり手術が終わったり、入院中に主治医があまり顔をみにきてくれなかったりするとあまり喜んでおられないという心理的要因がありそうです。

無痛分娩では赤ちゃんへの愛情が薄れるとの意見もあります。

「あんなにお腹を痛めた子だから、この子のことは大切にしよう」という心理的な側面が働くというのですが、そういうことも日本人が古来より育んできたものにはあるのかもしれません。

以前に比べて今は手術をしても皮膚は縫いませんし、お風呂にもすぐに入れます。在院日数削減策のあおりもあり、あまりにもあっさり患者さんをはやく帰しすぎて、まずはじめに手術を成功させてもらってもあまりありがたがっておられないのですから、そんな調子でがんが再発したりして「もうできる治療はありません」などといわれた日には、がん難民化するのは当たり前のように思います。

体力のあるひとほど難民化する

「もう治療はありません」、「緩和・ホスピスケアへ」といわれたほとんどの患者さんはまだ元気で通院できる体力があるため、何の治療もせず、死に向かうために緩和ケアやホスピスでその日が来るのをただ待つだけという流れに不満を持っている上に、動き回る体力が残されているひとほど難民化しやすい傾向があるように思えます。

「セカンドオピニオン」の是非

今流行の「セカンドオピニオン」を聞きに当院にこられる方もおられますが、当院にくるまでにすでに2か所の病院で相談していたり、中には5、6か所回っているひとも少なくありません。

今では標準治療というものが確立していますので、それだけ回ってもどこもほとんど同じような意見を述べているのに、「納得がいかない」と次から次へと、自分が求める意見を述べてくれるところをたずね歩くのです。

「セカンドオピニオン」という言葉が流行る以前にも、かかっている医者に病気のことについて聞くひとは聞いていたわけですから、まるで「セカンドオピニオン」を聞くともっとよい話が聞けるかのように「セカンドオピニオン」外来を受診して回っているひとはお金と時間がもったいないのではないかと思います。

毒薬を使用する条件

これまで述べてきたように、抗がん剤はある種の毒薬です。

ある程度の体力が患者さんに残されていて、科学的にそれが効果的と実証されている条件のもとで行われないと、抗がん剤はただ患者さんを苦しめる毒でしかありません。

〝治療死〟というものがあり、患者よかれと思って使った抗がん剤が、かえって患者さんを追い込んでしまうのです。

パフォーマンスステータス（以下、PS）というのがあって、患者さんの全身状態を日常生活動作のレベルに応じて段階的にあらわした指標があります。

あなたの体から派生したがんにとっては〝毒〟となる薬を用いて治療に当たるのですから、薬によっては強力で〝キレ〟があるものはそれなりにきついことが多く、それを使うときにあなたの体力に余裕があった方がよいに決まっています。

弱っているひとに毒を盛るとそれだけで死に追いやってしまいますので、化学療法を行うにはある程度の体力も必要で、PSは抗がん剤治療を行うかどうかの指標にもなり、一般に化学療法が行えるのはある程度PSが保たれている患者さんまでとなります。PSの悪い患者さんは〝緩和医療〟の対象となります。ここら辺が

〝見捨てられ感〟を生む背景のように思いますが、このようにいろいろなものを考慮して治療方針は決められています。

今の制度のままだと、そういったことがあまりよく理解できていない側と、忙しすぎて次から次へと患者さんを診なければならない側が時間的に余裕をもって接することができるはずもなく、お互いにすれ違ったまま、不満を抱いた患者さんが難民化するのはいたしかたないことのように思います。

「何かできる治療はないか？」

「本当に、もうあきらめなくてはいけないのか？」という思いから、今ある目の前のものに不満を抱きだすと、なんらかの治療・希望・可能性を求めてさまようがん難民となっていきます。

「神の手」や「スーパードクター」

はじめに述べたように、日本の場合は日本中のどこでも国際的に比較して別に大して変わらないすばらしい治療成績をおさめています。しかし、それでも難民が生じやすいのは、ベースには、「神の手」や「スーパードクター」など、他の多くの国々に比べればかなり良好な成績を安価におさめているにもかかわらず、マスコミに作られた過剰なまでの医療への期待感やかたよりいきすぎた不当なバッシング、そのために「これ以上の治療はない」と言い出した医療機関に抱く不信感や反感があるのではないだろうか、わたしはそのように感じるときがありますし、ほかのドクターに聞いてみても、みな同様な印象をお持ちのようです。

実際にテレビにでて「神の手」とか「スーパードクター」などといわれているひとよりもっと手術のうまい人間がわたしの身近な同期にもいますが、そういう人間はテレビカメラをしょっちゅう手術室に入れてくちゃくちゃおしゃべりしながら手術をするというようなことは、衛生上の観点からも決して行わないので表にでないだけではないでしょうか。

がん難民のパターン分類

1. 標準治療では「もうやれることはない」と見捨てられてがん難民へ
2. 標準治療で心身ともにボロボロになり、がん難民へ
3. ドクターハラスメントで傷つき、医師・病院のもとを飛び出てがん難民へ
4. 情報に溺れてなにから手を付けていいか分からず、がん難民へ

大きく分けてこういったものがあるようです。

1. 標準治療ではもうやれることはないと見捨てられて〝がん難民〟へ

医療者は決して見捨ててはいない

「もうやれることはない」と説明しても、医療者・病院は決して患者さんを見捨ててはいません。

ただ、医学は自然に忠実な科学ですので、心情を抜きにしてものごとを理知的に進めないといけない部分があります。

患者さんやご家族の「もっと治療を続けてほしい」、「できるかぎりの手は尽くしてほしい」という想いは十分わかるのですが、無理に効くはずもない抗がん剤を続けることは、これまでに述べたような理由から患者さん自身にとっても不利益しか残りません。現在の医学では「もうこれ以上は患者を苦しめるだけだろう」という段階では、「もうやれることはない」という説明を医師がするのは確かです。

つまり、専門家としてのサジェスチョンです。わたしは、この辺の見極めができる医者がよい医者だと思います。冒頭に出したある病院の腫瘍内科部長のT医師などがそうです。

ベッド数は決まっている

さらに、がん拠点病院は通常地域の基幹病院がその役割を担っており、がんだけでなく何でもかんでもみなければなりません。全人口に占める高齢者割合が増え続けているのに、これもまた医療法というものに支配されて地域におけるベッド数が決まっており、都市部では相対的にベッドが足りないまま放置されています。

すぐに救急車を呼ぶ介護施設、パンクする病院

今日本では有病率の高いお年寄りがどんどん増えており、当院の患者さんなどでも「終《つい》の棲家《すみか》」だと考えて高いお金を払って有料老人ホームに入ったり、特別養護老人ホームに入ったりする方がおられますが、「終の棲家」と思ってそれらの施設に入ったものの、統計上それらの施設ではほとんどのひとが人生の最期を過ごせていません。国の統計では、我々在宅医が家で看取る割合の約10分の1の人数しかこうした高齢者施設では看取られていないのです。みんな「終の棲家」と思ってそうした施設に高いお金を払ってどんどん入っていくのに変でしょう?

その理由として、保険制度上介護施設で医療行為ができないようにされてしまっていますので、肺炎などを起こしやすい高齢者は何かあるとすぐに救急車を呼んで病院に運ばれてしまうというのがあります。

また、最近の訴訟流行りの状況もあって、何もしないで放置すると責任問題にされてしまうことを回避するためにすぐに救急車を呼ぶ介護施設や、中には看取りそのものをしたことがないような高齢者施設などもあるようです。(「平穏死」のすすめ 口から食べられなくなったらどうしますか 石飛幸三氏 講談社 「平穏死」10の条件 長尾和宏氏 ブックマン社 などを参照してください)

みんな自分の家で自分自身で自分の親を看ないにもかかわらず、何かあると問題にして責任問題にされてしまうので、施設側も安全寄りの対応をとり、何かあると救急車を呼んでしまうのです。

わたしも驚きましたが、中にはひとが死ぬのをみたことがない高齢者施設のスタッフもいるそうで、ここら辺にも大半のひとが「終の棲家」と思って高額なお金を支払いそれらの施設に入るひとの想いと実際の間に乖離がみられます。

そうした背景から、ただでさえ体が弱って病気の治りにくいお年寄りが多く病院に入っているところに、そこに通常の患者さんや、救急患者や、小児や妊産婦やがん患者を押し込んだら、パンクするのは当たり前です。

大きな病院をごった煮みたいな状態にしておいて、「自分の話を満足に聞いてもらえない」、「心がなかった」と怒っても無理なものは無理で、そういう無理難題を国や国民は医療機関に押しつけているということはわかっておいてください。

「在院期間の短縮」患者を追い返せという至上命令

そうした状況を解決するために役人が考えたのが、「在院期間の短縮」を保険的に誘導する制度、つまり患者をできるだけはやく追い出した方が診療報酬が高くなるという設定です。

逆に、患者さんの満足のために患者さんを長く入院させておくと、病院はすぐ赤字化するようになっています。

現に2008年には日本中の公立病院の約9割が赤字化しました。利益をあまり考える必要のない公立病院が赤字になるような保険制度なのです。どこもつぶれるわけにはいかないですし、赤字のままだと自治体や議会などいろんなところからプレッシャーを受けますので、ほとんどの病院が患者を平均して14日以内（保険診療上の設定値：後述）で追い出すことに躍起になっています。入るお金をしぼって追い出させるといった方法をとったのです。

病院の医師でさえ、この制度をあまりよく認識していない、つまりは事務方から早く患者さんを退院させるよう迫られていわれるままに一生懸命対応しているだけなので、一般の方や患者さんの中でこういうことを意識しているひとは少ないはずです。どの患者さんに聞いても、患者さんもそうした背景を知らずに自分が「もう十分治療してもらった」と満足する前に追い出されているのですから、制度上、心理的に「まだ完全に治っていないのに追い出された。」といった裏切られ感が強くなり、がん難民が発生しやすいベースが構造的に作られているのです。つい最近もある肺がんの患者さんを病院に紹介して、病気についての説明は受けたけれども「通り一遍の説明で心がない。2度とあそこの病院にはいきたくない。」と怒ってらっしゃった方がいて、こうした背景についてこちらで説明させていただきました。

何度も同じことが繰り返されますので、この本を出そうと思ったわけです。責めるべきは、目の前にいる病院スタッフではありません。

2．標準治療で心身ともにボロボロになり、がん難民へ

がんの治療は確かにきつい—誤った告知主義

がんの治療は確かにきついです。

以前は日本ではがんの告知は一般的ではありませんでしたが、今では告知していないと「告知してもらっていたら、もっと積極的に治療をしたはずなのに、告知されなかったことにより当然得られた利益を逸失した。」などというひとがでてきましたので基本は告知主義です。医療関係者は本当は相手の性格に応じて告知する

しないを決めたいのですが、これは相手のためを思って告知しているのではなく、告知しなかったことによりあとで難癖をつけられることを回避するための告知行為です。よく薬局でもらう薬の説明書きもこうした要素を含んでいます。保険の証書の裏に小さな字で書いてある、とてもひとに読んでもらおうとは思って書かれていないような、「とりあえず説明しておいた」みたいなあれです。

しかし、患者サイドに立てば、がんの告知をされることはまるで死刑宣告のようにとってしまう方もおられます。

それまでは快活に過ごされていた方が、がんの告知を受けると同時にまるでうつ病のようになってしまうのです。

中には5年生存率95%以上のがん治療を受けられたような患者さんでも、まるで暗示にかかったように、その後何度「大丈夫ですよ」といっても、「わたしは死ぬんだ…」と思い込んで、なかなか気分が上向きにならない方もいます。

自分ががん持ちであることを知らされたあとは、「治らなかったらどうしよう?」と不安におびえる毎日でもあります。

そこら辺のサポートや心のケアは必要です。

患者さんと心を通わせる時間なんて与えられていない

しかし、今現在病院にそこまでの人的・資本的余裕は与えられておらず、病院の職員は「在院日数の削減」を至上命題に、必死になって患者さんの治療そのものに専念しています。

とにかく、保険制度上、入れては追い出し、入れては追い出しです。

病院の顔見知りのナースによく「以前と違って、日々の業務に追われて患者さんと向き合っている感覚に乏しい。若いナースたちがかわいそう。」という声を聞きます。

そういったケアが実施されているところは、

ほとんどがボランティアに近い状態です。

我々診療所の医者ができるような、余裕のあるときにするたあいもない会話から患者さん個々人の性格を読み、患者さんの考え方を知るということも大切なやりとりなのですが、今の病院にはそうした時間的余裕が与えられていないのです。

前出の「お前ら寝るな休むな」に近い患者さんやご家族もおられます。

3．ドクターハラスメントで傷つき、医師・病院のもとを飛び出て〝がん難民〟へ

医療関係者も人間

たしかに、口の悪い医療関係者はいます。それは確かです。しかし、彼らも人間です。

最近聞いて驚いたのが、最近の若い研修医は患者さんに「ありがとう」といわれることがなくて、「ありがとう」といわれると逆に言われたことがないのでどうしてよいのかわからずにとまどっていると、ある大学病院の準教授に聞いたことがあります。これは最初にでた大学病院とは別の病院の話です。

この本を読んでくださっているあなたも、日々追い詰められているばかりで、ほとんどクレームばかりいわれて感謝の言葉もなく、プライベートな時間や心のゆとりが持てないときに、あなたの周りにいるひとたちに優しくできるでしょうか？

大学病院のドクターの奥さんなどは、「はやく大学病院をやめてほしい。」とよくこぼしておられます。

給料も安いし、仕事は忙しいし、むずかしいケースばかり集まって責任も重い、何かあると訴えられるケースが集まりやすいというのが理由のようです。つまり、ご家族にとっては、家族のことを考えれば、大学病院の医師というのはあまりうれしくない職業のようです。

彼らにも心の余裕を

そう思います。

とくに外科医は1年365日常にオンコール（呼び出されたときに、さっと病院に駆けつけられるようにしておかなければならない。わたしなども常に枕元に携帯電話を置いていますが、当然のことながら、何らかの緊張状態にある。）のような状況なので、病院を出た身としてはわたしにはほとんど関係なさそうですが、忙しい医療現場の実情を知っている人間だからこそ、責め立てるばかりでなく彼らの心を助けてあげてほしいと思います。

心にゆとり「ありがとう」があなたを変える

たとえば、当院には100歳になるおばあさんが今でも元気に通院してくれています。わたしはただ、その方が90歳のころに「バスに駆け込むときに胸がどきどきする」とのことでしかるべき投薬を行っただけなのですが、今ではほとんど無症状で、その方は毎回「ありがとう、ありがとう」、「先生のおかげです」と涙を浮かべそうになりながら、感謝の意を述べてくださいます。

そうなると、医者冥利につきるといいますか、こちらもそんなご高齢の方に「ありがとう、ありがとう」と言われると、目頭が熱くなり、つい膝の上に手をのせて足を閉じてしまいます。

「ありがとう、ありがとう」といわれながら、一番感謝しているのは、実はわたしの方なのです。

「よし、この方は何があっても最期までわたしがみさせてもらうぞ」

そう思います。

ありがたいことに、当院にはそういう医者自身が感謝したくなる患者さんが何人かいらっしゃいます。

4. 情報に溺れて、なにから手を付けていいか分からず〝がん難民〟へ

インターネットで下調べ

最近よくインターネットをみて、ある症状に対してあれではないかこれではないかと事前によく下調べしてきてくださる方がおられます。それは結構なのですが、ひどいひとになると、「インターネットに書いていたことと違う！」、「わたしの診断では…だから、この薬をだせ。」、「この薬はこういう副作用がでると書いていた。だから、飲まない。」などという方までおられて、ちょっと困ってしまいます。

インターネット上の情報はほとんどが主観的なもので、たとえ正しくなくてもなんら罪に問われるものではなく、また聞きや出所の不確かな情報も氾濫しています。客観的に検証されたものがなく、言いっぱなしも可能なのが、インターネットの恐ろしいところです。

テレビなどで流されているものも、基本的に視聴率を稼げないとスポンサーが金を出しませんので、ウケねらい、スキャンダラスなもの、数字を稼げればそれでよいといった無責任極まりないものも多いので、そうしたものに振り回されないよう注意が必要です。

ひとの体や病気というものはそれぞれ違う

テレビなどである病気の特集をした次の日などにはその病気のひとが増えてしまうのですが、ひとの体や病気というものは、たとえ同じ病名のものであったとしてもひとそれぞれで違います。

なぜ、あなた自身を診てくれている、あなたの病気に一番精通しているはずの専門家の意見を聞かずにそうしたものをうのみにしてさまようのか。

最近は、報道のおかげでまず先入観から入り、数十分かけて丁寧に説明してもなかなか理解し

てもらえないことが多いので大変です。

本を読めばだれでも確実な診断ができるようになるのであれば、一般の人間でも医学書を家においておくだけでだれでもが名医になり、医者なんかいらないはずです。

産科などはどんなベテランが対応しても、教科書通りにはいかない不可避のトラブルが起きるわけですから、いつまでも事故の報道は絶えませんし、そもそもがいろんな不確定要素の生じやすい生身の人間相手の医療行為です。そうした本質自体はいくら医療が進歩しても変えられないので、みなお産を取りやめていくわけです。

不公平な報道　無責任体質の産物

また、今回の原発事故で一部明らかになったように、テレビなどのメディアは一部のキャスターも宣言したように、自分たちのスポンサーに関する都合の悪い情報に関しては報道を避ける傾向があります。

そういった医療ばかりたいて自分たちのスポンサーの話になるとあまりたたかないことについて、当方の知人のテレビの報道関係にいた方に指摘した際に、その方から「おっしゃる通りです。事件はいつも現場で起きています。メディアは、それを報じるにすぎません。そして、いろんなバイアスがかかりますし、民間企業ですから、当然いろんな制限がある。取材が不十分なのは、記者の能力不足もありますが、経費の問題もあるでしょう。そして、報道内容が本質からずれていきます。」という答えをいただきました。

いろんなバイアスがかかり、記者の能力不足や経費の問題、取材が不十分、報道内容が本質からずれていくと、それはもう正確な報道とはいえません。

それに加えて、マスコミが騒ぐことで警察が動いたり、おかしな訴訟が提起されたり、専門家のほとんどが不当判決と思うような判決がだされてとどめをさしています。

これらは、いい加減な一部のマスコミの報道姿勢や一部の弁護士、自分の出したいい加減な判決が世に与える影響に無頓着な、自分が不案内な領域に関して頓珍漢《とんちんかん》な判決を出しても恥じることを知らない、質の低い職業裁判官などが生んだ無責任体質の結果だと思われます。

今後の日本の人口推移

図表24は、２０１２年1月30日に厚生労働省が発表した今後予想される日本の人口推移です。

今現在、行きすぎた業績至上主義で国内産業の空洞化を進め、国内の労働者の仕事を奪っておきながら、まともな少子化対策も打たずに付《つけ》焼刃《やきば》的に税金をあげようとしています。そういうことを放置していて、このまま計算通りに推移すると思っているのでしょうか？　最近は、就職難や将来に対する不安も手伝って30歳を過

図表24

総人口の推移

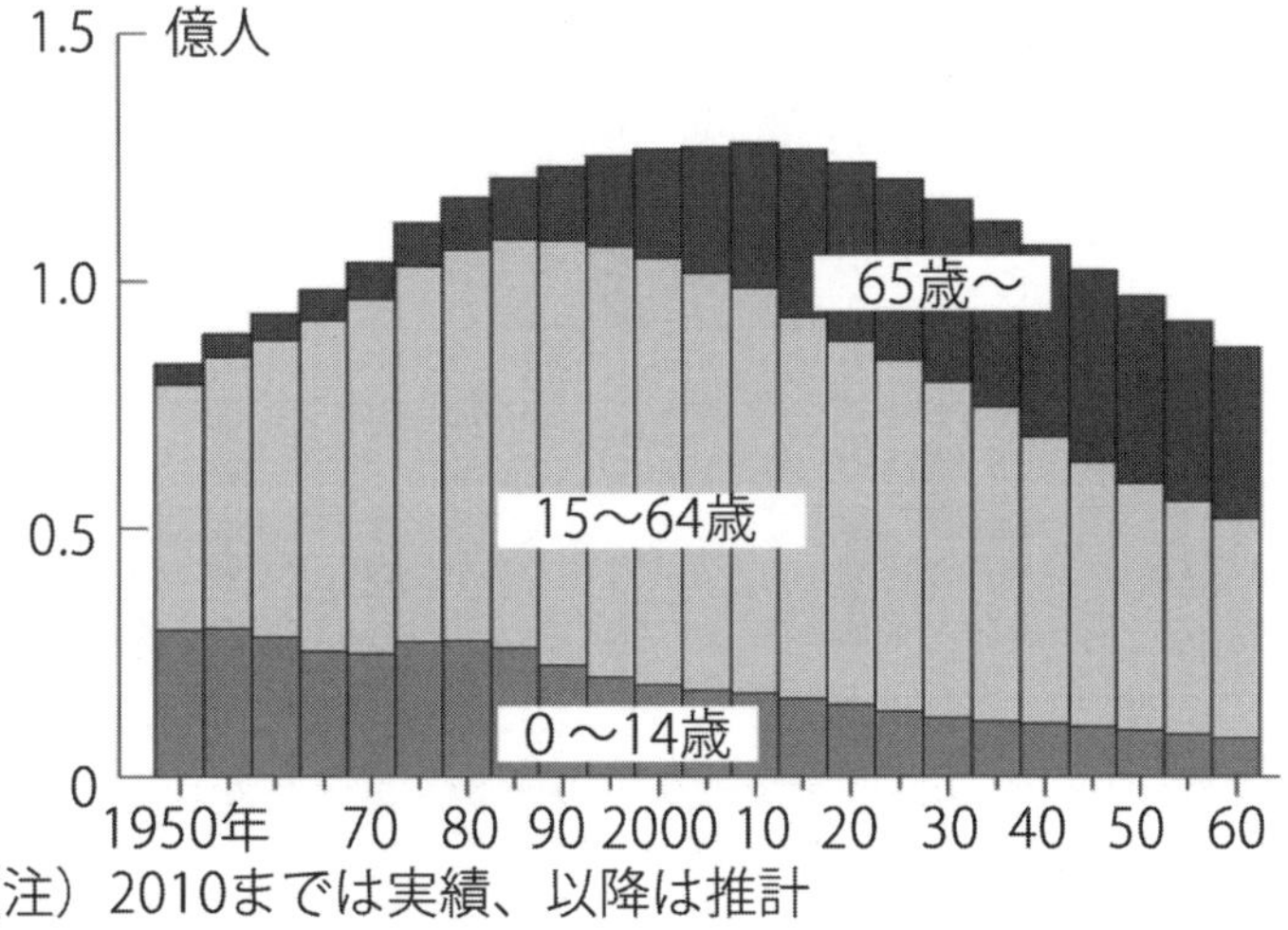

（注）2010までは実績、以降は推計

ぎても結婚しない若者が増えていると聞きます。こうしたことは国や社会が若い人たちに対して誠意がないから生じていることだと思います。若い人たちの自分たちの将来に対する社会への信用がないのです。今のまま少子化が進めば労働人口が減り続けます。

高齢者は増えていき、膨張していく社会保障費とともにひとびとの暮らしはますますきつくなり、最近は為替格差や企業の投資先相手の性質の読み誤りから、名だたる日本の輸出企業の競争力が下がっていってます。

若いひとの就職先がなくなり、我々の窓口でも保険証を持たないひとが増えたり、検査代や薬代を気にするひとも増えてきました。

そんな中、若い世代が結婚してこどもをたくさん産もうと考えるでしょうか？ **図表24**は規定路線でいった場合の人口推移です。はたしてお役人の机上の計算通りにいくと、みなさんはお思いですか？

在院日数抑制策

図表25は入院基本料という患者さんが病院に入院してから支払われる、入院日数と患者さんと看護師数の比に関する診療報酬の関係を表した表です。

詳しい説明は省きますが、診療報酬の面から入院後14日を過ぎると点数削減が課せられており、３か月を過ぎると病院に入る診療報酬が極端に減ってしまいます。

これが「病院は3か月ででていかなくてはならない」と世間一般にいわれている理由です。

病院には夜勤をする医者や看護師、放射線技師に検査技師、朝早くきて患者さんのごはんを作る栄養課の方々など数多くのひとが24時間365日働いています。日々進化する高額な検査機器も買い続けなければなりません。みなさんは、立派な建物に性能のいい検査機器を備えた病院にかかりたいですよね？　定時にサーっと

図表25

患者対看護師比⬇	基本点数	14日まで（450点加算）	15〜30日（192点加算）	31〜89日（加算なし）	90日以降（特定患者）
7対1	1,566点	2,016点	1,758点	1,566点	939点
10対1	1,311点	1,761点	1,503点	1,311点	
13対1	1,103点	1,553点	1,295点	1,103点	
15対1	945点	1,395点	1,137点	945点	

スタッフがいなくなって、夜中患者さんだけにされたら怖いですよね？

医療費は負担したくないけど、立派な建物に性能のいい最新の検査機器を備えた、人員も豊富な病院にかかりたいというひとがいたら、それはただのわがままです。

病院の運営にはとてもお金がかかります。

たった14日

病院としては、赤字化を避けるためには、14日あたりで患者さんの入院をくるくる回さなければならないように診療報酬上設定されてしまっています。

たった14日です。

「ベッドがないから」と矢面に立って患者さんを追い出す仕事をしているのは、もちろん病院スタッフです。患者さんの不満は目の前に立っている病院スタッフに対して発生します。

保険制度上も、こうした背景を知らない患者さんから病院が反感を買うような制度になっているという点は認識しておいてください。

矛盾だらけの保険制度　入院医療費漸減は社会保障費の削減につながっているか

さらにいえば、90日以降の928点というのは、いわゆる「社会的入院の削減のため」(ひいては医療費削減のため)ともいわれていますが、実際にはひとつめの病院を追い出された患者さんが、次の療養病床や介護施設にまわっていった際には、場合によってはこの点数よりまた施設に入る報酬が上がってしまっていますので、初期治療の病院だけでみると、一見社会的入院の削減や医療費削減に役立っているようにみえますが、ひとりひとりの患者さんについてみれば、社会保障費の削減にはあまりつながっていないように思えます。

しかし、この診療報酬制度のために、患者さん側には「まだ治療が残っている(治っていない)のに、早々に追い出された」感覚が残るだけで、社会的入院の削減や社会保障費全体の削減には、システム上あまり寄与していないのではないかとわたしは思います。

胃ろうが入れられる理由

胃ろう：脳梗塞などで口からものを食べられなくなったひとのお腹に穴をあけ、直接胃に栄養を流し込むための穴

それよりも、このシステムの弊害で初期治療の病院は診療報酬を減らされないように次の施設に送ることばかり考え、次の施設側が管理をしやすい患者さんを要求、たとえば「胃ろうを入れてきてくれたら、引き受けますよ」というようなやりとりを裏で行っているため、初期治療の病院側も本来不要であると思われる患者さんにまで「引き受けてくれるのなら…」と胃ろうを造設して次の施設に回しています。

当院の患者さんもあるとき脳梗塞を起こして、救急搬送され、例に漏れずこの経過をたどり、しばらくの病院での管による栄養管理のあと亡くなられた方がいましたが、この方は意識がはっきりしていた時に「わたしは家で自然に死にたい。管につながれて寝かされるのなんてまっぴら。」と言っておられた方なのです。

それがある日意識を失って倒れていたところにヘルパーさんがやってきて救急車を呼んで救急病院に運ばれてから、ご本人が望まなかった制度の弊害に翻弄されてしまいました。制度のために病院や患者さん自身が本来望まなかった風にされているのです。

よく患者の権利や個人の尊厳などと言われますが、多くのひとがまだ認知症や脳卒中による意識障害が発生していないときに、こうした姿でベッドの上にしばられて長生きさせられることを望んでいないにもかかわらず、実際には自分が望まなかった姿で寝かされ続けている方がたくさんおられます。本当の意味での尊厳はなされているのでしょうか。

わたしは、この方の意識がはっきりしていたときにこの方とかわした約束を守ることができなくて、くやしくてくやしくて思い出すたびになんともいいようのない胸が苦しくなる感覚に襲われるのです。

その方は「住みなれた我が家で自然に死にたい」とおっしゃっていたのに、意識のほとんどないまま約2年の間、管につながれて亡くなられました。

不信感を生む背景

がん難民化をふせぐためには、みなさんはこうしたバックグラウンドも知っておいた方がいいのではと思います。

病院のスタッフは上から言われるまま、国が誘導するままに必死になって次から次へと患者さんを追い出しています。

中には「まだ病気が治っていないのに、病院を追い出された。」と病院やスタッフを恨んでいる方がおられますが、保険制度上、2週間以内に患者さんを追い出さないと黒字になりにくい、医療上の処置の必要性がないということは入院の必要がないので、医療上の処置の必要性を残しておかないと次の施設へ送れないのです。病院に入院するための条件は「治療の必要性があること」だからです。つまり、医療上の処置の必要性が残っているということは、患者サイドに立ってみれば、「まだ病気が治っていないのに、病院を追い出された。」という発想になります。

こうした制度設計自体に、病院に対して「まだ治っていないのに追い出された」という不信感を生む根本的な欠陥があるので、病院スタッフを責めるのはおかどちがいなのです。

がん難民が発生しやすい制度上の問題点について、みなさんはご理解いただけましたでしょうか。

第五章

福島第一原発事故と安全基準についての考察

福島第一原発事故と安全基準について
安全基準について

さて、ここからは東京電力福島第一原発事故に話を移しましょう。

なぜ原発事故か？

それはこのあとの文章をよく読んで、みなさん自身で考えてみてください。

震災当時の同原発吉田前所長は、後に事故直後を「地獄みたいな状態」と表現し、水素爆発では「現場にいた全員が死んでもおかしくない状態だった」と振り返りました。

少し物理をかじった人間であれば、このときの現場の状況が容易に想像できるはずです。このとき現場に残った東京電力の社員さんには敬意の念を抱くしかありません。

〝ただちに〟影響はない

当時、枝野幸男官房長官（弁護士）が「さしあたり健康に害はない」と答弁しましたが、わたしはこれは口でいうほど簡単なことではない、ただちに影響はないであろうことは確かだろうが、のちのち大変なことになると思いました。

最初の水素爆発が起きた際に、わたしは知人のマスコミ関係者や周囲の人間に『早々に原発周囲20〜30㎞圏内のひとたちを強制避難させるべき。また、１００㎞圏内の第一次産業生産物の流通はストップすべき。』とメールに書いたり、話したりしました。

上空での風

「20〜30㎞圏内のひとたちを強制避難させるべき」としたのは、当方は以前山登りをしていたことがあり、海抜１０００ｍ以上の上空での風の流れや速さを身にしみて理解していたからです。高度２、３千ｍの山の上では、もちろんひとは雲の上や雲の中に入ることになります。

雷が落ちてくる地表付近と違い、この高度では雷が縦横無尽に飛び回るのです。（ちょうど、雲の中をピカピカごろごろしている状況といえばおわかりでしょうか。）

遠くの方でゴロゴロと雷の音がした際には、空気の状態、風の流れを的確につかみ、雷雲の中に取り込まれてしまうのを未然にふせぎ、四方八方から飛んでくる雷の直撃をさけなければならない。まさに命がけですので、危険回避のために自然と風を読む力が身につくのです。

また、「１００km圏内の第一次産業生産物の流通はストップすべき。」としたのは、上記の理由から空気中での浮遊物の流れる速さや広がる範囲が雲の動きを読む経験から体験上わかっているというのがありました。

SPEEDIの存在

漠然と１００kmとしたのは、当時ＳＰＥＥＤＩ（System for Prediction of Environmental Emergency Dose Information　緊急時迅速放射能影響予測ネットワークシステム）などというものの存在なんて知らなかったからです。

もし、わたしがＳＰＥＥＤＩの存在を知っていて、ＳＰＥＥＤＩのデータを知り、避難指示等を出す権限が与えられていたら、早々に避難あるいは屋内退避させ、救助車両を派遣していました。それでも、空気そのものが汚染されるわけですので、被曝を完全に防ぐのは相当むずかしいと思います。

20数年前のチェルノブイリ原発事故でさえ、こうした対応がとられたのです。今現在の知見で、こうしたことがなされなかったのは、単なる怠慢です。

同システムの構築には１２０億円以上の税金が投入されたそうですが、こうしたシステムがあるからには、その使用目的やマニュアルがあったはずです。当時の行政がこれをやらなかったのは、救いようのないことでした。

不作為による被曝　誤った方向への住民避難

こうしたシステムがありながら、きちんとした避難指示がなされなかったので、高濃度の放射性の雲が流れていった方角の何も知らない住民の方々が警戒や避難さえすることなく屋外で炊き出しをしたり、こどもたちでさえ避難所の外にでていたりしたのは報道の通りです。

わたしは2011年の7月まで赤ん坊をおぶった若いお母さんがこうした汚染地域に残っていた映像をみた際に涙がでそうになりました。我々の業界の感染症も似ていますが、みえない、においわないというのは非常に恐ろしいことなのです。

みなさんは、新型インフルエンザ騒動のときのことを覚えておいででしょうか？

もし、インフルエンザの感染者やインフルエンザウィルスが目にみえたら、みなさんはあえて近くに寄っていってウィルスを吸い込んだりしませんよね？

みえないからこそ、避けることができず、吸い込んでしまうために次から次へとうつっていくのです。

図表26

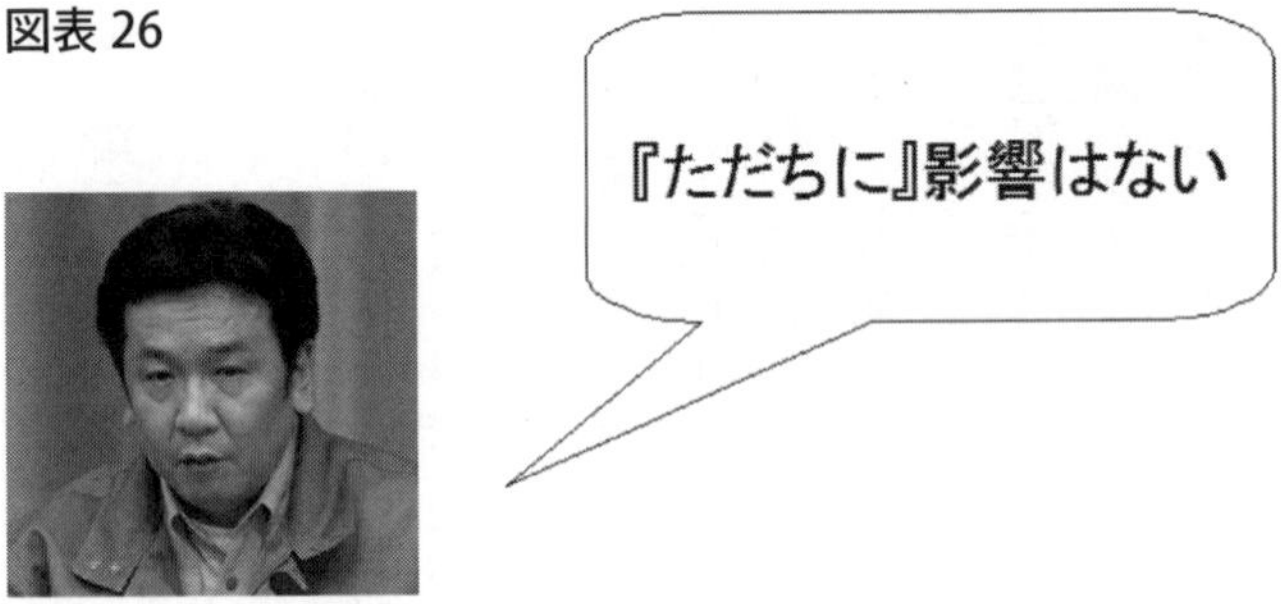

放射性物質というのは微粒子です。ちょっと上空に吹きあげれば、100㎞くらいは容易に拡散します。よほど高濃度で金属の味がするような種類の物質でもないかぎり、自分のところに飛んできていても、まずそれに気づくひとはいません。

つまり、自分が吸っていてもほとんど

図表27　エベレストをバックに（標高５５４５ｍ、ネパール、カラパタールにて）

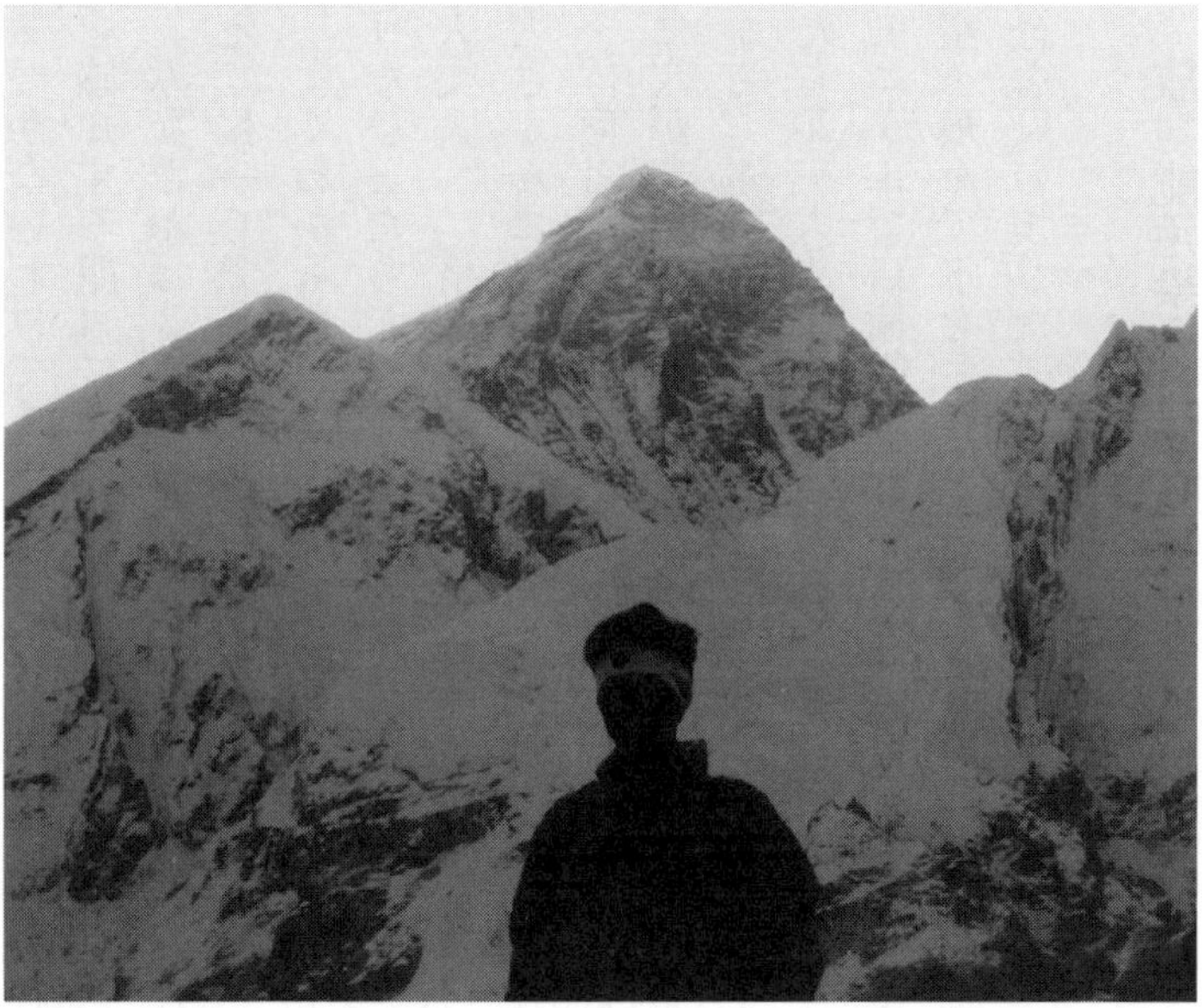

図表28　標高約３０００ｍ奥穂高岳にて　雲海を下に

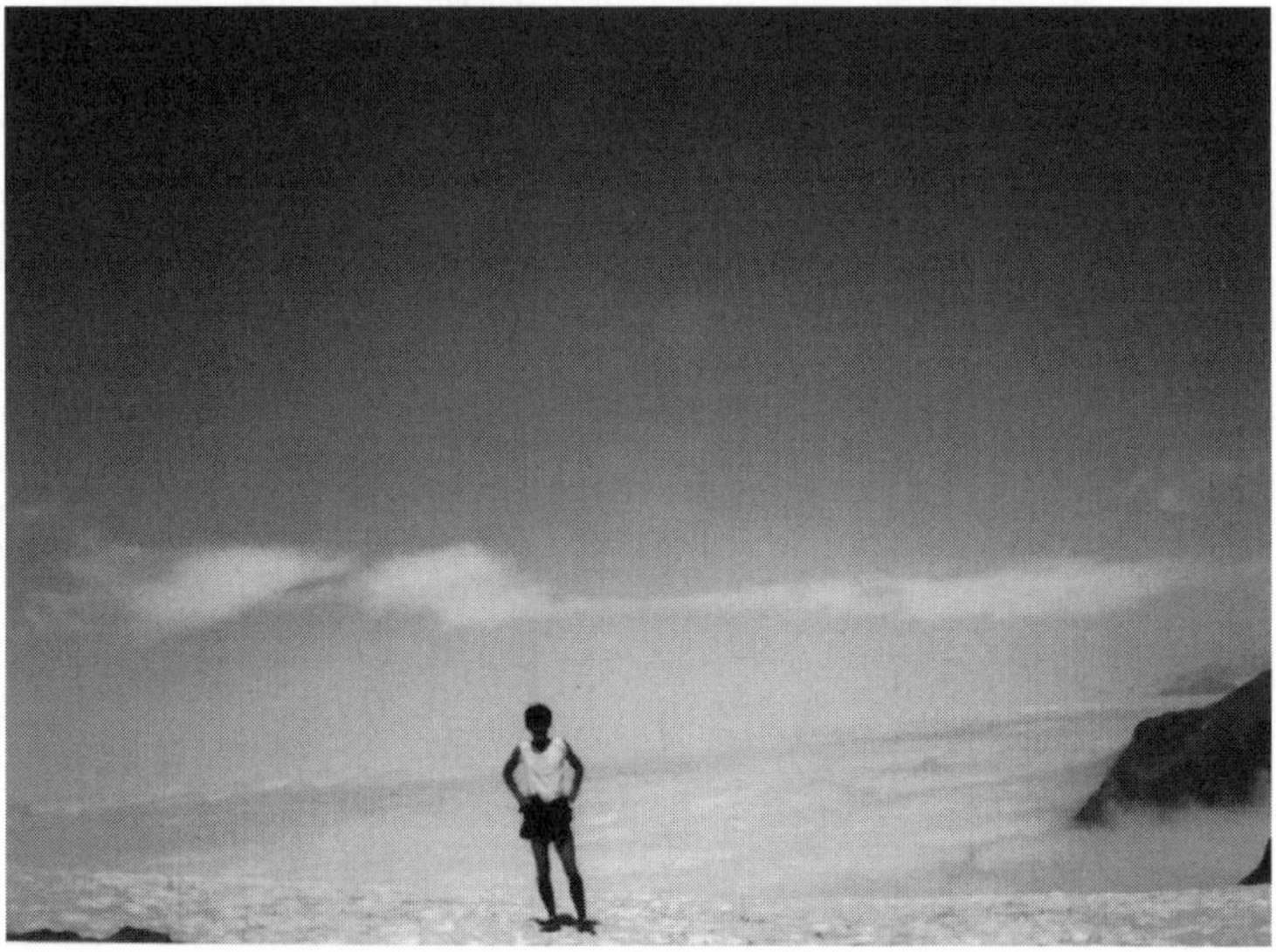

気づかないわけです。基本的に人間には放射線を感知する能力に乏しいからです。

みなさんは3号機の爆発の瞬間の映像をおぼえておいでですか？

よくわからないとても科学者とは思えないようなひとたちが、テレビでしきりに「大丈夫、大丈夫」、「格納容器の健全性は保たれている」とさかんに繰り返していましたが、このひとは一体何者なんだろうと思いました。容器や配管に穴があいていないと何もでてこないわけですから、基本的に爆発は起こしません。このひとたちが「大丈夫、大丈夫」などといいながら、モニターで自衛隊や消防のヘリが格納容器の上空を飛んで水をかける行為を平然とみている神経を疑いました。

放射能汚染食材は有害物質
においも味もしない

放射性物質で汚染された食材は、はっきりいってしまえば、有害物質です。とくに発育途上のこどもたちにとってはそうです。その理由をこれから説明します。

原発事故で放出され、各地に飛散した放射性元素は物質を構成する原子の一部や化合物そのものとなってひとびとの体に取り込まれる可能性がありますが、多くの方が気づかなかったように、基本的にはかなり高濃度にならないとにおいも味もしない場合が多いと思われます。

それが、人間の体に食物や飲料水、空気などとともに取り込まれると、人間の体を構成する原子と置き換わり、あるいは長く肺などの臓器に残留し、体の内部から放射線をだし続けることになります。

それがどういうことなのか詳しくみていきましょう。

福島原発事故放射性物質流出試算値

図表29はＩＡＥＡ（International Atomic Ener

図表 29　解析で対象とした期間での大気中への放射性物質の放出量の試算値（ベクレル）

核種	1号機	2号機	3号機	放出量合計
Xe-133	3.4×10^{18}	3.5×10^{18}	4.4×10^{18}	1.1×10^{19}
Cs-134	7.1×10^{14}	1.6×10^{16}	8.2×10^{14}	1.8×10^{16}
Cs-137	5.9×10^{14}	1.4×10^{16}	7.1×10^{14}	1.5×10^{16}
Sr-89	8.2×10^{13}	6.8×10^{14}	1.2×10^{15}	2.0×10^{15}
Sr-90	6.1×10^{12}	4.8×10^{13}	8.5×10^{13}	1.4×10^{14}

http://www.meti.go.jp/press/2011/08/20110826010/20110826010-2.pdf

gy Agency 国際原子力機関）閣僚会議に対する日本国政府の原子力災害対策本部の報告書です。（2011年6月）

　のちに明らかになりますが、すでに原発事故後早期から海外には国からこうした情報が伝わっていたようです。

　政府や東電からのまともな情報開示がなく、当方だけでなく、ある程度の原子力の専門家の方々が「これは相当まずい」と思っていたころ、政府が繰り返し「ただちに影響はない」といっていたときに政府のある機関がＩＡＥＡ閣僚会議に対する日本国政府の報告書として２０１１年６月に提出していたデータが**図表29**です。（一部抜粋）

　我々の目にこの表が明らかになったのは、この件に関して報道がなされた8月に入ってからでした。

　一見、アルファベットと数字の羅列でよくわかりにくいデータですが、全部載せるとたくさんありますので（発表のあったのは31種類）、主だったものについて述べます。

　ひとつひとつ冷静にみていきましょう。

　まずXe-１３３というのはキセノン１３３のことです。Xe-１３３はウラン２３５とプルトニウム２３９の核分裂反応によって生成され、約5日で半減します。つまり5日毎にどんどん半分ずつになっていくため、最近起きた核爆発の指標に使われます。核実験時代に生まれたものなら、半減期が非常に短いので今ではほとんど残っていないという理屈です。

これが検出されると、つい最近起きた核分裂反応から生じたものが検出されたということになります。

Cs-134とCs-137はテレビなどでよくでてくる「セシウム」です。

セシウム137（^{137}Cs）は半減期30・1年。ベータ線を放出してバリウム137となりますが、94・4％はバリウム137m（mはmetastable：準安定の略。半減期約2・6分）を経由し、バリウム137mからガンマ線が放出されて安定なバリウム137となります。

半減期30・1年というのは、仮にあるものの中に^{137}Csが100個あったとすると、上に書いたような核分裂反応を起こして減り、^{137}Csが半分になるのに30・1年かかるということです。

たとえば1億個の^{137}Csがあったとすると、半減期30・1年ですのでたくさん分裂して壊れて、30・1年後に5000万個になります。もうさらに30・1年で2500万個。今回初期に漏れたと推測される^{137}Csは1・5×10^{16}ベクレルです。つまり、30・1年で半分になるようなものが1秒間に1・5×10^{16}回核分裂を起こすだけ漏れています。

ちなみに、1億個は1×10^{8}個です。

放射性物質の崩壊はランダムに起こります。その半分になる平均値を出したのがこの半減期です。今回放出されたものがなくなるまでにいったい何年かかるでしょう？

たとえば、2011年の3月に生まれたこどもが90歳になったときには、今回初期に漏れたと推測される^{137}Csは1・5×10^{16}÷2÷2÷2（90年、つまり半減期30・1年の約3回分）＝1・875×10^{15}にしかなりません。みなさんは1・875×10^{15}という数の桁をすぐにいうことができますか？

　つまりは、いくら長くなったとはいえ、人間の平均寿命がたかだか80年のこの時代に同時期に生まれた^{137}Csはほとんど身の周りからは消えないということになります。当然、もっと半減期の長い放射性物質が現存している生命が生きている間に自然に消えることはありません。

　これが、チェルノブイリ事故（１９８６年４月26日1時23分にソビエト連邦、現ウクライナのチェルノブイリ原子力発電所４号炉で起きた原子力事故）のあと、周辺の汚染地域への立ち入りがいつまでも制限されている理由です。

広島原爆１６８個分

広島原爆での大気中への放射性物質の放出量の試算値（ベクレル）
　同ホームページでの広島原爆での大気中への放射性物質の放出量の試算値が**図表30**です。（単位ベクレル）

図表 30

Sr-89	1.1×10^{16}
Sr-90	5.8×10^{13}
Cs-137	8.9×10^{13}

　桁が大きすぎるのでわかりにくいですが、福島第一原発事故での流出量試算値１・５$\times10^{16}$で広島原爆での大気中への放射性物質の放出量の試算値８・９$\times10^{13}$（ベクレル）です。

　計算すると、^{137}Cs比で実に福島第一原発事故：広島原爆＝１・５$\times10^{16}$対８・９$\times10^{13}$＝１６８対１となります。

　ちなみに、これは3月11日から4月5日までの間に大気中へ流出したとされる放射性物質の放出量の試算値です。

　爆発スピードの差はありますが、いうなれば、３月11日から４月５日までの間に広島型原爆を１６８個分ゆっくり焚いたのと同じ放射性物質の放出量が大気中だけであったということになります。

　ゆっくり焚けば安全か

というと、放射性物質の性質を考えるとそうとはいえません。

原爆との違いは、爆風や熱線による初期の瞬間的な破壊・殺傷能力がないという違いだけです。爆風や熱線以外の放射能による障害は原爆も原発から漏れ出た放射性物質も同じです。瞬間的に爆発させたわけではありませんので、枝野さんが言っていたようにただちに影響はでませんが、放出された放射性物質の量を考えると、残留放射能による影響は広島原爆の１６８倍以上ということになります。

爆風や熱線だけが原子力の問題になるのであれば、広島原爆で爆風や熱線を浴びなかったひとや投下の翌日以降に入市したひとに健康被害は生じなかったはずです。

ストロンチウム90

ちなみに、Sr-90はストロンチウム90で、その物理化学的性質から同族のCa（カルシウム）と同様なふるまいを体内で示し、物理学的半減期29・1年、生物学的半減期は約50年とされていますので、一旦取り込まれると、ほとんどがひとの一生の間体の中（とくに骨）から外に抜けていかないと考えてよいでしょう。

放射性物質の医療への応用

ちなみに、Sr-89はストロンチウム89で、物理学的半減期50・52日、ストロンチウム90同様、その物理化学的性質から同族のCa（カルシウム）と同様なふるまいを体内で示すことから、がんの骨転移などで、がん転移部周辺の骨の造成↓カルシウムの取り込み上昇がみられる、がんの骨転移部位に集まります。

Sr-89はベータ線という放射線を出しながら崩壊していきます。放射線そのものに抗腫瘍効果とがんの疼痛緩和効果があることは知られていますから、この性質を利用して、メタストロン®注［一般名：塩化ストロンチウム（^{89}Sr）、日本化薬〕として、がんの骨転移による疼痛の緩和を目的とした治療用の放射性医薬品に実際に応用されています。

簡単にいいなおすと、がんの転移で骨が壊されると周りの組織が一生懸命骨を作ろうとします。そこでカルシウムの取り込みが増えるのでカルシウムに似たSr‐89が取り込まれて集まります。Sr‐89はベータ線という放射線を出しながら周りの組織を焼いていくのです。

ちなみに、Pu‐239とはプルトニウム239のことでアルファ線を放出して、ウラン235（^{235}U、半減期7・04億年）となります。このウラン235にも放射能があります。

セシウム137はベータ線を出してバリウム137（^{137}Ba）となりますが、94・4％はバリウム137m（137mBa、半減期約2・6分）を経由します。バリウム137mからはガンマ線が放出され、ストロンチウム90はベータ線を放出します。

これらは全部有害な放射線です。原爆や第五福竜丸事件で有名になったいわゆる「死の灰」には、これらセシウム137やストロンチウム90などといった放射性降下物が多く含まれました。

ストロンチウム製剤の副作用

副作用（メタストロン®注のホームページより抜粋）

〈概要〉

「主な副作用（頻度5％以上）は、血小板減少症14・4％（13／90例）、白血球減少症13・3％（12／90例）、貧血8・9％（8／90例）、ほてり8・9％（8／90例）、骨痛（一時的な疼痛増強）7・8％（7／90例）であった。

〔承認時〕

（1）重大な副作用

「骨髄抑制：血小板減少、白血球減少及び貧血（各5％以上）等の骨髄抑制があらわれることがあるので、投与後も定期的に血液検査を行い、異常が認められた場合には適切な処置を行うこと。」

とあります。

副作用は人間の身勝手

ここでも製薬会社が一生懸命書いてくれていますが、主な副作用（頻度5％以上）は、血小板減少症14・4％（13／90例）、白血球減少症13・3％（12／90例）、貧血8・9％（8／90例）、重大な副作用は骨髄抑制とありますが、一般の方がこれを聞くと、こわいお薬、なかには「骨髄抑制？　なに!?　副作用がでる薬だと！　そんな怖いものを注射するのか」となるひともいるように思うのですが、一度冷静にお薬さんの立場に立って考えてみてください。

これまでの知見から、放射線治療でがんそのものが縮小したり、骨の痛みをやわらげることがわかっており、このお薬は、ストロンチウム89がカルシウムと同族体であるために、注射されると骨の成分であるカルシウムと同じように骨に運ばれ、造骨活性の高い部位に集積しやすいという性質を利用したものです。

体がカルシウムと勘違いして骨の部分に取り込んでしまうのです。

がんの骨転移部位周辺に長くとどまり、その部位にストロンチウム89から出された放射線（ベータ線）があたることによって痛みがやわらぐと考えられています。

単なる〝もの〟である彼らには脳みそがついていませんので思考や判断能力がありませんから、自分で作用する部位を考えたり、場所を選んだりすることはありません。塩化ストロンチウムですから、$SrCl_2$ つまり塩（NaCl）みたいなもんです。

みなさんの家の食卓の塩が勝手にお皿にのっていきませんよね。普通はばらまくとそのままになり、お母さんに怒られます。

おかれた塩は風が吹けば飛ぶし、重力が働けば下におちていきます。不都合な場所に働いてでる副作用がまずいと言われたって、そんなのは人間さまの勝手で、彼らにしてみれば自分の性質を化学物質として淡々とまっとうするしかないのです。

彼らに与えられた仕事は、ただ化学的性質の似たカルシウムと同じように骨のところまで運ばれ、造骨活性の高い部位、つまり骨をつくっているところにあつまって、壊れて（核分裂して）放射線（ベータ線）をだすだけなのです。何も考えずに繰り返される単純なお仕事です。

そんな人間の都合のいい部分にだけ働いて仕事をしろといわれても、流されるまま受け身で運ばれて取り込まれて仕事をこなすことしかできないのです。

図表 31

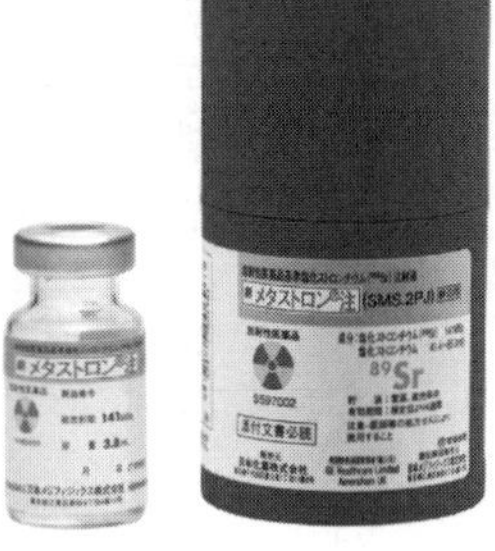

http://www.nmp.co.jp/member/metastron/product.index.html

治験者から得られたデータから、この薬の投与時の骨転移部位対正常骨髄の線量比は、およそ10対1となることがわかっています。

つまり、彼らには自分が運ばれて取り込まれる場所を選べませんから、普通に骨を作っている正常骨髄にもおよそ10分の1は取り込まれてしまうということです。

その結果、人間が考えるようにがんの骨転移部位だけに取り込まれればいいのですが、普通に存在している健常部位にも取り込まれてしまうため、そこでも放射線が放出されてしまいます。

ですから、骨髄抑制等の副作用が生じるのは当たり前の話なのです。

放射線の種類

光子線と粒子線

さらにくわしくみていきます。

まずここでは簡単に、放射線は、大きく光のようなエネルギーの波である光子線と、物質がエネルギーをもって飛んでいく粒子線の２つに分けられます。

光子線とは電磁波であり、この仲間のＸ線・ガンマ線などは従来の放射線治療に利用されています。

粒子線は、その名のとおり、水素の原子核・炭素の原子核等の〝粒子〟がそのまま飛んでいく放射線で、アルファー線もこの粒子線の仲間です。

これらの粒子を用いた放射線治療を「粒子線治療」と呼んでいます。(図表32)

最近のテレビＣＭにでてくる先進医療などと

図表 32

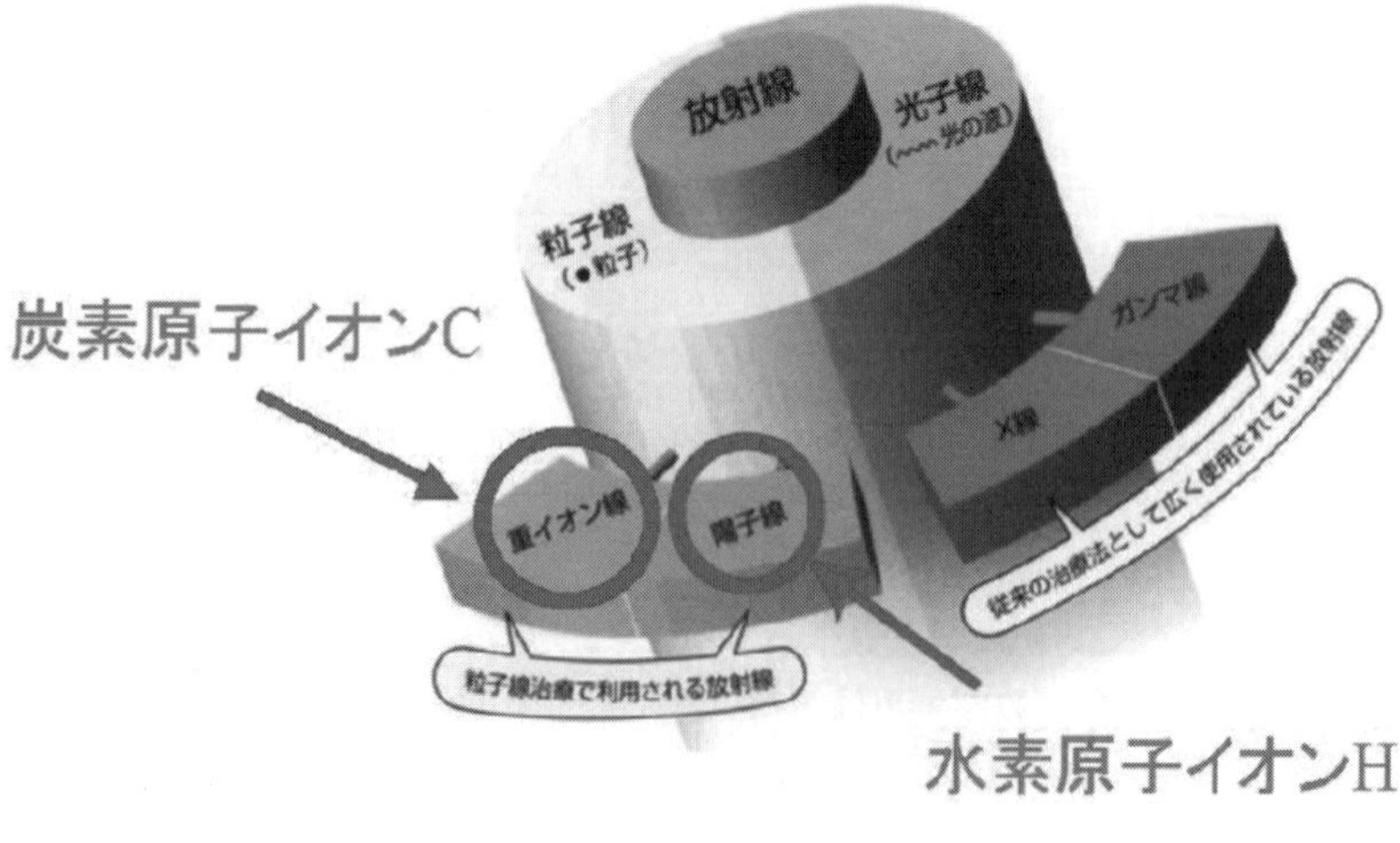

いわれる粒子線治療がこれです。原子核の粒、つまり粒子が飛んできてがんを焼いてくれるから粒子線治療なのです。

ここでは簡単に〝もの〟とか〝エネルギー波〟といった方が理解しやすいでしょうか。

放射線の透過力の違い

さらに詳しくみると、放射線には、α（アルファー）線、β（ベータ）線、γ（ガンマ）線、X線、中性子線などがあり、それぞれ強さや透過力に違いがあります。

アルファー線について

アルファー線は粒子線の一種で、＋の電気をもった2個の陽子と電気的に中性の2個の中性子からなっています。つまりヘリウムHeの原子核です。2個の陽子をもつため、アルファー線は＋の電荷を帯びています。

電気的な性質を帯びており、＋の性質をもつ

図表33

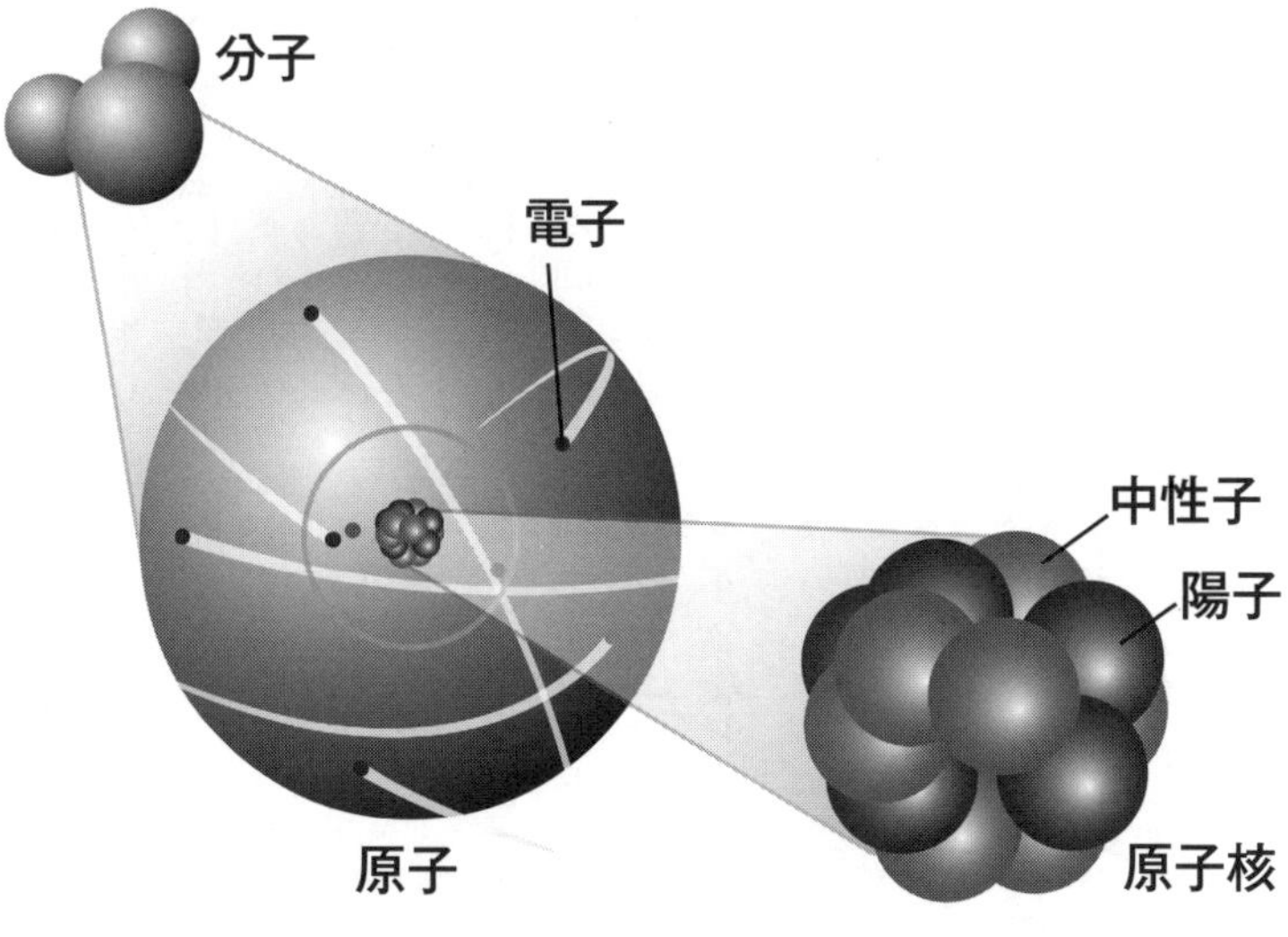

ので、－の電気をもったものにはくっついていき、＋の電気をもったものからは離れようとします。酒臭いよっぱらいが歩くと、周りのひとが「う、酒くさい…」とみんなよけていきますよね？　あんな感じで電気的性質を帯びた粒子が通り道であっちこっちに影響を与えつつ、最後にぶつかって止まるイメージです。

最後にぶつかられたひとはとんでもないダメージを受けることになります。

電気的性質をもった〝もの〟ですので1枚の紙などで簡単に止めることができます。

アルファー線を放出（アルファー壊変）すると、元の原子核は2個の陽子と2個の中性子を失うので別の原子核になります。例えば、図に示すように原子番号88、質量数２２６のラジウム（Ra）はアルファー壊変すると、陽子2個分減るので原子番号86、陽子2個と中性子2個分減るので質量数が２２２となってラドン（Rn）になります。

ちなみに、「鉄」とか「カルシウム」といった物質としての性質は原子核の中のこの陽子の数（原子番号）で決まります。

こういう風に考えると、原子というのは、主に陽子と中性子の組み合わせによってできあがり、ものの性質まで決まるというパズルみたいなものですね。

同じ原子番号（陽子の数が同じ）で中性子の数が異なるものを同位体といいます。たとえば、セシウム１３４と１３７、プルトニウム２３８、２３９、２４０、２４１、２４２などです。

ベータ線について

ベータ線も粒子線の一種で、その正体は原子核から放出される電子です。電子の大きさは陽子や中性子に比べて非常に小さいため、顕微鏡でみてみると実はスカスカの紙などは簡単に通過しますが、電子は電気的な性質を持っているため薄い金属で簡単に止めることができます。

図表 34　関西電力、放射線の種類より

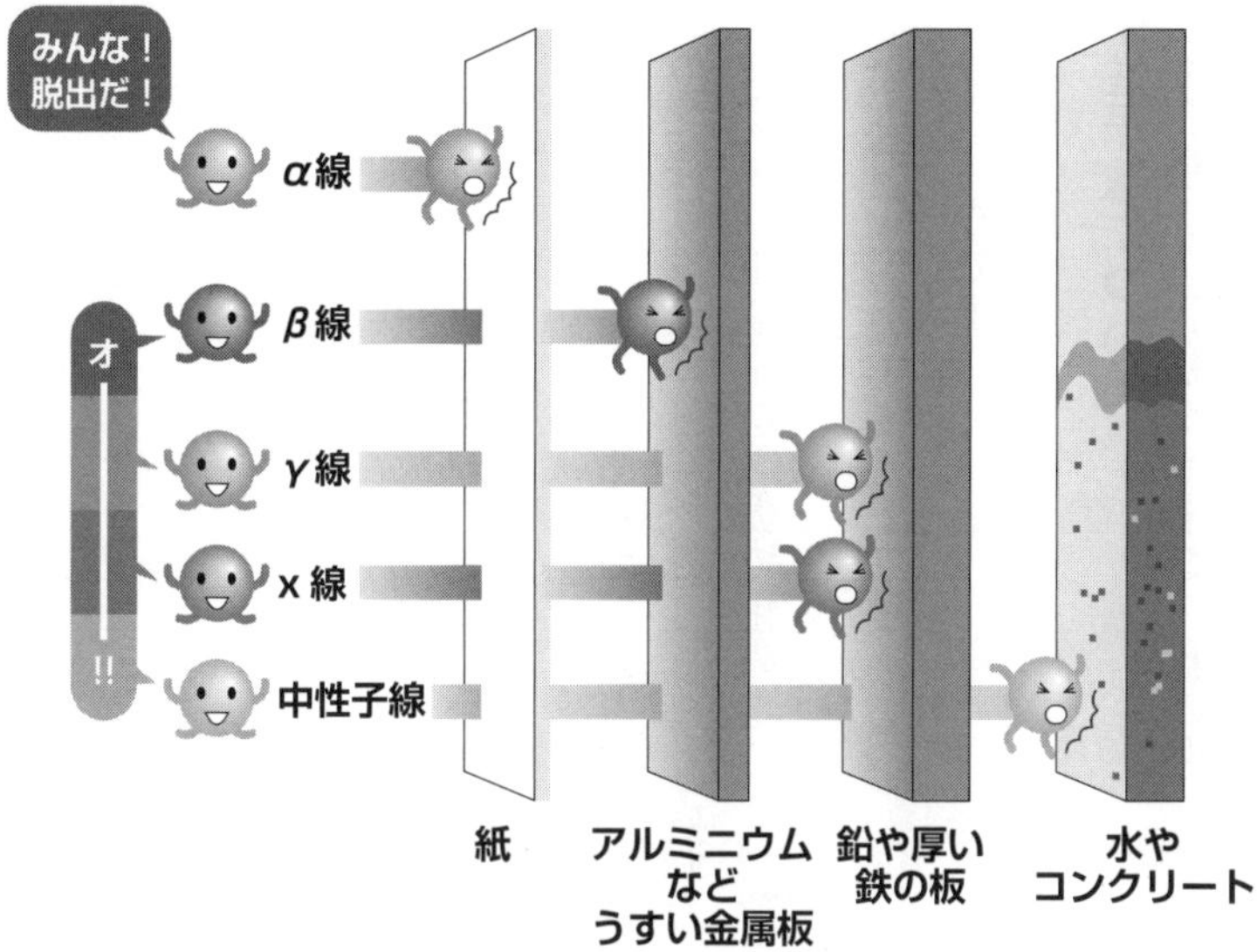

http://www1.kepco.co.jp/bestmix/contents/17.html

図表 35

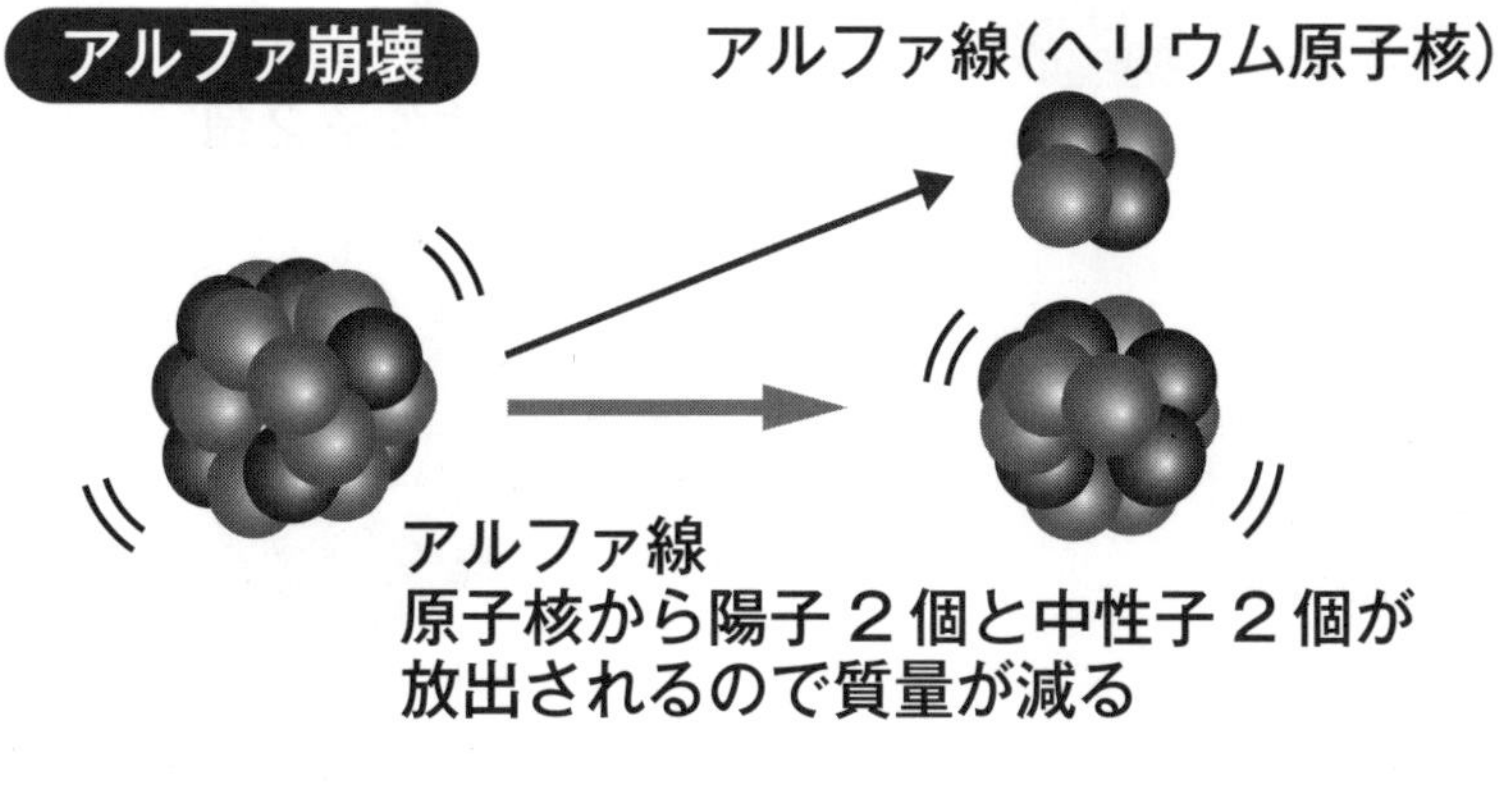

ベータ線を放出（ベータ壊変）した原子核の中で中性子が－の電荷を放出した後に陽子に変わり、重さの変わらない別の原子核となります。おもしろいでしょう？

ガンマ線、X線について

これらは電磁波で、むずかしいのでよく物体を透過する放射線くらいに覚えておいてください。

X線写真などをみてもわかる通り、人体などは簡単に突き抜けていくためどちらも透過力がありますが、鉛や厚い鉄板で止めることができます。

よく放射線の防護のために鉛の服を着用するのはこのためです。

中性子線について

中性子線は粒子線の一種で、電気的にも中性で小さいので、外乱を受けにくく、いろんなも

図表 36　アルファー線の発生

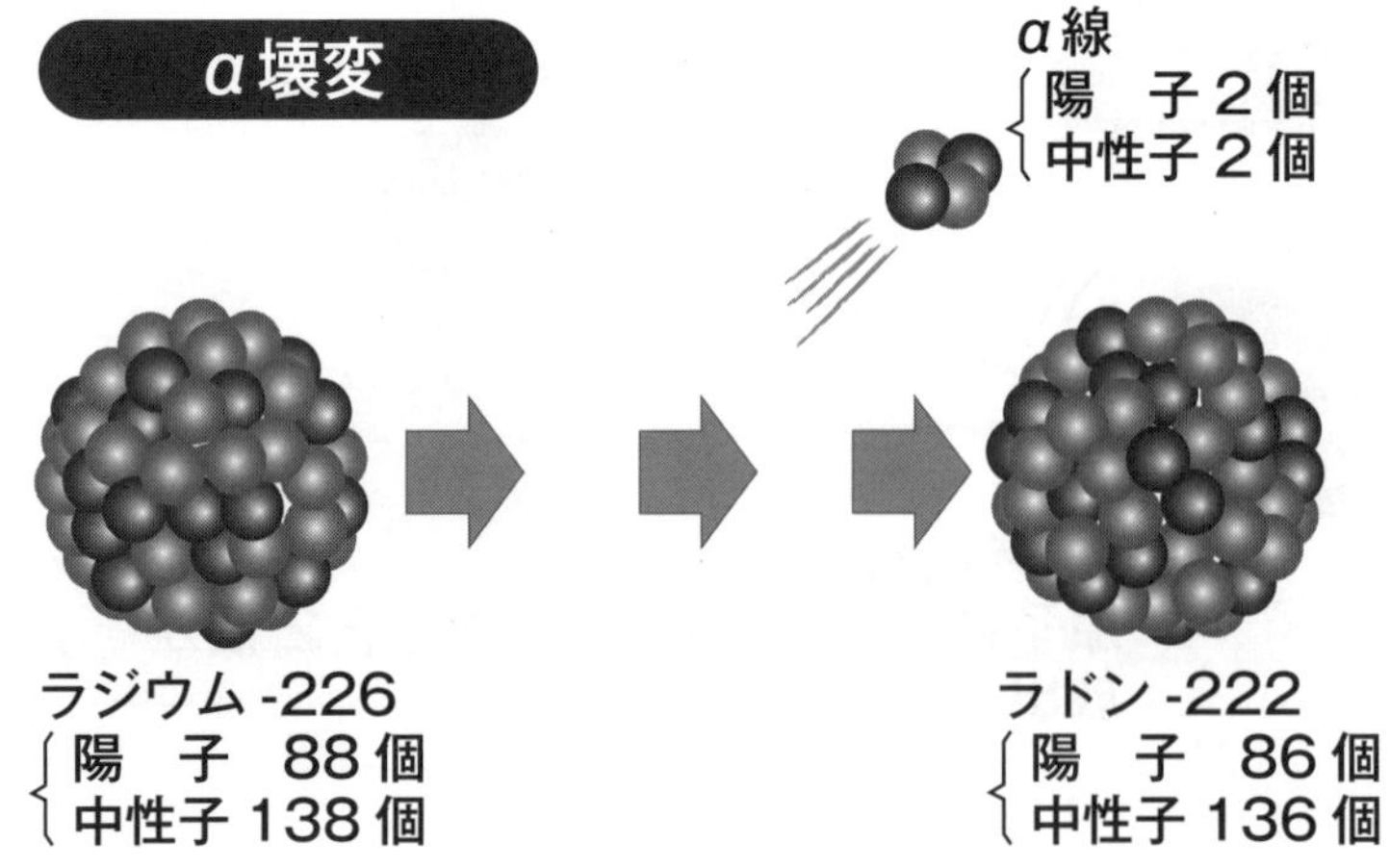

図表 37　ベータ線の発生

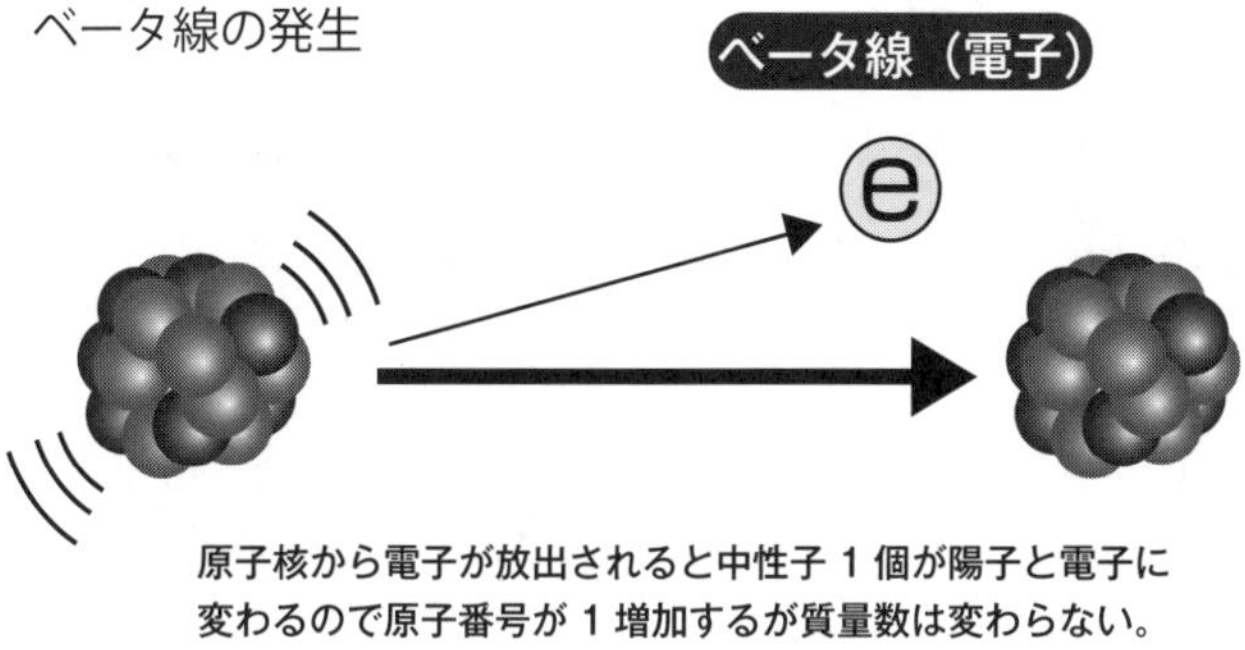

図表 38

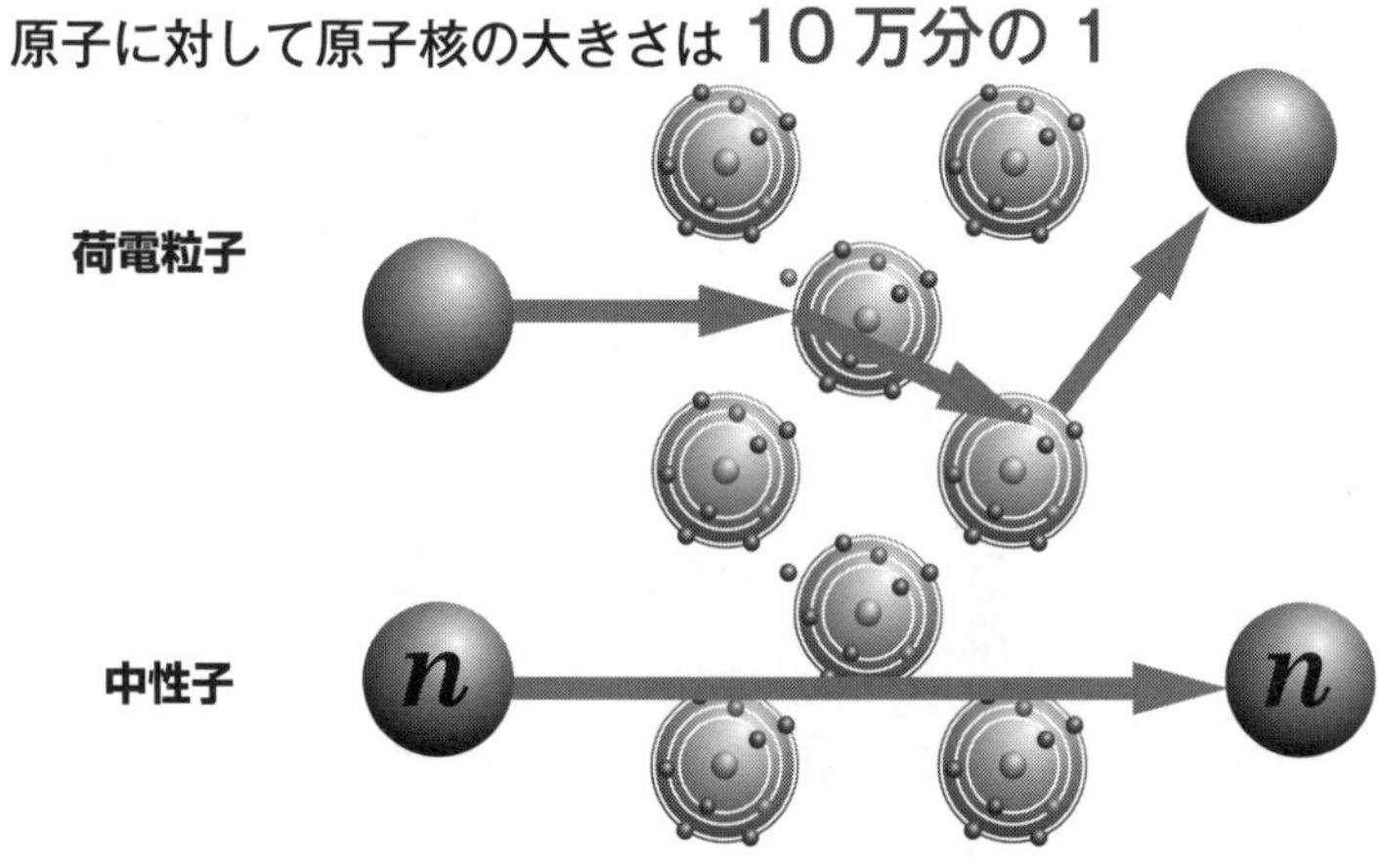

引用元：http://www.pwri.go.jp/caesar/lecture/pdf01/riken-03.pdf

図表 39

線質係数の表（線質係数は放射線の種類とエネルギーによって以下のようになる）

放射線の種類とエネルギーの範囲	線質係数
ガンマ線およびエックス線，すべてのエネルギー	1
電子およびミュー粒子，すべてのエネルギー	1
中性子，　エネルギーが　10keV未満のもの	5
〃　　10keV以上100keVまで	10
アルファ粒子，核分裂片，重原子核	20

のを通過しますが（その性質を利用したものが中性子爆弾です）、コンクリートや水で止められます。

網戸にボールと砂をぶつける場合を考えてみてください。

みなさんの住む世界のサイズの感覚では、頑丈な網戸にボールをぶつけても通過するはずがありませんが、砂や小麦粉やもっと小さな粒子を投げ付けたら、たいていの粒は止められず通過してしまうのは容易に理解できるでしょう？

原子核の大きさは原子のほぼ10万分の1なので電荷を持たない中性子は電気的な外乱も受けにくく、物質をすりぬけやすいのです。

これらの性質を頭にとどめた上で以下の話を理解しましょう。

線質係数

放射線の強さを表すものとして「線質係数」というものがあります。

いわば、同じ量の放射線がでているときの強さの比みたいなもので、漠然とで結構ですので、ベータ線、ガンマ線、X線を1としたら、中性子線は10、アルファー線は20の強さがあると覚えておいてください。平手打ちとグーで思い切り殴られるのと思い切り蹴られるくらいの差といった方がわかりやすいでしょうか。

同じ放射線でも、α線は電気を帯びた大きな物質（電子などに比べて）がエネルギーを持って飛んでいきますので、電気的な影響も、ものとしてのぶつかるエネルギーも大きく、それだけ威力が強いと思ってください。

福島第一原発事故に伴う放射性物質の大気中への拡散

米国のWorcester Polytechnic InstituteのMarco Kaltofen氏（PE, Department of Civil & Environmental Engineering）が、震災直後から調べた車のエアフィルターが図表40です。

車のエアフィルターについた放射性物質から

図表 40　車のエアフィルターがとらえた放射性物質

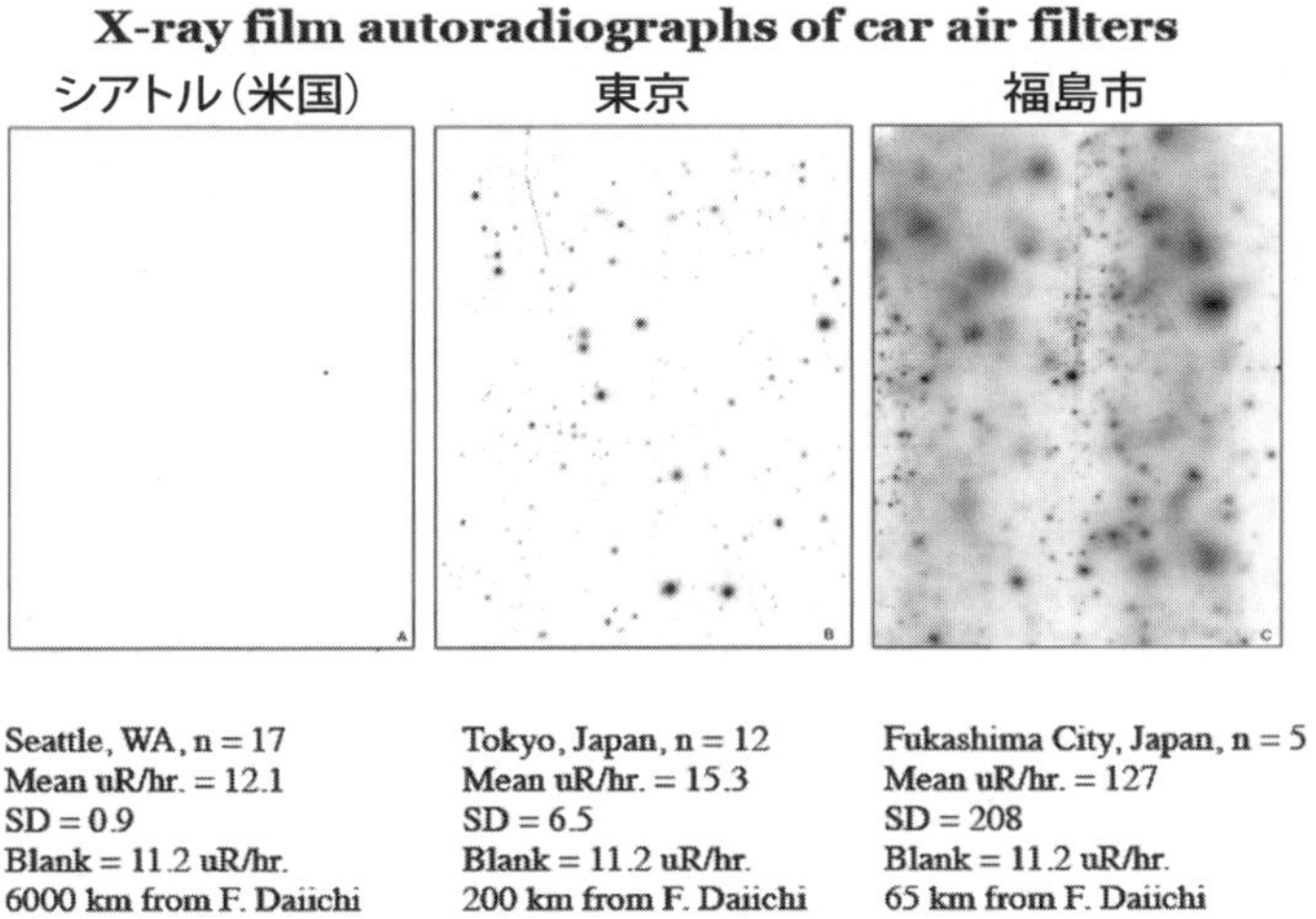

シアトル（米国）	東京	福島市
Seattle, WA, n = 17 Mean uR/hr. = 12.1 SD = 0.9 Blank = 11.2 uR/hr. 6000 km from F. Daiichi	Tokyo, Japan, n = 12 Mean uR/hr. = 15.3 SD = 6.5 Blank = 11.2 uR/hr. 200 km from F. Daiichi	Fukashima City, Japan, n = 5 Mean uR/hr. = 127 SD = 208 Blank = 11.2 uR/hr. 65 km from F. Daiichi

原文より）Worcester Polytechnic Institute, Measuring radioactive dust in northern Japan: Fukashima Daiichi isotopes in home and auto air filters and in children's shoes, poster presentation, March 2012

Materials and methods: Automobile air filters, household air cleaner filters, and children〟s shoes were collected and analyzed by autoradiography on X-ray sensitive film,germanium-lithium gamma spectrometry, and scanning electron microscopy / energy dispersive X-ray analysis.

http://www.naticklabs.org/kaltofenJP.pdf

図表 41　吸入粒子による肺へのダメージ

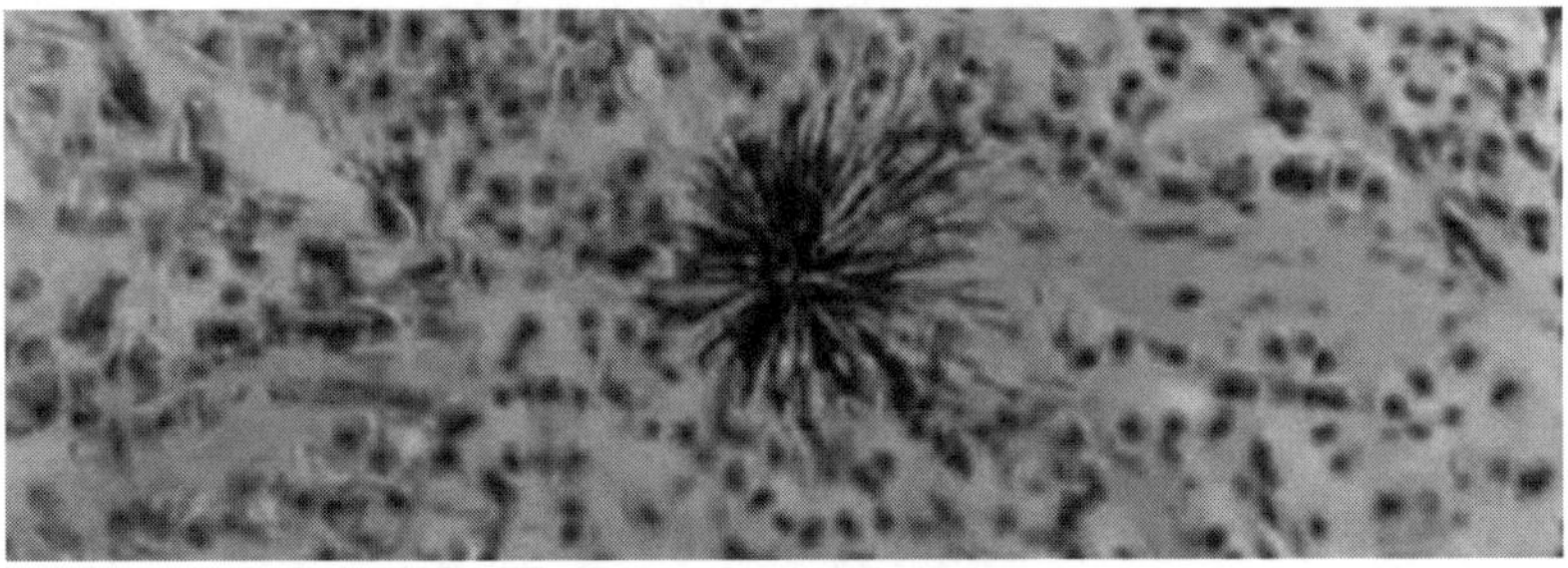

出る放射線をオートラジオグラフィーという手法で撮影したものです。

後述しますが、車のエアフィルターと人間の肺の違いはなんなのでしょう？

図表41は、アメリカのArnie Gundersen氏がインターネットやＣＮＮ等でも公開しているhot particles（ホットパーティクル：放射性物質の微粒子）を取り込んだサルの肺の顕微鏡写真です。中心の放射性物質の微粒子からでた放射状の傷のようなものがみえます。

プルトニウムなどの放射性物質は、いったん吸入すると長く肺にとどまり、そこからでてくるアルファー線などが、この写真のように周囲のごく狭い範囲の組織を焼いていきます。

先に述べましたように、アルファー線は電気を帯びた大きな粒が大きなエネルギーを持って飛んでいきますので、飛ぶ距離は短くても、焼く力は強力です。ベータ線は、医薬品のストロンチウム89のデータで人間の体の中では放射線源の周囲約１㎝を焼くことがわかっています。ガンマ線はもっと透過力が強く、Ｘ線と同じように体の中を突き抜けていきます。ですので、ホールボディカウンターなどで検出している何ベクレルというのは、主にこの体の中から突き抜けてきているガンマ線を検出しています。

がれきの焼却について

裏を返せば、体の中やがれきの中にアルファー線やベータ線を出す核種を取り込んでいたとしても、外からは検出できないということになります。

ここで、政府がＩＡＥＡに報告していた31種類の放射性核種の話を思い出してください。今はセシウムばかり名前が出ていますが、他にもたくさん飛んでいるのです。

ですので、がれきを焼くとせっかく埋もれていたこういったものが空に舞う可能性があります。

焼却場の集じん装置のバグフィルターのメーカーにこうしたものをとらえ続けるということを担保させて、それができないというのであれば、わざわざ健全地域に運び込んでのがれきの焼却は避けた方が賢明です。

みんな目先の利益に目がくらんで、おかしなことを看過しすぎています。

南相馬などでは、防潮堤を作るのに震災がれきをほしがっています。多少放射線量が高くても自分たちの地域の線量よりましだからと市長自らがテレビでおっしゃっていました。そうしたものを無視して、ただでさえ原油が高騰しているというのに、まずがれきの運搬のために燃油を使います。これらは鳩山元首相が世界に向けて大幅削減を宣言したCO_2をたくさん排出します。ダンプカーなどの大型車は運ぶ途中でCO_2以外の排気ガスもたくさん出します。いろいろなものがもとあった場所を離れてグチャグチャになっていますので、古い建物からの石綿などについてもどこにあるか把握しきれていないと思います。運搬中に飛散しないようにするにはかなりしっかりした造りの車が必要です。

また、固形物に付着している放射性物質に関しては、100%に近い状態で除去できると思いますが、がれきを焼却し続けた際にずっとでてくる高熱にフィルター自体が耐えられないという話があります。

また、瓦礫からの放出等により大気中に浮遊している固形物に付着していない放射性物質に関しては、除去は難しいと考えるメーカーもあるようです。

そのために災害廃棄物を燃やしたガスに含まれている気体状のセシウムを落とすために排ガスをバグフィルターの手前で200℃以下に冷やすといいますが、そういうことにはまた無駄なエネルギーが必要と思われ、今度はその過程でセシウム等の集積物ができると思います。そのあたりの技術的な問題と解決法を、とにかく広域処理を進めたいという人たちは一般のひとにうまく説明できるのでしょうか。

また捕集できた放射性物質に関しても、どのように処理されるかが問題で、処理過程の中で再飛散・再浮遊の可能性も考えられます。こうしたことから、我々の領域の感染症同様、基本は"封じ込め"が肝心なのです。わざわざ移動させて焼く意味がわかりません。

第六章　粒子線と内部被曝

医療用放射線治療の観点からの考察

一旦取り込まれた放射性物質は、やけどを起こすだけならいいのですが、その障害の実態はＤＮＡ損傷です。焼き尽くしてくれれば、組織はただのしこりとなって残るだけなのですが、そこまでいかない中途半端なＤＮＡ損傷が発がんを引き起こすことがあるから危険なのです。

なぜ粒子線でがんが治るか

さて、ここでなぜ粒子線でがんが治るかについて考えてみたいと思います。

放射線の細胞障害作用

放射線がＤＮＡや細胞膜などを直接傷つける場合と、放射線が水などの分子を分解し、その結果生じた活性酸素が細胞の成分を傷つける場合があります。（図表42）

図表 42

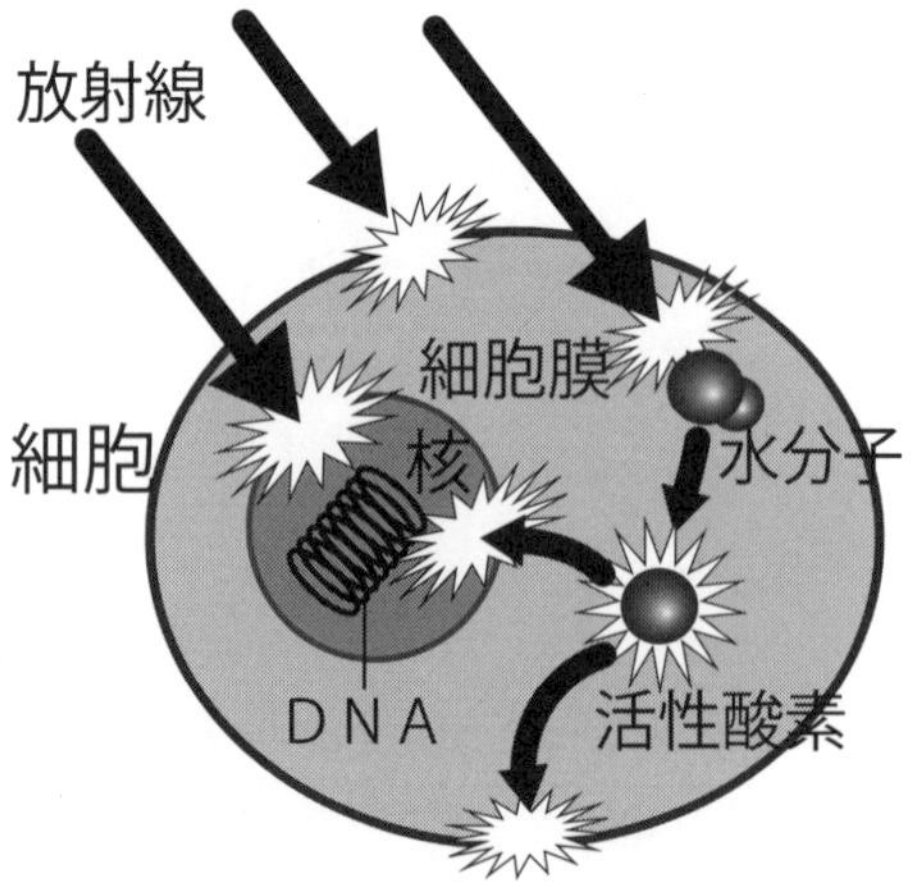

放射線による治療効果

粒子線も含めて放射線での治療や放射線による影響は簡単にいうとこういうことです。

1．強い照射では、放射線が組織そのものやがん細胞の遺伝子を構成するＤＮＡを傷つけ、細胞を構成するたんぱくの合成などができなくなり、細胞が死滅する
2．弱い照射だとＤＮＡが部分的に損傷を受けるが、修復機構により元通り、あるいは問題のない程度に修復がなされる
3．ＤＮＡは2本鎖の状態だと強く、一方が放射線で切られても、もう一方の鋳型を使って修復がなされるが、1本鎖の状態のときはその見本となる鋳型が近くにないために弱く、分裂の盛んながん細胞やこどもの細胞の方が1本鎖の状態になっているときが多いので、こうした影響を受けやすい

これらの性質をよく覚えておいてください。

放射線治療とは、このような放射線の作用を利用し、正常部位をできるだけ避けながらがん病巣を死滅させる治療です。治療にあたっては効率よくがん細胞を殺して、正常細胞を生かすよう、放射線の量や照射の分割、範囲を調整して行います。

この際、ピンポイントで正常細胞をなるべく傷つかせないで強い照射ができるのが粒子線による治療法です。

粒子線の特性
粒子線とはどんな放射線か

エックス線やガンマ線は、電磁波の一種で光の仲間です。電子は非常に軽い粒子です。

それよりはるかに重く、大きい粒子で、自然界の放射線のひとつとしてよく知られているアルファ線は、ヘリウムの原子核が非常に速いスピードに加速されたものです。もっと重く大き

図表 43

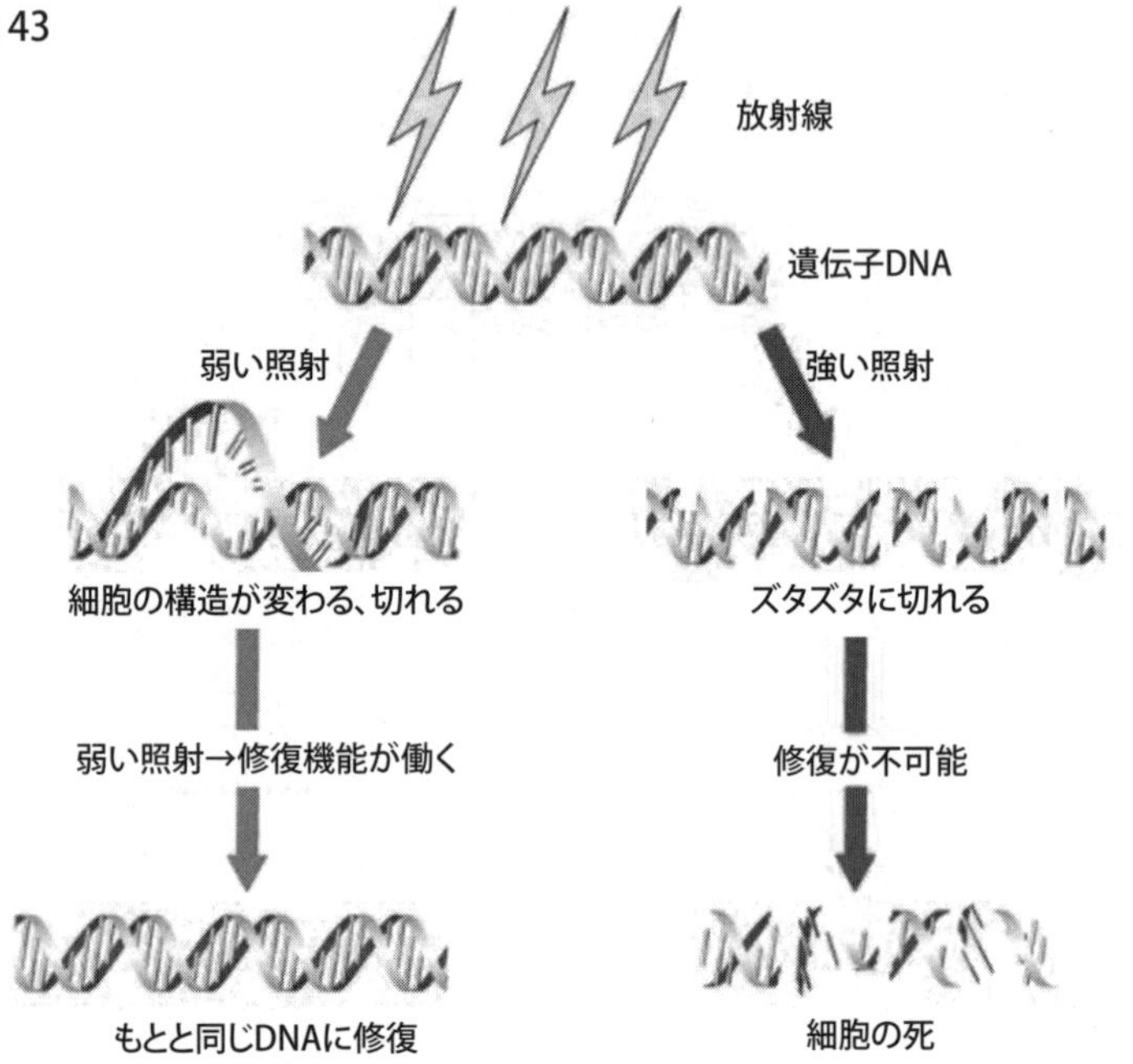

http://www.antm.or.jp/05_treatment/0203.html

図表 44

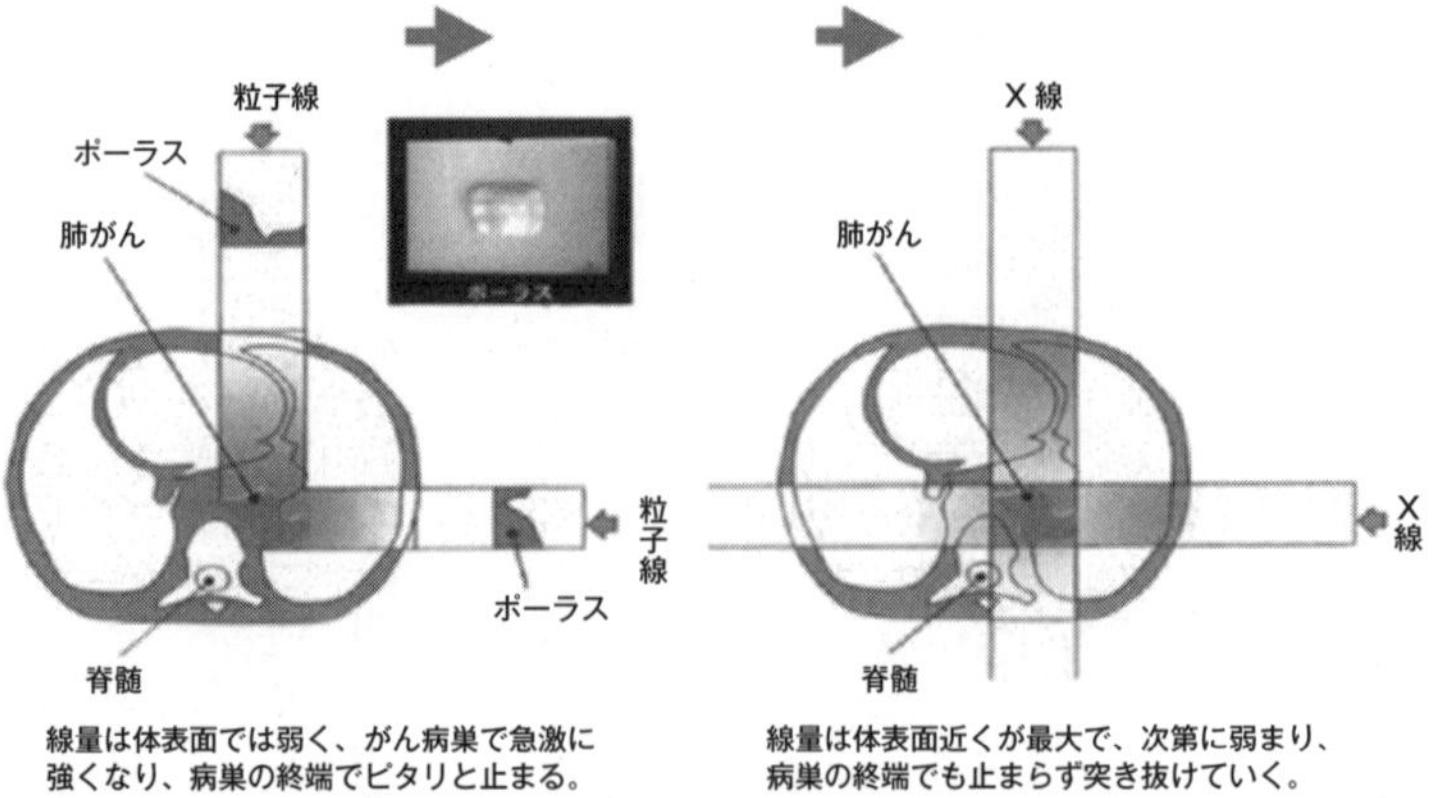

http://www.antm.or.jp/05_treatment/0201.html

い炭素などの粒子を高速度に加速すると重粒子線といわれる放射線になります。

テレビなどでよく「高度先進医療」などといわれているのがこれです。日本では主に陽子線（水素原子H）、炭素線（炭素原子C）が粒子線治療に使われています。

放射線が入り込む深さ

ガンマ線、エックス線、電子線などは光と同じ種類の電磁波ですので、体外から照射すると、体の表面近くで線量が最大となり、それ以降は組織に吸収されて深さとともに次第に減少していきます。このことから、一方向からの照射では、深いところにあるがん病巣に十分なダメージを与えようとすると、がん病巣より浅いところにある正常細胞により大きなダメージを与えることになります。これを避けるために、多方向から弱い線量をがん病巣に当て、周りの正常な細胞には少なく当たるようにし、焦点として

図表 45　各種放射線の生体内における線量分布

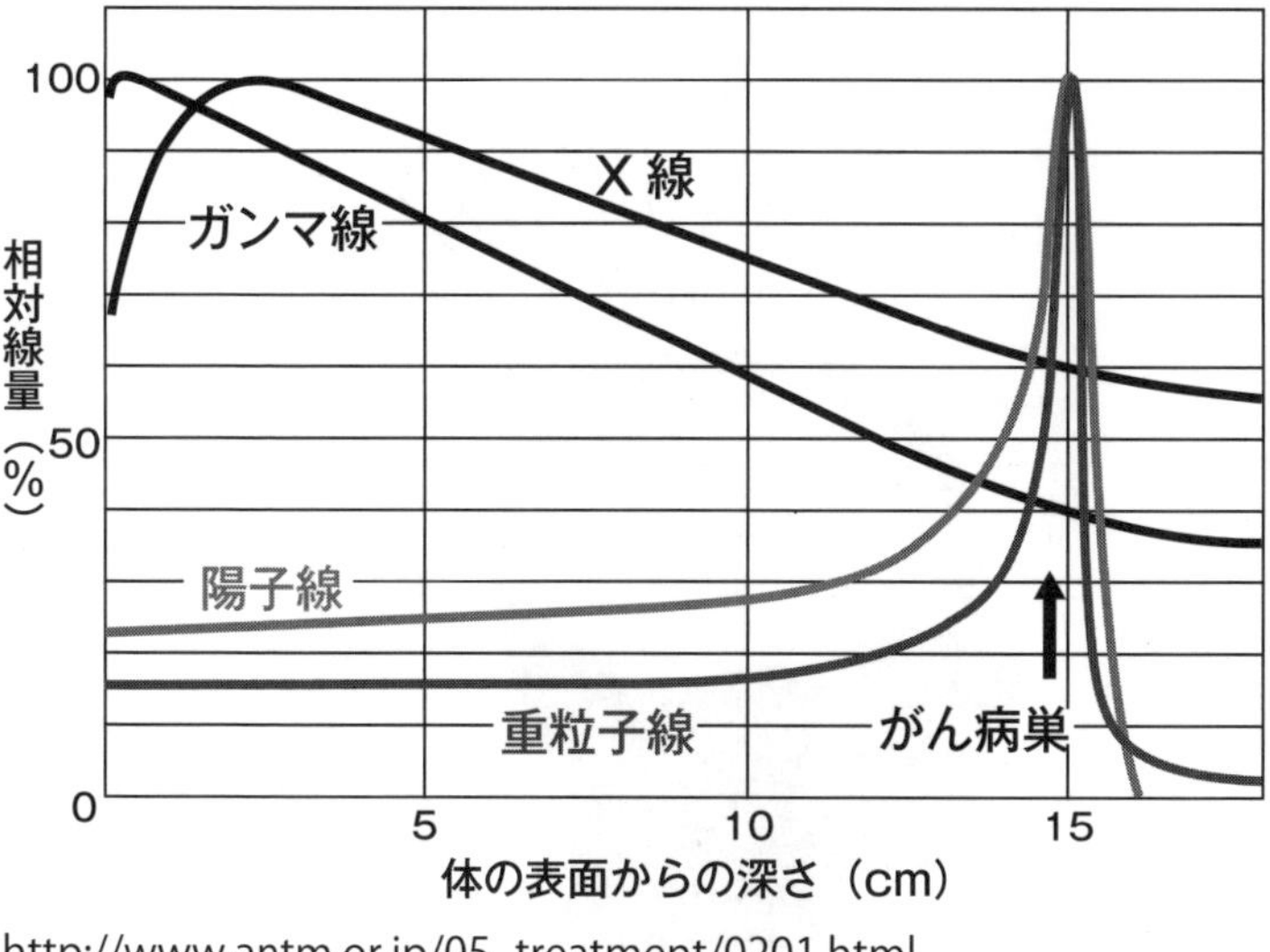

http://www.antm.or.jp/05_treatment/0201.html

がん病巣の線量が高くなるように照射する方法が用いられています。

レーザービームと硬式ボール

ガンマ線、エックス線は、イメージ的には光やレーザービームのような感じです。

車のライトは近くでみると非常にまぶしいですが、遠く離れてみると、まともに見ても大丈夫ですよね。

弱い光をたくさん集めて1か所の焦点に集中させて当てる。

これまで行われてきた放射線治療は、まさにそんな光の性質を使ったような感じです。(図表46、図表47)

一方、粒子線はそれがもつエネルギーによって人体内に入る深さが定まり、その飛程の終端近くでエネルギーを急激に放出して止まります。加速器で粒子のエネルギーを調節し、腫瘍の部分で粒子が止まるように調節すれば、放射線の

図表 46

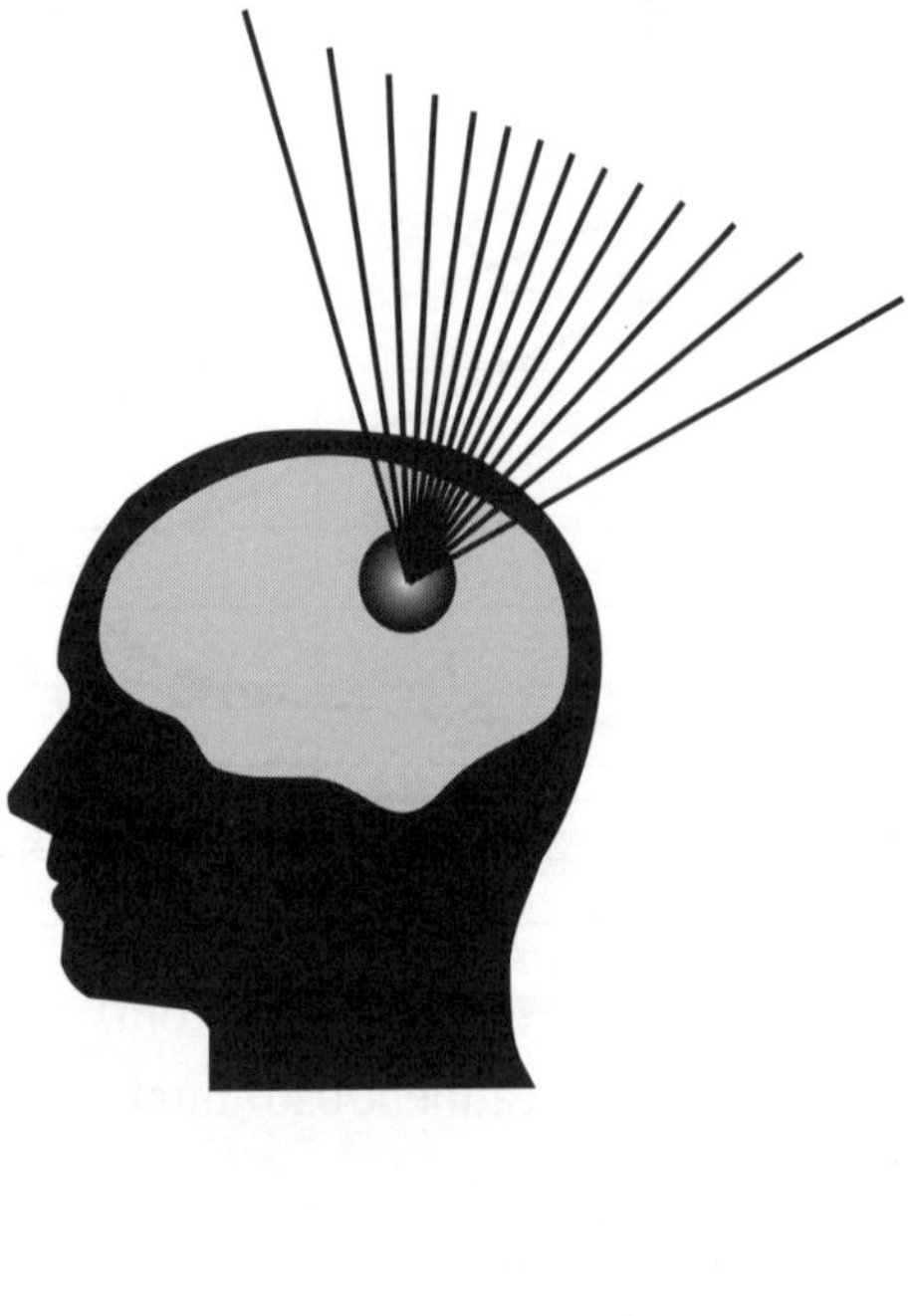

図表47

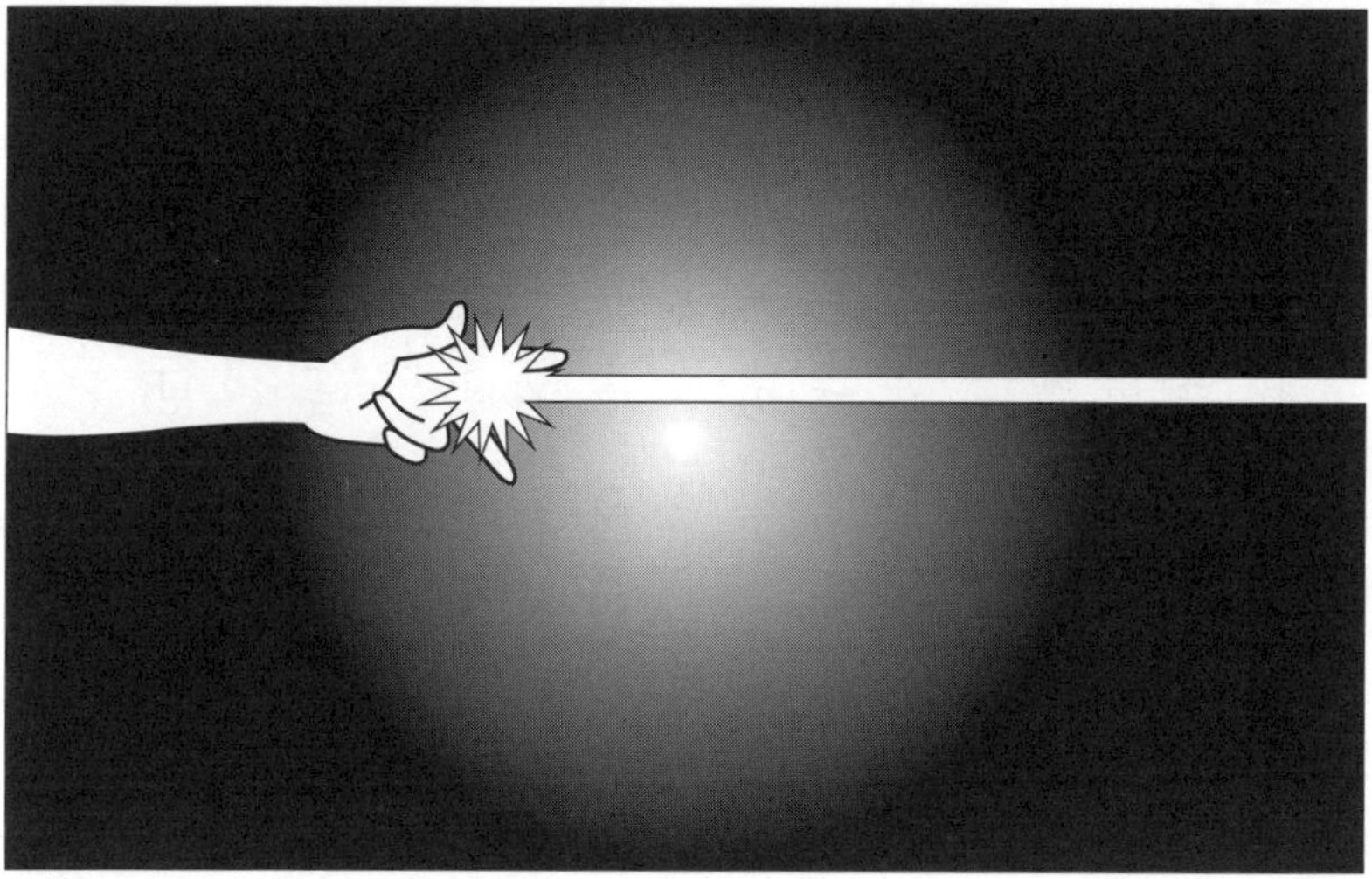

図表48

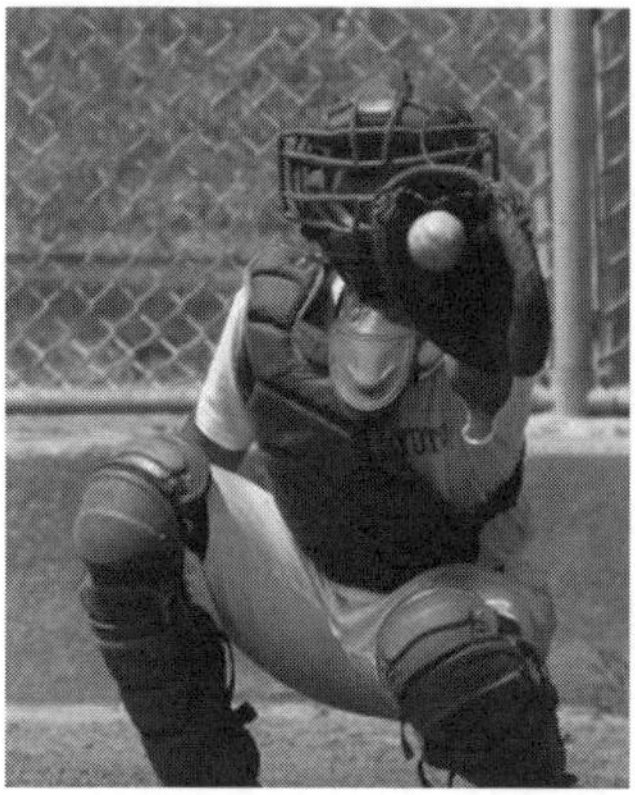

通り道にある正常な細胞にあまり影響を与えないで、腫瘍細胞だけを殺傷することができます。

イメージとしては粒子ですので、野球の硬式の球を素手で受けるのをイメージしてください。

プロのピッチャーが投げた球は、その通り道では空気を切り裂く音がするくらいであまり周囲に影響を与えませんが、受け止めた手に最大限の運動エネルギーを渡して止まるので、へたをすると指の骨を骨折しますよね。

粒子線のがん細胞のやっつけ方はそんな感じです。（図表48）

粒子線予備知識
照射範囲と奥行きの調整の仕方

がんの病巣はかたまりですので、立体的な厚みがあります。では、どうやって効率的にそのかたまりに粒子線を当てるのでしょう？

うまく工夫して粒子線を腫瘍の形状に合わせて整形して照射します。（図表49）

どのようにするかというと、今はCTやMRIなどによってがんの病巣の立体的な形が鮮明にわかるようになってきました。患者さんそれぞれのデータによって、粒子線のビームの形を決めるコリメータ（真ちゅう製）というものとビームの深さを調節するボーラス（ポリエチレン製）というものを患者さんそれぞれに合わせて作成します。（図表50）

コリメータはがん病巣だけに照射するよう照射の範囲を制限します。

図表 49

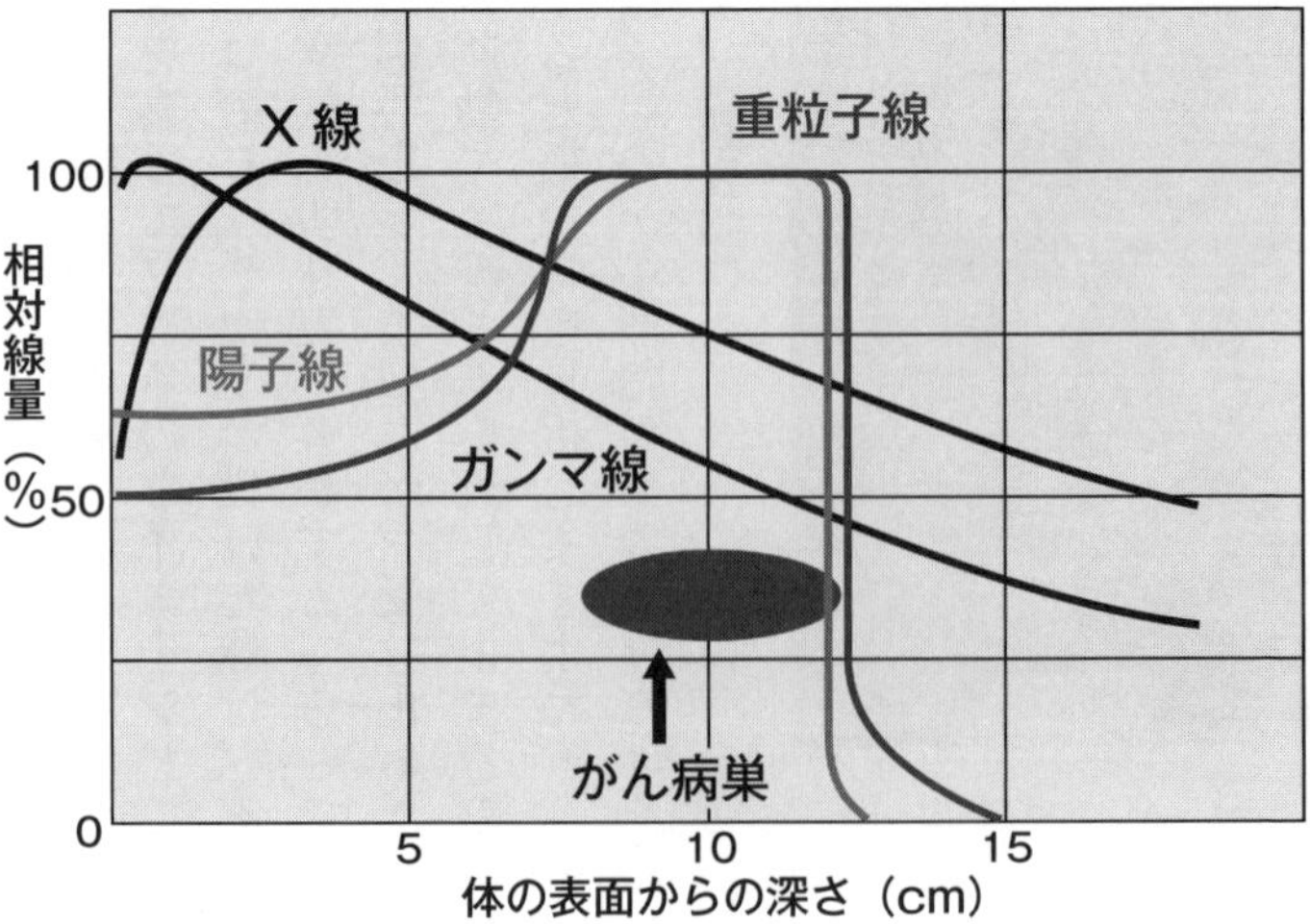

http://www.antm.or.jp/05_treatment/0201.html

図表 50

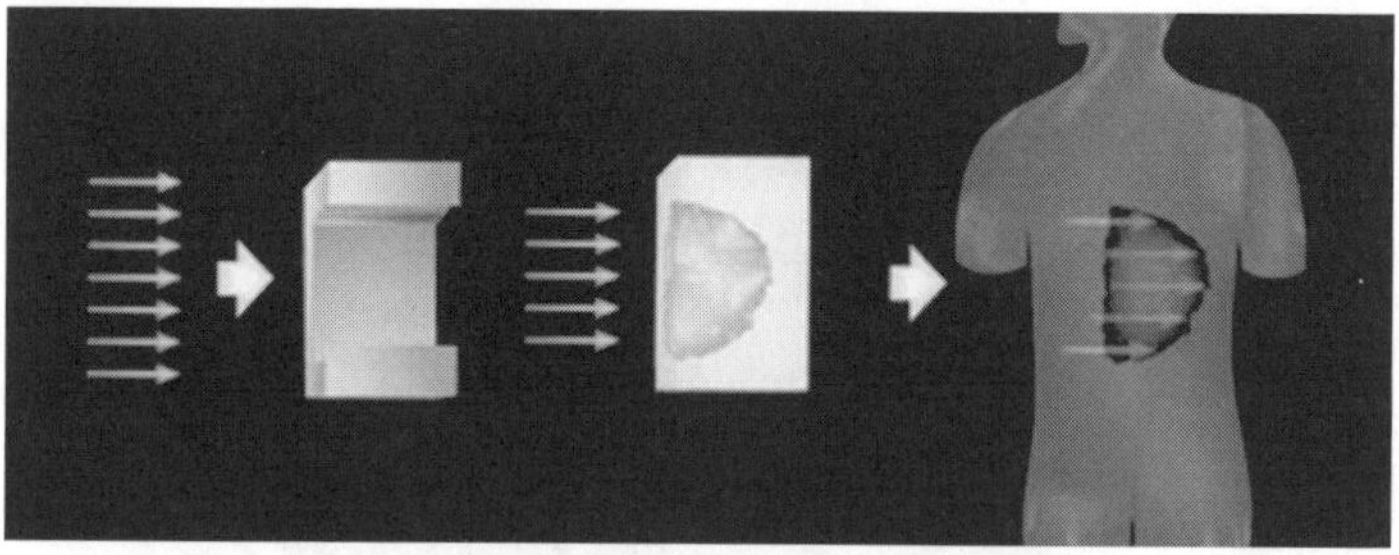

http://www.antm.or.jp/05_treatment/0201.html

粒子線のビームはがん病巣の形状に合わせて開けられた穴のみ通過し、それ以外の範囲に粒子線が当らないようにします。

ボーラスは人間のお肉と同じくらいの放射線透過性のものを使って、患者さんのがんの形の空洞をあけておきます。その部分は粒子線は素通りしますが、穴があけられていない部分は粒子線がお肉と同じくらい吸収されてしまいます。そこで素通りした部分はがんの厚みの分だけ奥に進みますので、奥行きが調整できて立体的な照射ができます。

これにより、腫瘍に対して3次元的に制御した照射を可能にし、正常組織へのダメージを極力抑えることができます。

物質とエネルギー波

ここであらためて放射線の種類についてまとめておきます。

放射線は光の波、エネルギー波である光子線と物質がエネルギーをもって飛んでいく粒子線とにわかれます。（図表51）

どうして先進医療は高額なの？

粒子の加速には、シンクロトロンやサイクロトロンと呼ばれるリング型の加速器が使われます。

最近よくテレビの保険のCMで「先進医療に

図表 51

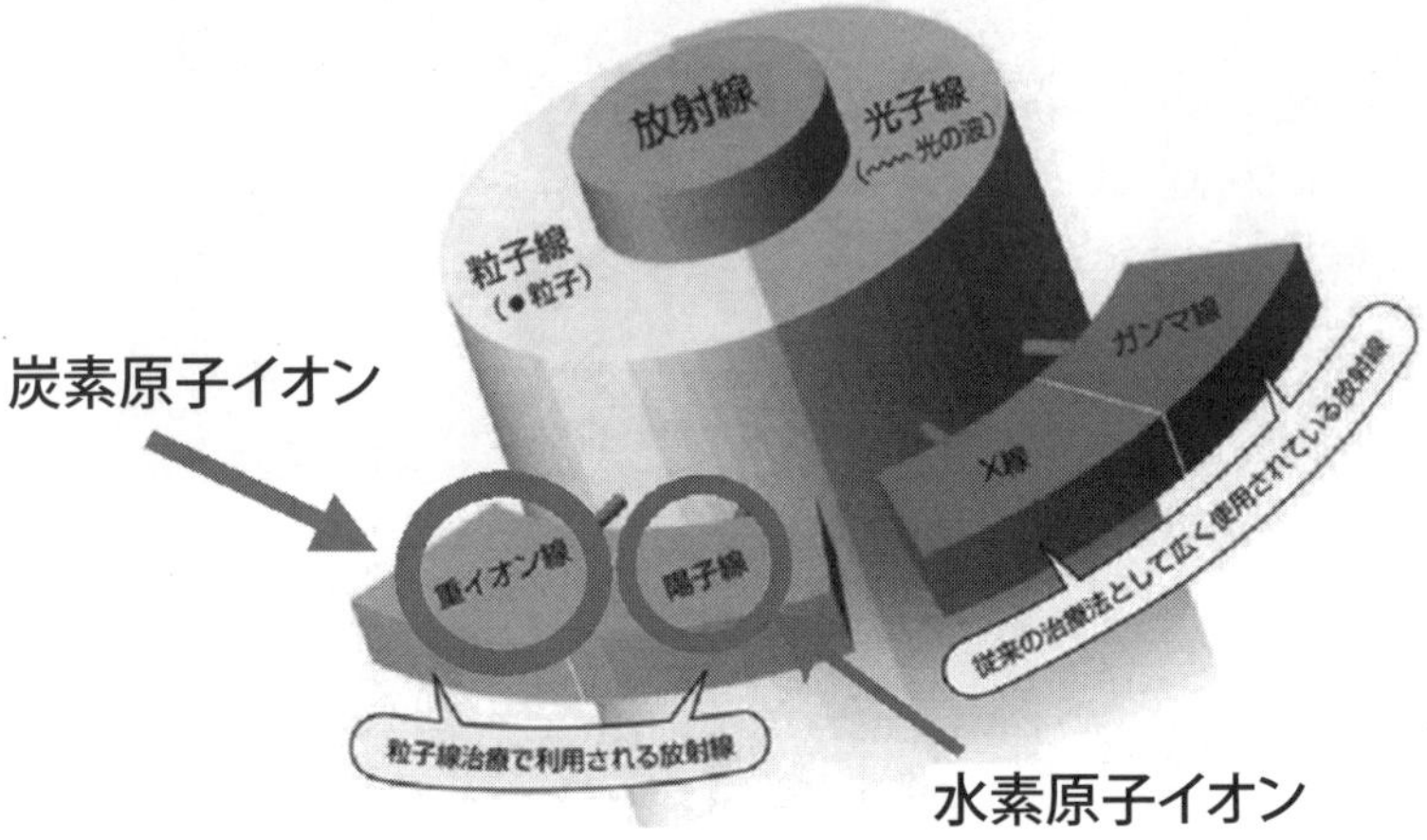

図表 52　兵庫県播磨科学公園都市　SPring-8

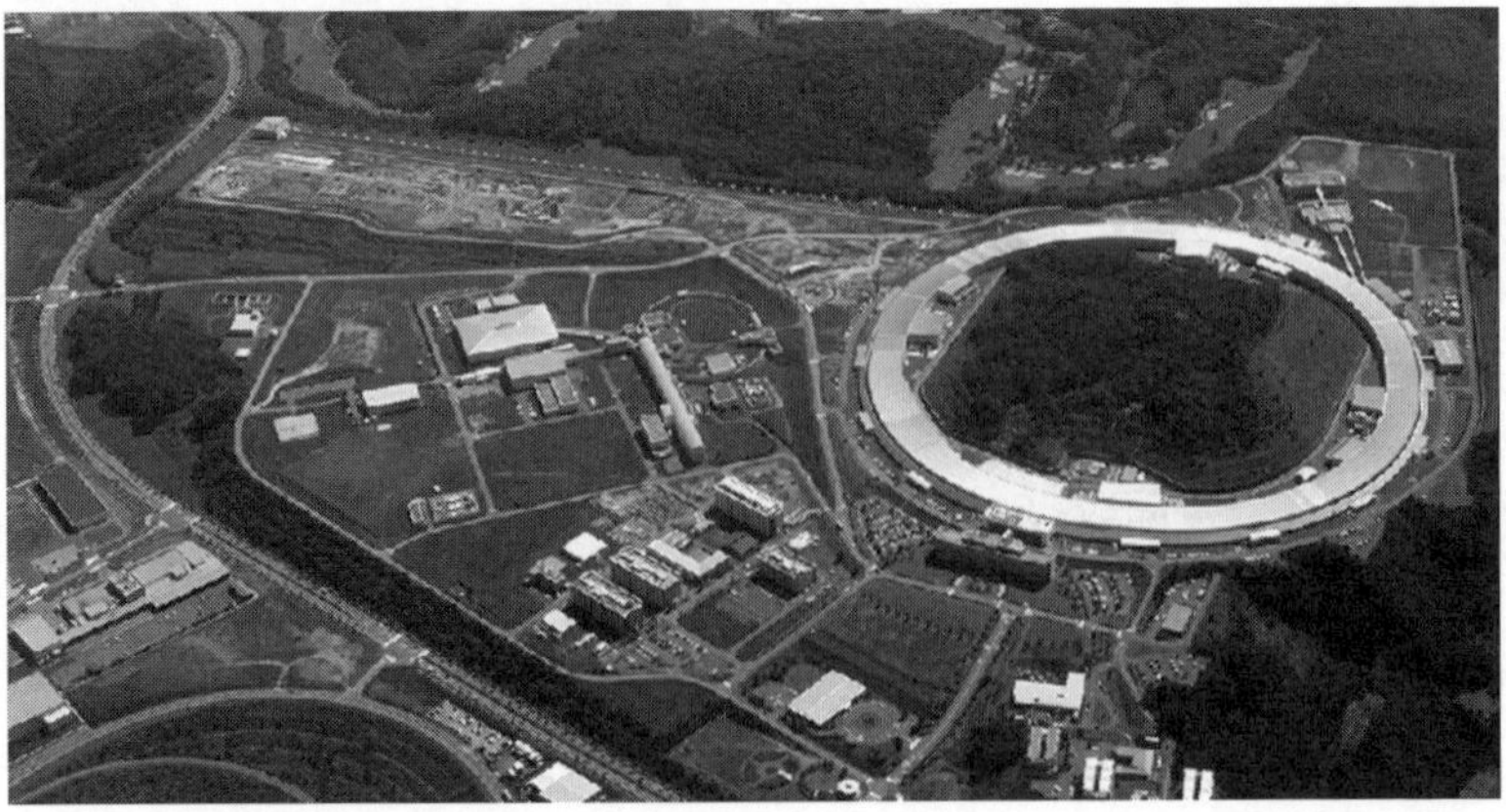

も対応して300万円まで保障」などとうたわれていますが、このシンクロトロンとサイクロトロンには非常に大きなスペースと高額な設備が必要なので治療費も高額となっています。（図表52）

周期表
美しい原子の世界

さて、ここで中学・高校の理科や化学の復習です。（図表53）

神様はなんと規則的できれいなものを創造したのでしょう。

周期表は、物質を構成する基本単位である元素をそれぞれが持つ物理的または化学的性質が似たもの同士が並ぶように決められた規則（周期律）に従って配列した表です。これは原則的に、左上から原子番号の順に並びます。

原子番号とは、ある原子について、その原子核の中にある陽子の個数のことです。簡単にいうと、原子がもつ電気の量を表します。

質量数はいわば原子の重さを表し、ここでは簡単に原子核の中に含まれる〝陽子の数＋中性子の数〟としてください。

まとめると、〝鉄〟とか〝カルシウム〟といった元素の違いは、原子の中にいくつ陽子をもっているか、原子の重さは原子核の中に含まれる〝陽子の数＋中性子の数〟で決まります。

不思議な感じですが、ものの性質はこれらの組み合わせで〝鉄〟とか〝カルシウム〟といったように違ってきます。

原子の大きさ

原子の直径は、約1億分の1㎝ほどです。身の回りのもので考えると、原子とピンポン玉の関係は、ピンポン玉と地球の関係と同じくらいの大きさになります。（図表54、図表55）

周期表の図でアミ分けされたものがだいたい同じ物理化学的性質をもつグループです。

図表53　周期表

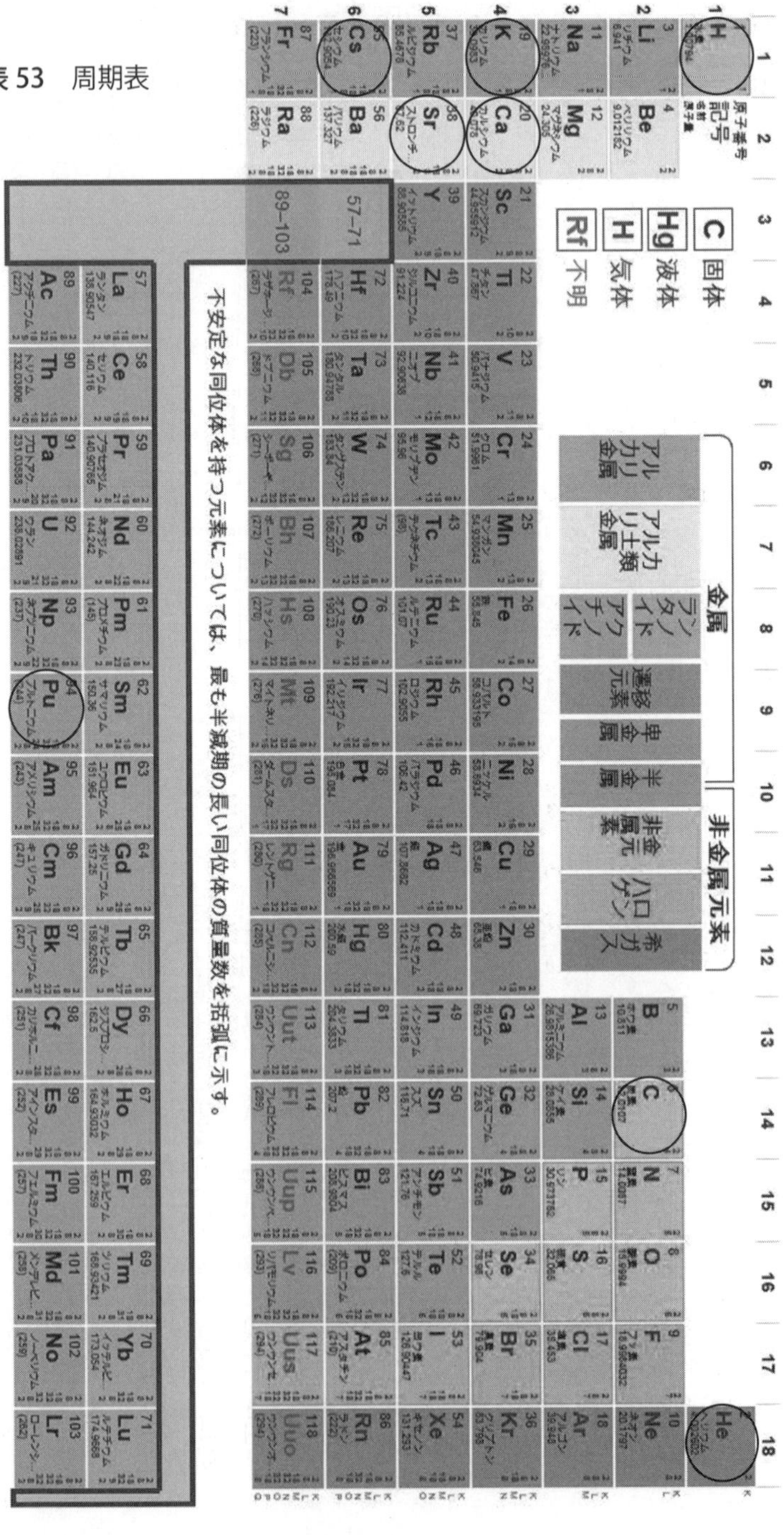
原子番号
記号
C 固体
Hg 液体
H 気体
Rf 不明
金属
アルカリ金属
アルカリ土類金属
ランタノイド
アクチノイド
遷移元素
卑金属
半金属
非金属元素
非金属元素
ハロゲン
希ガス
不安定な同位体を持つ元素については、最も半減期の長い同位体の質量数を括弧に示す。

図表 54

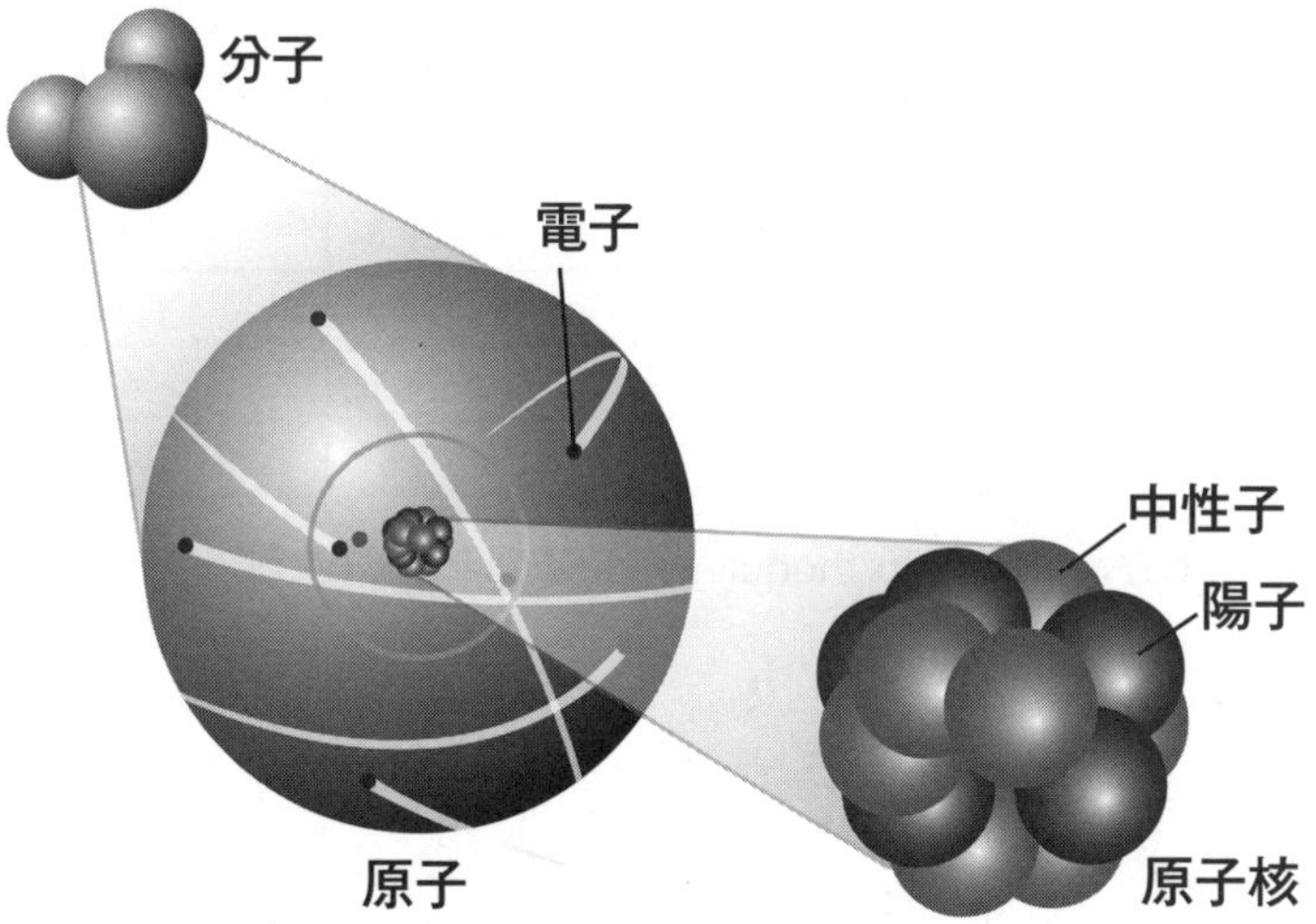
分子
電子
中性子
陽子
原子
原子核

図表 55

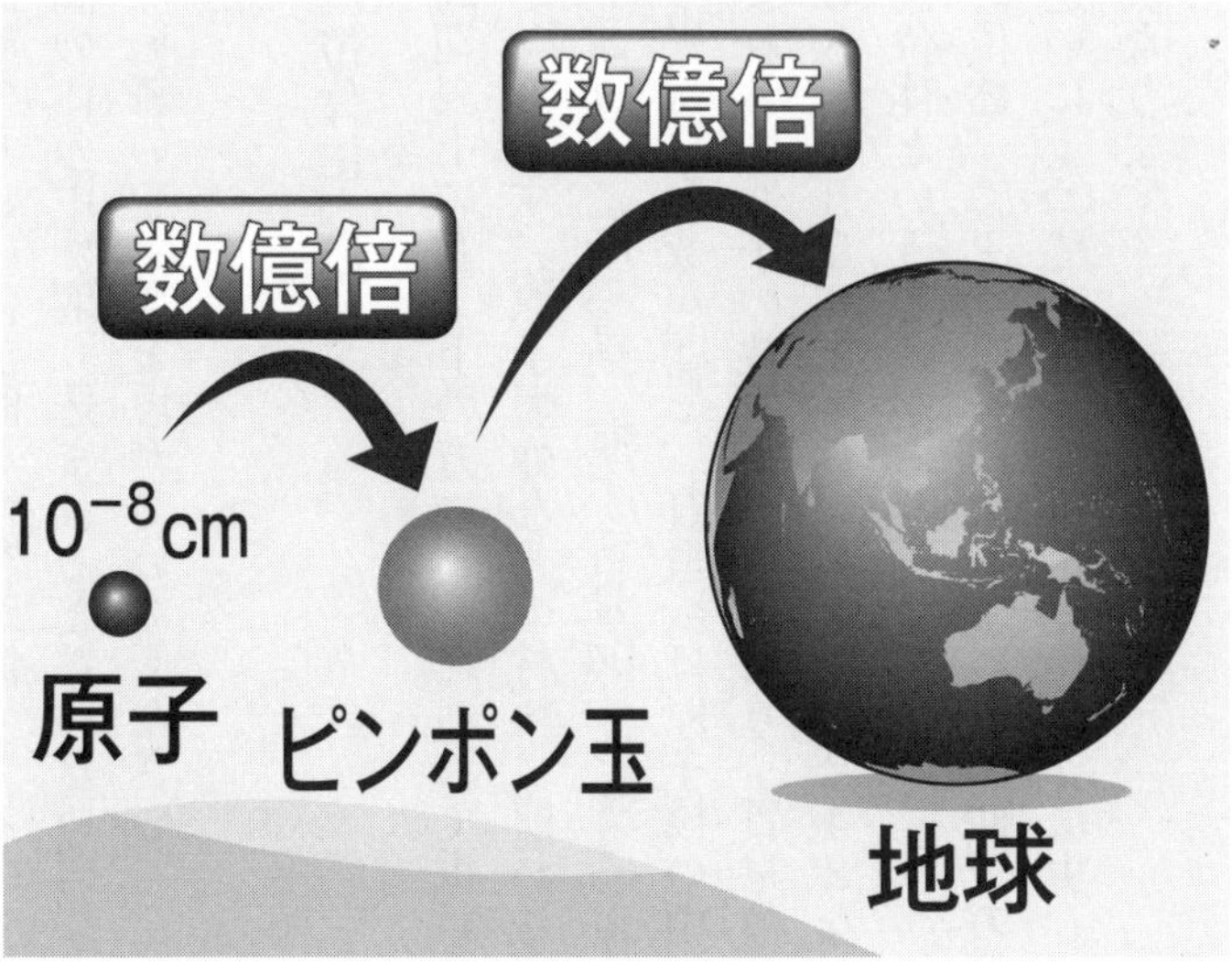
数億倍
数億倍
10^{-8}cm
原子
ピンポン玉
地球

図表 56　原発の使用済み核燃料中に含まれるプルトニウム同位体組成

放射能（半減期）	重量比（%）	放射能強度（兆ベクレル/kg）
プルトニウム-238（87.7 年）	1.8	11.3
プルトニウム-239（2.41 万年）	59.3	1.4
プルトニウム-240（6560 年）	24.0	2.0
プルトニウム-241（14.4 年）	11.1	425
プルトニウム-242（37.3 万年）	3.8	0.0056

http://www.cnic.jp/modules/radioactivity/index.php/23.html

陽子線の水素（H）、重粒子線で使われる炭素（C）、アルファ線のヘリウム（He）などは図のような位置に並びます。

最近よく聞くセシウム（Cs）はカリウム（K）と、ストロンチウム（Sr）はカルシウム（Ca）と同じ列にあり、同族です。

同族の元素は化学的な性質が似てくるので、人間の体の中に取り込まれるとだいたい同じような振舞いを示すと思っていてください。

同位体について

周期表上の右、下の方にいくにつれて重い原子となります。原子爆弾などの材料に使わるプルトニウム（Pu）は、原子番号94（つまり、原子核の中の陽子の数が94個）、質量数は原子核の中に含まれる中性子の数によって異なり、質量数が２３８、２３９、２４０、２４１、２４２などの同位体というものがあります。

同位体、つまり原子核に含まれる中性子の数の違いによって、その性質がこのように少しだけ異なります。

原子核モデルと核反応

さて、原子と原子核反応についてみてみましょう。

ものすごく小さな世界の話をお話しするので、わかりやすいようになるべく模式化します。

図表57のミッキーマウスみたいなものはH_2O、つまり単純な組成の水素原子（H）2個と酸素原子（O）1個からなる〝水〟の分子ですが、その中の酸素の原子核をとりだしてみましょう。

原子核は陽子と中性子からなっています。酸素は原子番号8、原子量（陽子数＋中性子数）16なので、通常は陽子8個に中性子8個からなる原子核をもっていると思っていてください。

基本的には原子や元素といったものの性質は、この陽子と中性子のパズルのような、それぞれ何個ずつもっているかという単純な組み合わせで〝物質としての性質〟が決まります。

みなさんが、鉄とか炭素とか認識しているものの性質は、ミクロの世界まで踏み込むと、実

図表 57

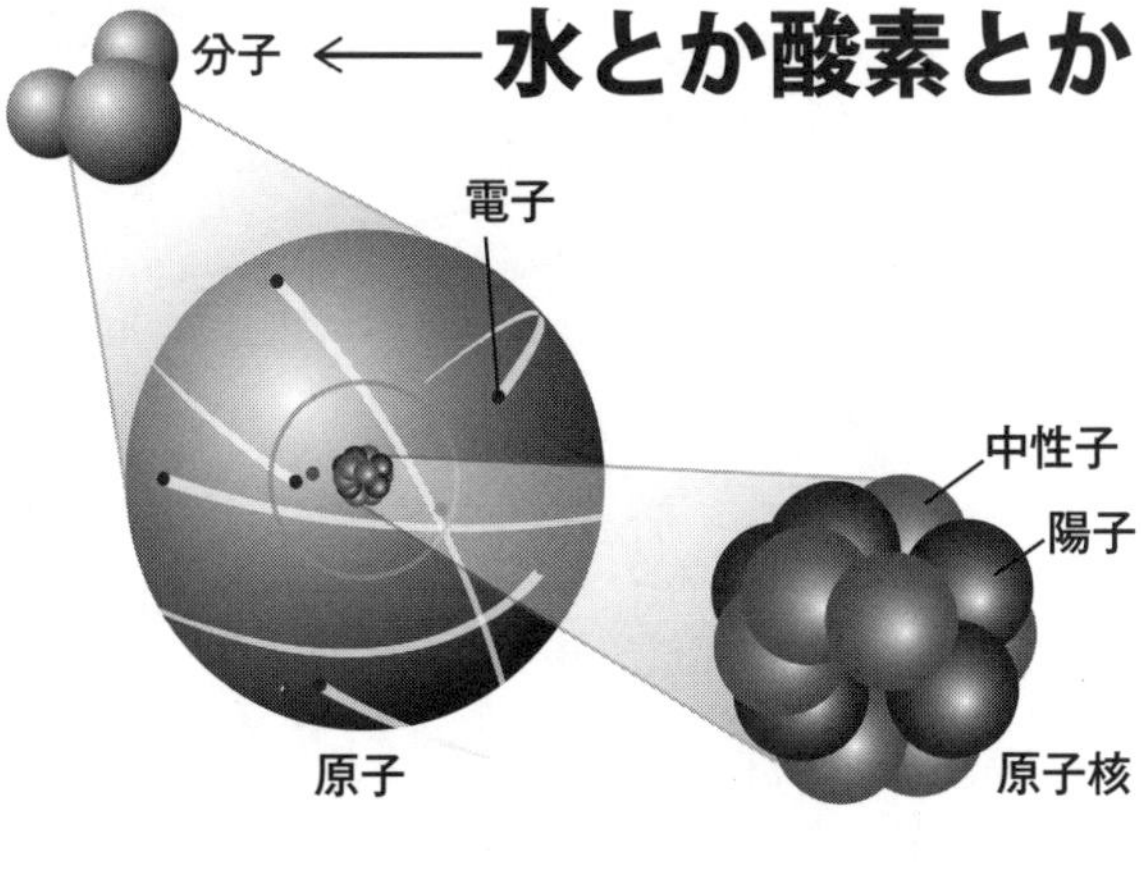

図表58

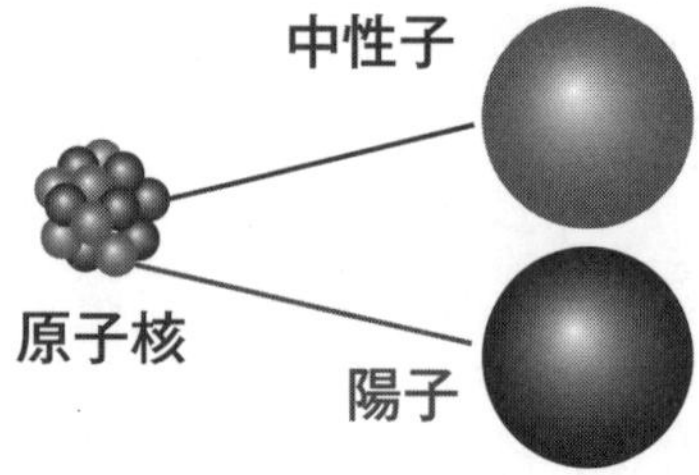

はこうした単純なもののパズルによる組み合わせですべて決められています。

そうしてできた炭素とか水素が組み合わさると、プラスチックになったり、みなさんの体の成分になるわけです。

不思議でしょう?

核分裂反応はビリヤード

みなさんはビリヤードをなさったことがありますか?

この原子核にポーンと中性子の球をぶつけてやると（図表59）、図表60—64のように原子核が分裂します。

ここでは、原子爆弾や原子炉の核反応でよく

図表59

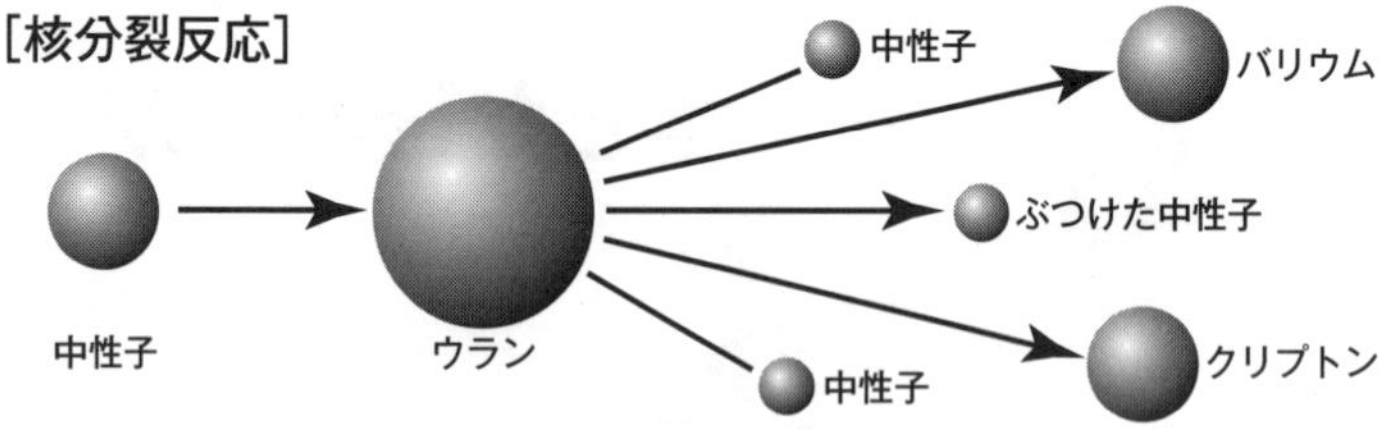

中性子をウランにぶつけると、ウランは分裂します。

つかわれているウランについてみてみます。

ウランの原子核に中性子をぶつけると、みなさんがビリヤードをするときのようにバラバラと原子核のパズルが崩れます。原子核のパズルが崩れても、またあらたに陽子と中性子の組み合わせによって、周期表上の新しい原子に生まれ変わります。これが核分裂反応です。（図表59、図表60—64）

この反応を瞬間的

図表 64

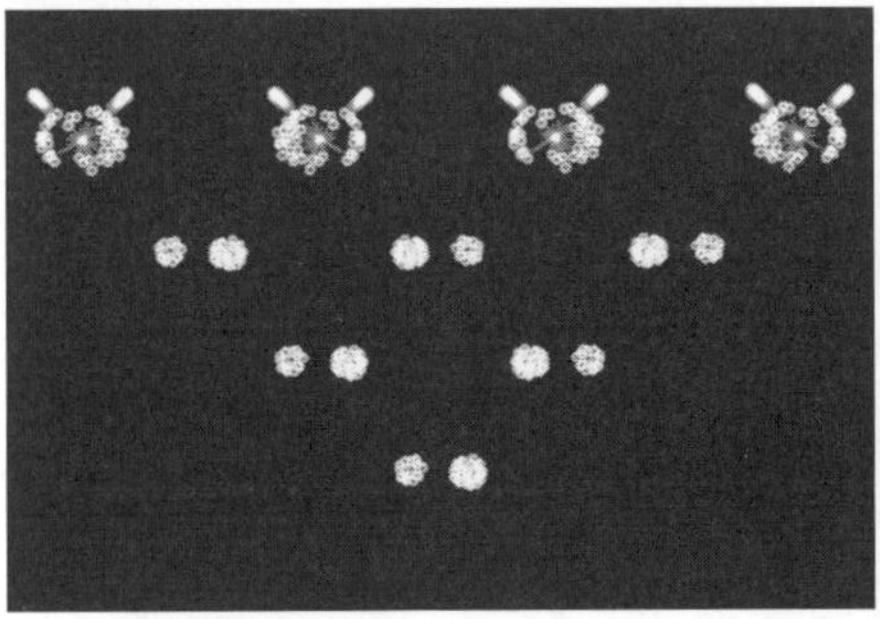

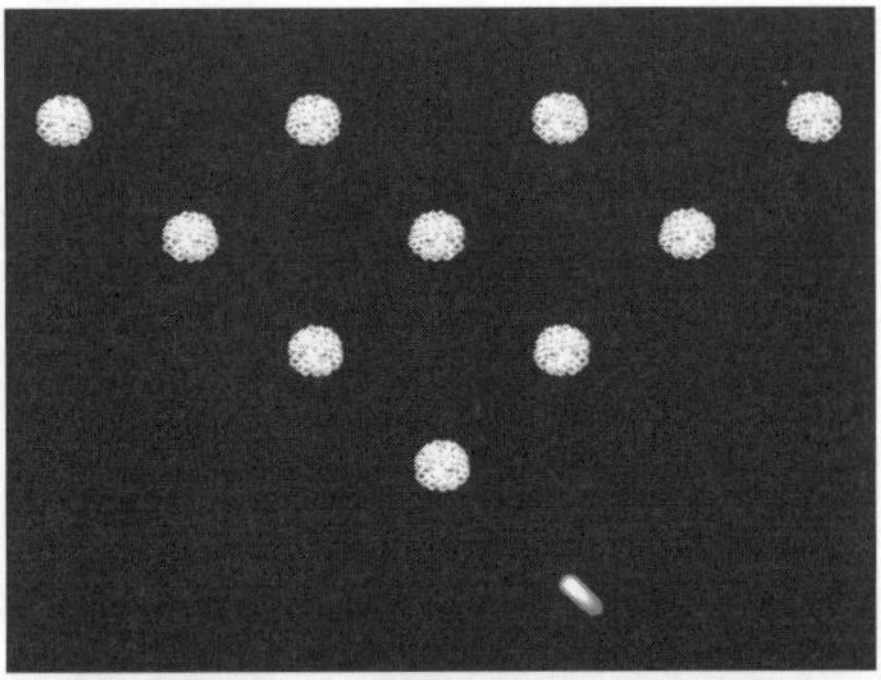

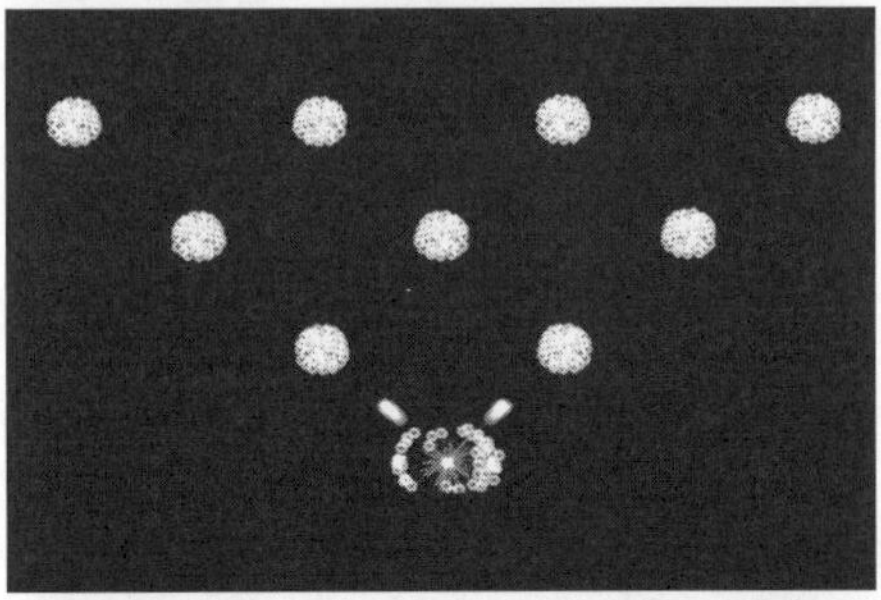

図表 65

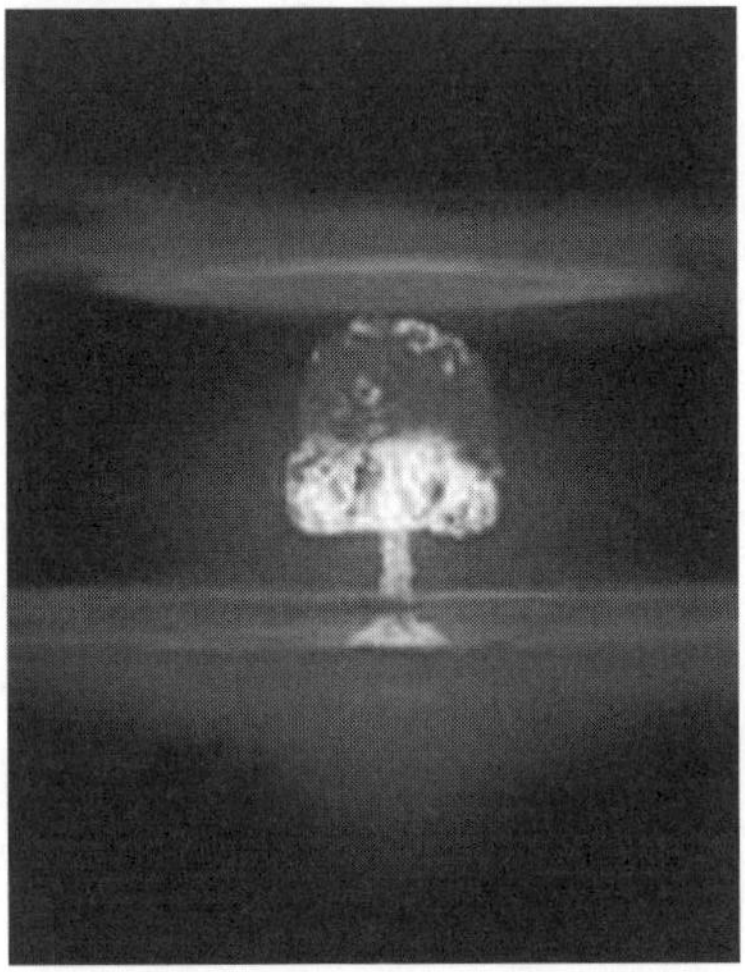

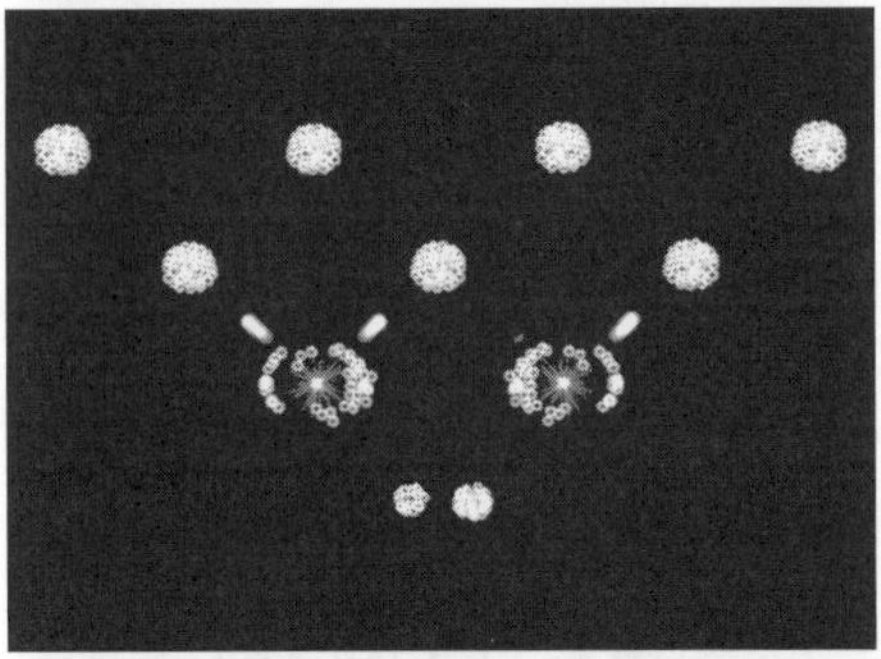

図表 66

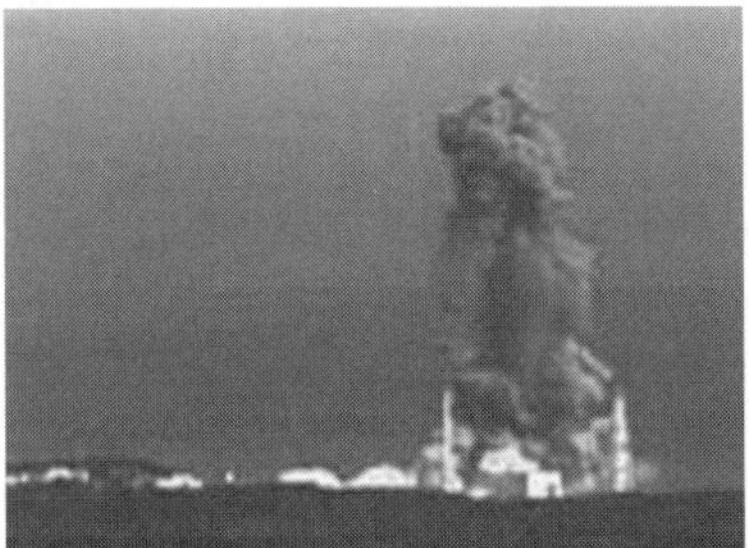

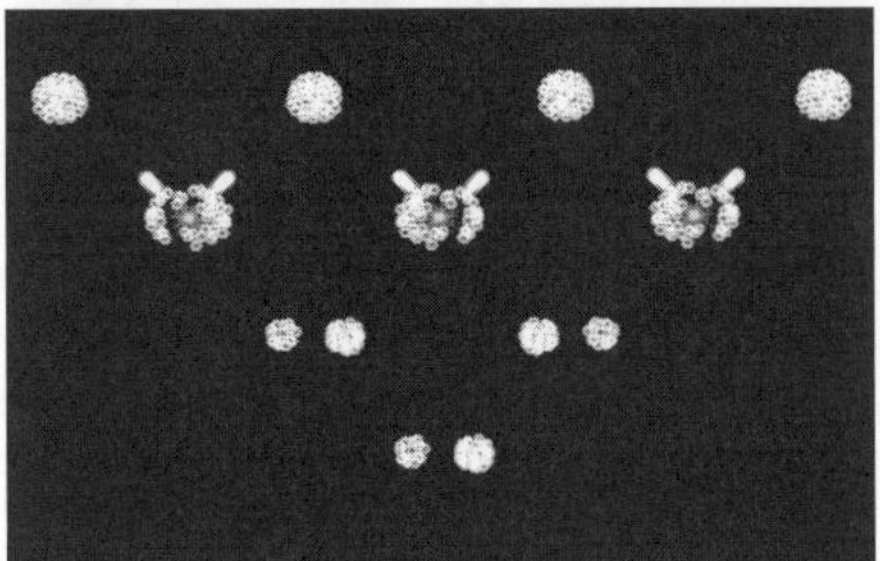

図表 60 ～ 64、https://www.youtube.com/watch?v=5O88dU8PejM

にはやく起こしてやると、原子爆弾に（図表65）、もう少しゆっくりだと、チェルノブイリなどの原発事故（図表66）、ゆっくりと制御しながら連続的に起こしてやると、原子力発電所の原子炉での核反応となります。広島原爆では約1kgのウランで広島の街が吹き飛びました。核分裂反応というのは、こうしたミクロの世界での反応であるにもかかわらず、それくらい大きなエネルギーをもっています。

「ベクレル」ってなに？　1ベクレルとは？

最近よく耳にする言葉に「ベクレル」というものがありますが、「ベクレル」っていったいなんなのでしょう？

1秒間に1つの原子核が崩壊（壊変）して放射線を放つ放射能の量が1ベクレル（単位：Bq）です。（図表67）

たとえば、ウランが1秒間に1個壊れて核分裂を起こす量があるものの中に入っているとき、そのものには、「ウランが1ベクレル含まれている」といいます。

同じ1ベクレルでも

みなさん錯覚しているように思いますが、1ベクレルとかいうとその中に1個入っているのかというと、それは違います。

今現在の食品の安全基準値100ベクレル/kg以下と聞いて、「ああ、100以下だったら少ない

図表67

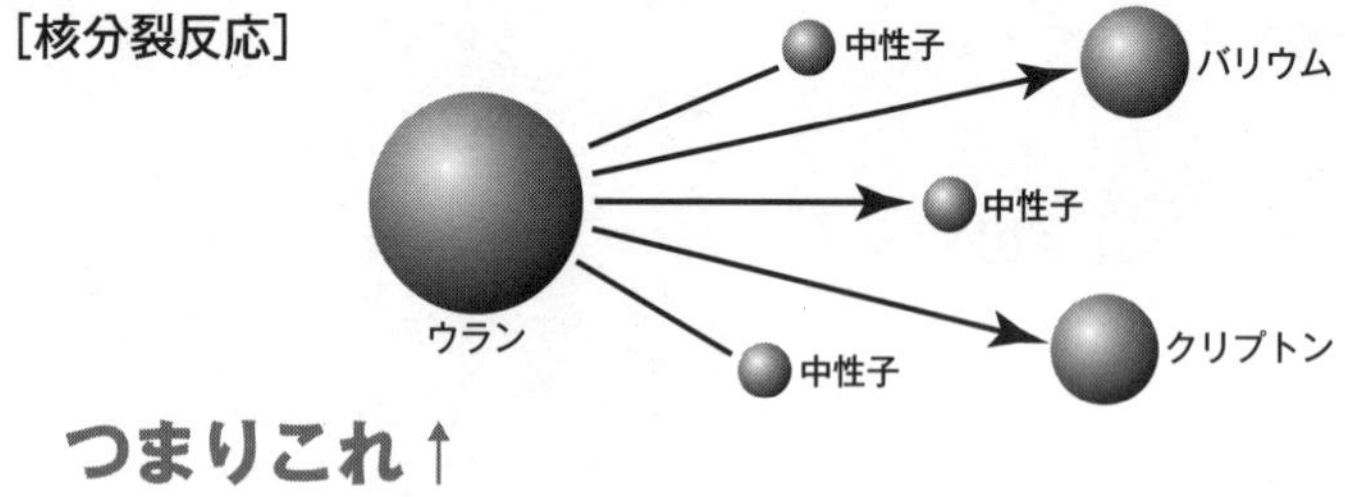

図表68

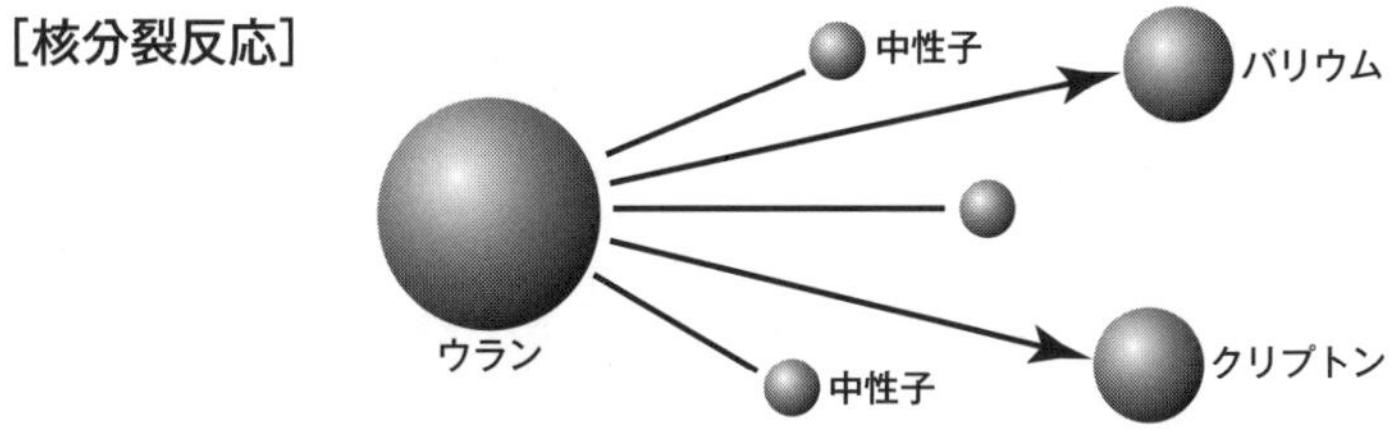

つまりこれ↑

や」などと思っていませんか？

核燃料に使われるウラン２３５（^{235}U）の半減期は７・04億年ですので、あるものの中にウラン２３５（^{235}U）が２個含まれていると、７・04億年でひとつ崩壊します。７・04億年で半分に減るのです。

半減期の非常に長い「ウランが１ベクレル含まれている」ものというのは、半減期は７・04億年のウラン２３５（^{235}U）が２個入っているとと７・04億年で半分割れて１個になるということですから、その中には１秒に１個核分裂を起こすだけのウランが含まれているということで、とんでもない量のウランが含まれていることになります。それだけたくさんのウランが含まれているので、７・04億年で半分に減るようなものでも、１秒間に１個割れているのです。

ですから、放射性セシウム１００ベクレル含有というのは、セシウム１００個が含まれていることとは全然違います。

暫定基準「1kgあたり500ベクレル以下」

福島第一原発事故から、２０１２年３月いっぱいまでの政府が定めた食品に関する放射性物質含有量の安全基準である「１kgあたり５００ベクレル以下」というものについてみてみましょう。

わたしは、最初この暫定基準値の取り決めを聞いたときに唖然としました。

等式をもちいるのはおかしいのですが、この際わかりやすくなるように、

500ベクレル／kg＝50ベクレル／100gです。つまり、1kgあたり500ベクレル入っているということは、100gあたり50ベクレルの放射性物質を含みます。100gということは、軽くこどものお茶碗1杯分です。

ちなみに、小学生の給食は学年にもよりますが、だいたい1食600g食べると計算されています。

1ベクレルとは「1秒間に1つの原子核が崩壊（壊変）して放射線を放つ放射能の量」ですので、

100gあたり50ベクレルの放射性物質が入っていると、1分あたりでは、

50×60＝3000壊変／分

の放射線がでていることになります。

つまり、100gあたり50ベクレル（500ベクレル／kg）のごはんだと、こどもの体の中でごはん1杯分で、放射線が1分あたり約3000発発射されます。

半減期の長い核種の場合、1日やそこらでそう簡単には総量が減らないので、これを1時間（60分）、1日（24時間）という風にかけていくと、

3000（分）×60（時間）×24（日）＝432万壊変／日……

つまり、「1kgあたり500ベクレル」に近い放射性物質の含有量だと、半減期が長く、1日ではさほどベクレル量が変わらないようなものの場合、体の中でこれだけの放射性物質の壊変が起こることになります。

つまりは、まったく食べ物が吸収されない場合でも、食べ物がうんちになってでるまでは、体の中から1日に432万発放射線の内照射を行うことになります。（内部被曝）

内部被曝についてはあとの章でくわしく述べます。

汚染地域からの避難と十分な補償

そうした意味でも、わたしは最初の水素爆発が起きた直後に、「原発周辺１００㎞の第一次産業生産物の流通はストップすべき」と、周囲の人間や知人のマスコミ関係者に主張していました。

ひとつは、放射線の影響を一番強く受けるこどもたちや生殖可能層が食べる食材に放射能で汚染されたものが出回ってしまうため、それらを食べてしまうことによる内部被曝を避けるため。もうひとつはお金優先でへたに汚染作物を流通させて、あとでそれが発覚した場合、その地域の地元の作物が信用を失うだけでなく、同じような種類の問題のない地域の農作物までが巻き込まれて影響を受けてしまい、とんでもない混乱が起こってかえって地元のためにならなくなると思ったからです。

いわゆる「風評被害」というものですが、これに関してもメディアは妊婦の「たらい回し」同様、使い方を間違えていると思います。

放射性物質含有食材を避けるというのは風評被害ではなく、政府が汚染の可能性のある地域で作付けさせ、ブレンドを禁止してきちんとした全量測定をさせずに出荷させていることから生じています。ブレンドを許している時点で、薄まってしまえば結局全部が安全基準を通過してしまうので、放射性物質を広く全量をだれかに食べさせてしまうことになります。

よくある産地偽装などでそうしたものを知らずに食べさせられたら、食べたひとにとっては実害、汚染されていた食材が出荷後に汚染が発覚したことで、まったく汚染されていない地域の同種の食材が巻き添えをくって消費者に避けられるのは風評被害です。

そこら辺は冷静に客観的に事実をとらえることを国民全体がやらなければいけません。同じ多くのお金を使うのであれば、農家の方々に作らせずに補償して、国民の内部被曝を防ぐという安全寄りに立った対応をすべきで、今のようになんでもかんでも「風評被害」で片づけてしまうのは間違いです。

わたしは「これらはがんの告知と似ている。正しい情報を早期に伝えてあげて、汚染地域のひとたちを一刻も早く避難させて、その分十分な補償をしてあげるべき。」とも周囲の人間やあるシンポジウムの壇上などでも発言してきました。

そうした、今回の大地震で被災した地域や原発事故による放射能汚染地域の方たちを今後支えていくのは、それらの影響がおよんでいない地域のひとたちであるのは間違いありません。

しかし、残念なことに、政府はそれまで汚染や放射性物質の拡散がなかったころより、安全基準値をあげて作付けや出荷を許してしまいました。

放射性物質に遭遇する確率が低かったときよりも、多くの地域が汚染されて遭遇する確率がはるかに上がったにもかかわらず、規制をゆるくしてしまったのです。

その後発生した混乱はみなさんが知るところです。

福島原発事故の前までは100ベクレル／kg以上のものは放射性廃棄物

ちなみに、福島原発事故の前までは100ベクレル／kg以上のものは放射性廃棄物でした。

（核原料物質、核燃料物質及び原子炉の規制に関する法律第61条の2第4項に規定する精錬事業者等における工場等において用いた資材その他の物に含まれる放射性物質の放射能濃度についての確認等に関する規則第2条、低レベル放射性固体廃棄物の埋設処分に係る放射能濃度上限値について　19安委第32号平成19年5月21日原子力安全委員会了承など）

こどもたちの細胞は抑制のきいたがんと同じ

先にも述べましたように、がんの治療は遺伝子治療です。

123頁の「放射線による治療効果」の表の3項に書いてあることを考えていただければわかりますが、こどもたちの細胞は、高回転で分裂・増殖を繰り返しているという点では抑制のきいた高速の分裂・増殖というだけで、がん細胞とあまり変わりありません。増え続けるこどもたちの細胞はちゃんとした場所に収まり、コントロールされているのでがんではないというだけで、DNAや細胞の高速の分裂・増殖という観点でみれば起こっていることは同じです。

DNAは2本鎖のときは結構しっかりしているのと、もし片方の1本が放射線でやられてもすぐそばにあるもう1本をもとに「遺伝子の構造を理解する」のところで述べたようにペアリングによる修復機転が働き、ほとんど問題なく修復されますが、分裂を高速で繰り返しているときは、フリーの1本の状態が多くなりやすく、放射線の影響を受けやすいのです。

1本だけのときに切られると、見本となる相手が近くにおらず、直すことができないからです。

がんの放射線治療がこのようなDNA障害にもとづいているというのはこれまでに述べたとおりです。

では、起きている細胞だらけのこどもたちの細胞とがんの細胞の間に、同じ放射線を浴びて受ける影響の違いというのはどこにあるのでしょう?

ここが、当方が主張したいこどもたちの内部被曝を極力避けなければならないという理由です。

がんの治療を行う際には、放射線でこの遺伝子を壊して治療を行うということを利用しているのに、こどもたちの内部被曝に関しては、放射線が目に見えないからといってそうしたことが起きないはずである、ただちに影響はないなどと目をつぶってよいはずがありません。

1999年9月30日に起きたJCOの臨界事故で大量に被曝した作業員の方は、事故後すぐは意識があったものの、体全体の再生能が放射線でやられたため、皮膚はやけどのようにただれ、腸管粘膜は死滅して腸からは大出血し、骨髄機能も失われたことから出血が止まらず、大量の輸血を行ったものの、とても悲惨な経過をたどって帰らぬひととなりました。

これは大量の放射線を一度に浴びて細胞の再生能が失われたケースですが、X線写真などの1回照射ならいざしらず、継続的に少量でも被曝を受け続けると、こうした現象の中途半端なDNA損傷が起こるのは理論上も明らかです。

大量の放射線を浴びてもすぐには死なないのですから、少量被曝ではすぐに影響はでないのは当たり前です。「ただちに影響はない」というのは詭弁であって、放射線障害の特徴を考えれば、そんなことは当たり前なのです。

放射性廃棄物の「埋め立て」処分――地中トレンチ処分

コンクリートや金属など、化学的、物理的に安定な性質の廃棄物のうち放射能レベルの極めて低いものについては、浅地中トレンチ処分、いわゆる「埋め立て」処分がおこなわれます。これは、鉄筋コンクリート製の箱形埋設設備などの人工構造物を設置せず、浅地中に埋設処分する方法です。50年程度の管理期間を経たあとは、一般的な土地利用が可能になります。

本来であればこういうところに埋めて処分するようなものに近いものを、細胞増殖能がさかんなこどもたちに食べさせてよいのかという問題なのです。

数字のマジック

たとえば、１００g９・９ベクレル（1kgあたり99ベクレル）の食材を６００g集めたとします。その食材それぞれ１００gずつは政府の定めた新しい安全基準を満たしていますが、食材全体の中には９・９×６（６００gは１００g６つ分）＝59・４ベクレルの放射性物質が含まれています。

それをこどもが食べて胃の下の方に集まり、はじめのお茶碗にはいったごはんと同じくらいの体積のところに集まったとすれば、そのこどもは１００g59・４ベクレルのごはんと、放射性物質を含まないおかずを合わせて６００g食べたのと同じことになります。これだと、「安全」基準をパスした食材を食べた結果、腸の中で水分などの他の成分が吸収されて全体量が１００gになったとすると、１kgあたりに直すと59・４×10＝５９４ベクレル／kgとなり、事故

図表 69　日本原子力研究開発機構　廃棄物埋設実地試験

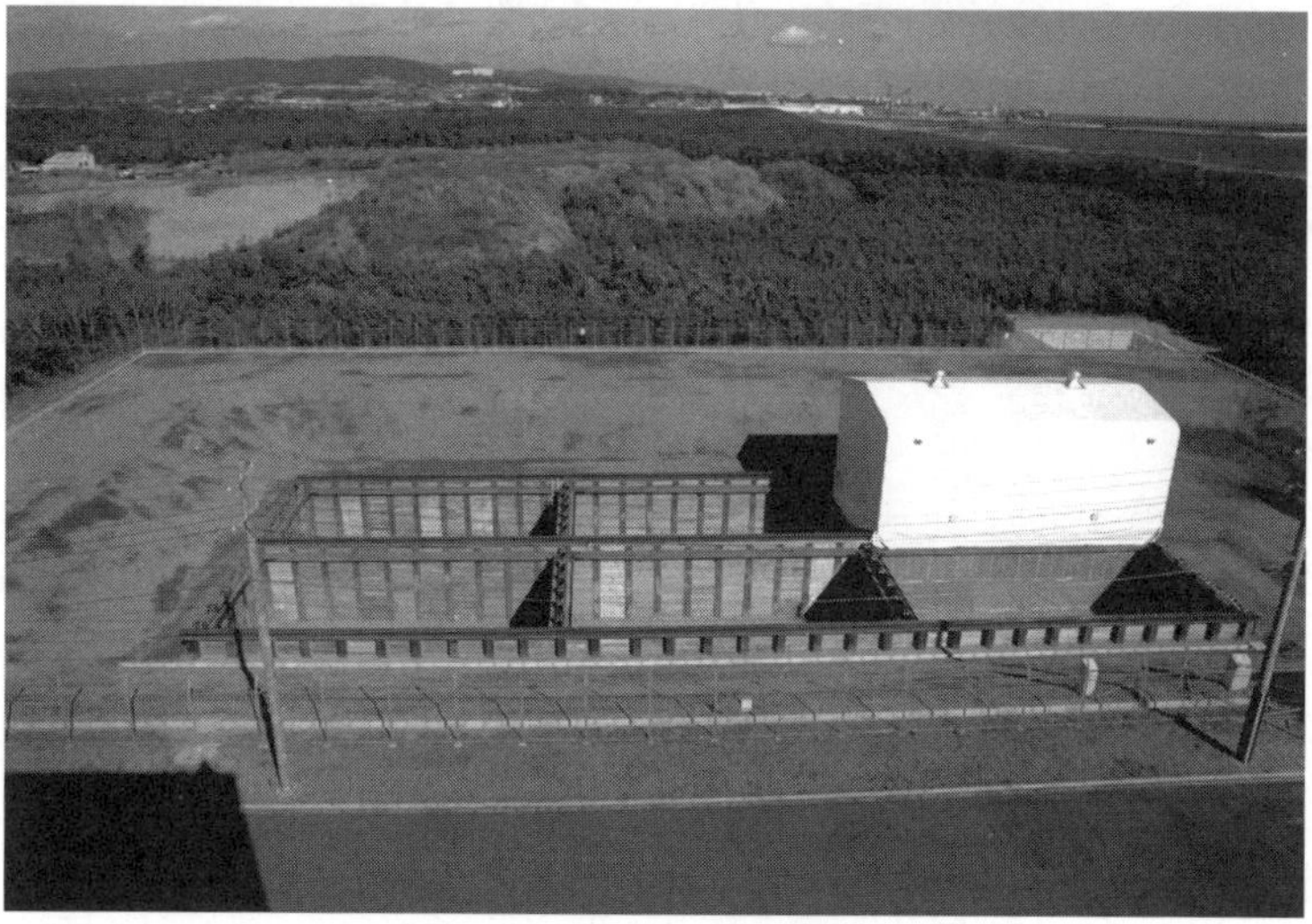

http://www.enecho.meti.go.jp/rw/gaiyo/gaiyo03-1.html

直後の暫定基準値もオーバーしてしまう放射性物質含有の食材を食べたことと同じになります。

つまりは、濃度みたいなもので安全基準を定めていてもまったく意味はなく、ひと一人ひとりが取り込む放射性物質の総量を規制しないと意味がないわけですが、そんなことはできるはずがありません。

摂取量と排泄量とのバランスの問題

しかも、育ち盛りのこどもは1日に3食以上食べます。セシウムの化学的性質と体内摂取後の挙動は、生物にとって重要な元素であるカリウムと似ていて、体内に入ると全身に分布し、約10%はすぐに排泄され、残りは100日以上とどまるといわれています。つまりは、単回摂取ではたいしたことないかもしれませんが、日々不用意に取り込んでいくと、排泄される量と取り込む量とのバランスの問題で次第に蓄積されていくのです。

これはチェルノブイリ周辺のこどもたちや、福島の南相馬の市立病院のホールボディカウンターによる検査でもそのような結果がでています。

もっと基準を厳しくすべき

いくらかのペースで食品、水、空気などから慢性的にセシウムの摂取を続けた場合、本来考えられる生物学的半減期の速度で減少していかず、体内量は毎日の摂取量にあわせて、摂取してしまう量が崩壊する量や排泄される量より多くなると、体内残存量が増えてしまうということです。

政府暫定の「安全基準」値以内のものを食べたはずが、中に含まれる放射性物質の総量は変わらないために、こういうことがみなさんがあまり意識していないところで起きているといえます。

どういうわけかテレビにでてくる「心配いら

ない」という学者さんたちは、「取り込んでも、100日ででていきますから」とこうした単回摂取での考え方を話して無理やり適用しています。

窒素・リン酸・カリウムは肥料の3大要素と呼ばれているのはみなさんご存じかと思いますが、病院などでは患者さんの腎機能が低下して血液中のカリウム量が多くなり過ぎたとき、カリウム制限の指示を出します。生のくだものや野菜などはカリウムを多く含むので、いろんな工夫をして摂取制限をかけます。肥料にカリを使っているのですから、カリウムをたくさん含むのは当たり前でしょう。先に述べたようにセシウムはカリウムの同族体なので化学的性質がカリウムに似ています。野菜さんは人間様に都合が悪いからといって、セシウムさんの吸収を抑えてくれるでしょうか？

ちなみに海藻類もカリウムが多く含まれていますので、腎臓の悪いひとは一度に多くとることは控えるようにします。

「腸の中で他の成分が吸収されて全体量が10 0gになったとすると」と書きましたが、実際にはセシウム自体も腸から体内に吸収されてしまいます。

濃度で個別に安全基準を設定するのではなく、摂取する総量で安全基準を考えないと意味がありません。

となると、ひとりひとりの摂取量をトータルで管理しないといけなくなるので、そういうことは不可能です。

そうした観点から、当方は最初の水素爆発があった直後に「原発100㎞圏内の第一次産業生産物の流通ストップ」を唱えたのであり、「もっと基準を厳しくすべき」という海外の一部の学者さんの意見は正しいと思います。

よそのひとがわが身を心配してくれているのに、実際に汚染食物を摂取する可能性の高い当人が楽観的で無頓着というのはおかしいと思います。

ましてや、お金のために人々の健康をないがしろにするような今の行政の姿勢は無責任極まりないと思います。

内部被曝の危険性
危険な内部被曝

なぜ内部被曝が危険かという話を簡単に書きます。

簡単にいって、放射性物質からはアルファー線、ベータ線、ガンマ線などの放射線が核分裂や安定化に伴って放出されます。

放射性物質さんには怒りがたまっているので、こうしたエネルギーを周囲にぶつけて発散して、おだやかになるといえばわかりやすいでしょうか？

人間と同じでエネルギーがありあまっているから不安定なのであり、何でもそうですが、それらを放出してものごとは落ち着こうとするのです。当然のことながら、放出されたエネルギーの影響は周囲のだれかが受けることになります。

「放射線の種類」のところでお示ししたように、アルファー線やベータ線は簡単なものでさえぎられて距離もあまり飛びません。

さえぎられるということは、そこで全量エネルギーを受け渡すということです。

通常、体の近くに放射線源があった場合、主に被曝の原因となるのは放出される一部のガンマ線だけだと思っていただいて結構です。「一部の」と書いたのはこのガンマ線は放射線源から四方八方に飛び散りますので、放射線源から自分に向って飛んでくる一部のガンマ線が自分を貫通していくだけなのです。

しかし、放射性物質を体の内部に取り込んだ内部被曝の場合、放射線源は体の中にありますので、「吸入粒子による肺へのダメージ」にもお示ししたように、簡単なものでさえぎられる

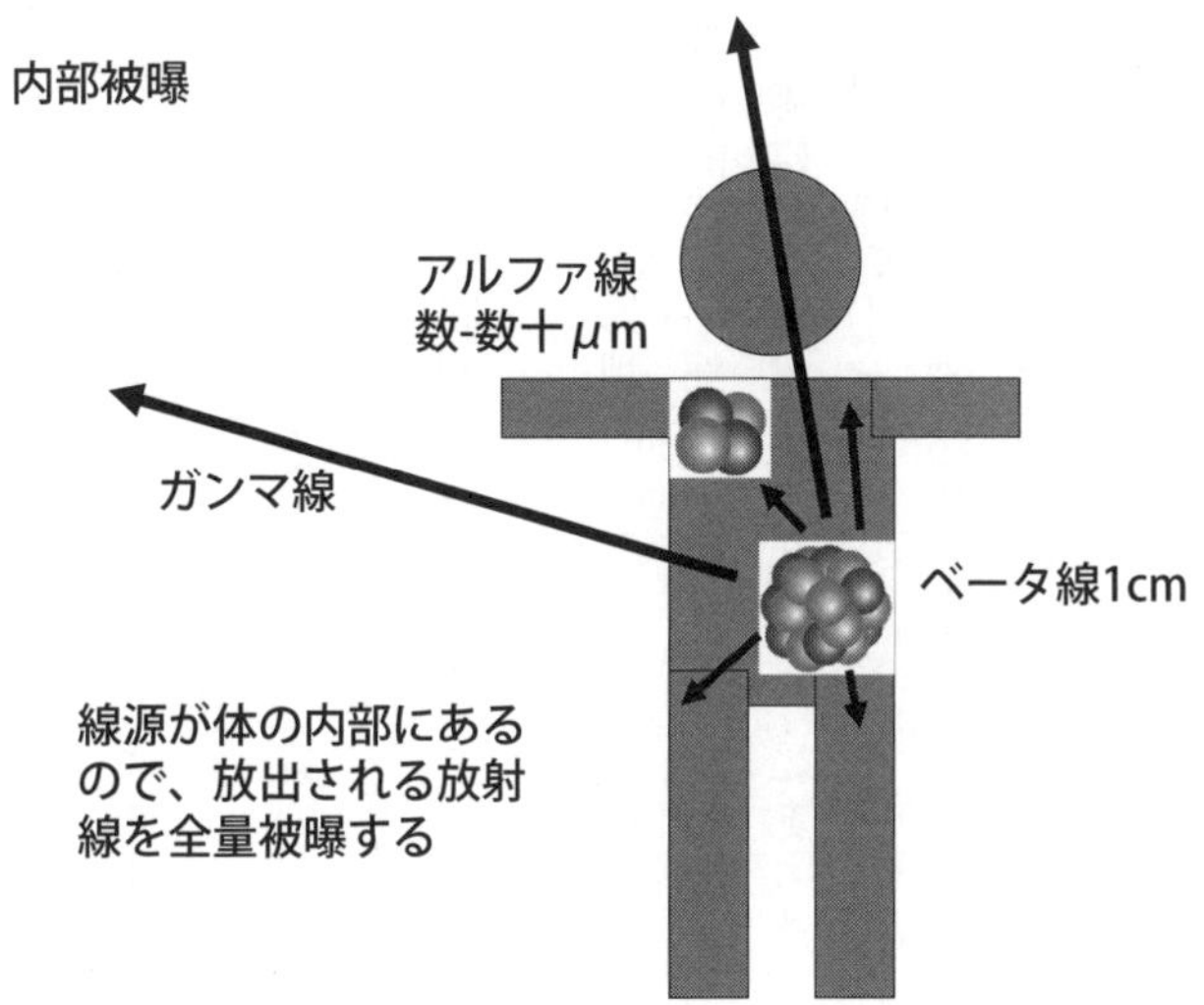
内部被曝
アルファ線
数-数十μm
ガンマ線
ベータ線1cm
線源が体の内部にある
ので、放出される放射
線を全量被曝する

図表70

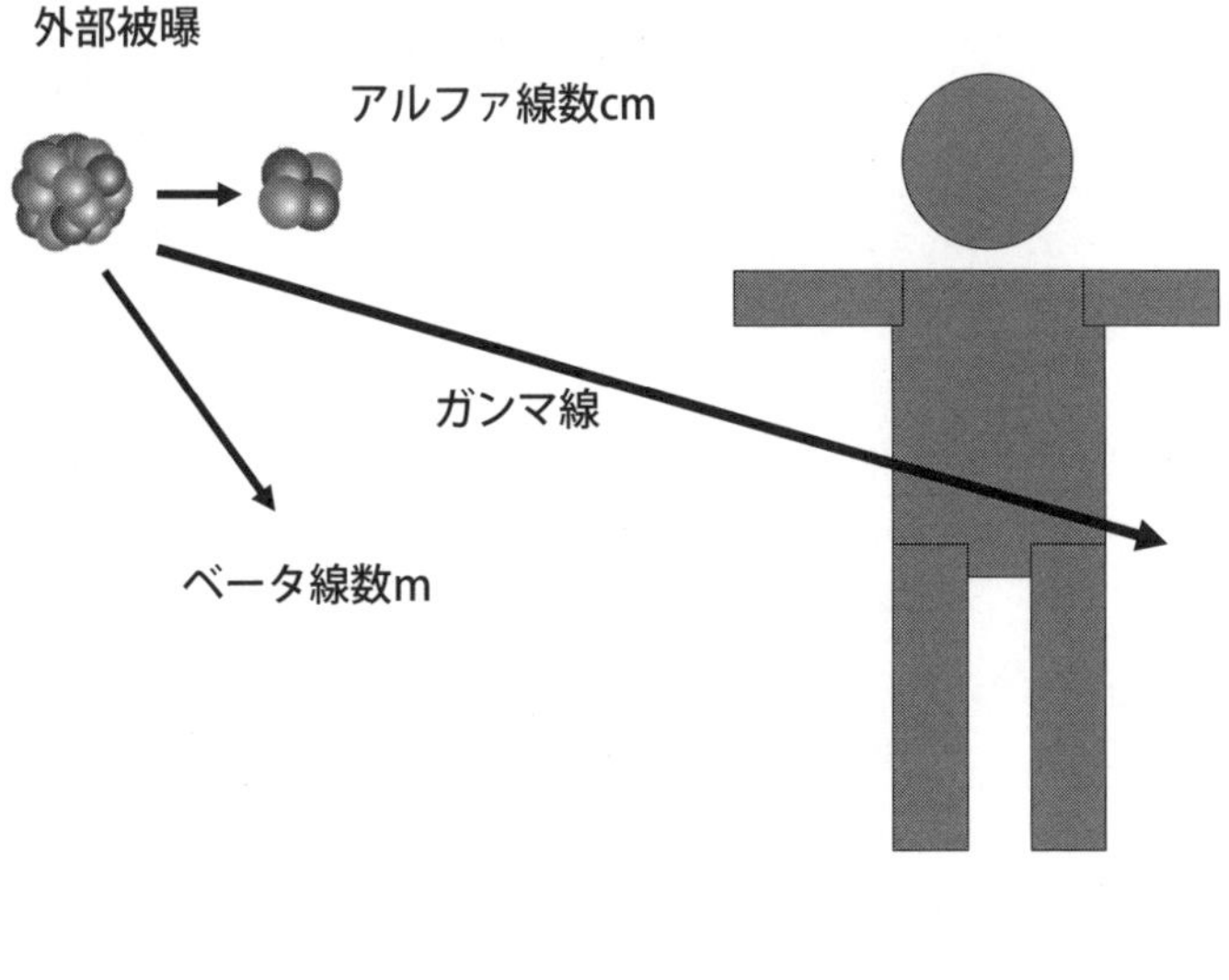
外部被曝
アルファ線数cm
ガンマ線
ベータ線数m

図表71

アルファー線がまず放射線源の周囲の細胞（内のDNA）にさえぎられて、つまりはそのとめられた場所で最大限のエネルギーを放出してその細胞や遺伝子を焼いていきます。次に、荷電粒子であり電荷を帯びているものに捕捉されやすいベータ線も体の中を抜けきる前にエネルギーを全量周囲のものに渡して止まってしまいます。

からだの外側にあった線源からは四方八方に飛び散って一部しか自分に向かわなかったガンマ線は、今度は線源が体の中にありますから、全量が体の中を貫通していって突き抜けます。

同じ量の放射線源があったとしても、そのものとの距離や位置関係、その物質を体の中に取り込むか取り込まないかで体が受ける放射線のエネルギーの量がまったく違うのです。

第七章　医者の目からみた報道

医者の目からみた報道　それって、つまり…
まきの灰から24万ベクレル

２０１２年２月24日環境省は、東北と関東８県の一般家庭65世帯で使われたまきや灰を調べた結果、福島県の南相馬市で１キログラム当たり24万ベクレル、川俣町で16万３千ベクレルという高濃度の放射性セシウムを検出したと発表しました。２世帯は自宅周辺で採取したまきで風呂の湯を沸かし、残った灰からセシウムが検出されたそうです。

とうとう、わたしが恐れてマスコミや周囲の人間に注意を喚起していたことが現実となりました。

福島の民家で、自宅周辺でまきを拾って「風呂を沸かしたまきの残った灰」から１kgあたり24万ベクレルもの放射性セシウムが検出されました。

あまり問題にされていませんでしたが、セシウムの融点は28℃、沸点６４１℃ですので、通常のたき火の温度が８００～９００℃であることを考えると、どのような家屋の構造であったかはわかりませんが、このご家族は気化した放射性セシウムの蒸気を大量に吸いこんでしまっていることになります。

福島第一原発事故が起こる前までは、よく「原発事故が起きたら、放射性物質が中に入りこまないように、車のドアの隙間に目張りをして逃げろ」と聞いたことがあると思います。

このご家族は、おそらく気付かずに高濃度のフリーの放射性ガスの中でお風呂に入っていたことになります。

通常、人間はお風呂に入ると呼吸数や心拍数が上昇しますので、そうした目張りなどで防護することなしにフリーの放射性ガスを意図せずたくさん吸入することになります。

ちなみに、セシウムばかりが取り上げられていますが、ストロンチウムの融点は777℃、沸点は1382℃ですから一見だいじょうぶなように思えますが、みなさんは普段1気圧で通常100℃で沸騰する水の蒸気をお風呂（40〜42℃）に入る際にたくさん吸いこんでいますよね。

プルトニウムは融点639・5℃、沸点3230℃ですので、こちらはだいじょうぶそうです。

しかし、「まきを拾って風呂を沸かしたまきの残った灰」というのはたくさん燃えたあとの残りかすです。

つまりは、揮発性の高いセシウムがたくさん蒸発していったあとに残ったものが、多少濃縮されているとはいえ、1kg当たり24万ベクレルです。

人間は同じ情報を与えられても、痛くもかゆくもない場合、どちらかというと自分に都合よく楽観的にとらえがちですが、もともとあった量はこれがすべてではないはずです。

1気圧、20℃で計算すると、セシウム137は、まずバリウム137（^{137}Ba）となる全体の5・6%からは4mほど飛ぶベータ線が、94・4%のバリウム137m（137mBa半減期約2・6分）を経由するセシウムからは1・3mほど飛ぶベータ線がでるそうですので（バリウム137mからバリウム137になるときはガンマ線を放出。ガンマ線はX線同様、いろんなものを貫通していきます）、そうした環境下でお風呂に入るということはみえないベータ線・ガンマ線の雨あられの中での入浴ということになります。このお風呂の形状が昔ながらの五右衛門風呂でなかったことと、被災したおじいちゃん、おばあちゃんを訪ねてきていた小さなお孫さんなどがいなかったことを願います。

自宅周辺で採取したまきで風呂の湯を沸かし、残った灰からセシウムが検出されたという話ですから、自宅周辺にはまき以外のものにも付着したたくさんの放射性物質が降り積もっています。目にはみえません。

そうした地域に政府はひとを住まわせていたということなのです。

ちなみに、10万ベクレル超の放射性廃棄物は、壁や底面を鉄筋コンクリートで固め、雨水の流入を防いだ丈夫な遮断型処分場で管理する必要があるそうです。

医者の目からみた報道2
原発のしくみ

沸騰水型軽水炉（ＢＷＲ：Boiling Water Reactor）のしくみ

日本で使用している発電用原子炉は「軽水炉」といい、中性子の速度を下げる「減速材」と発生した熱を取り出すための「冷却材」に軽水、つまり普通の水を使います。この軽水炉には、沸騰水型軽水炉（ＢＷＲ：Boiling Water Reactor）と加圧水型軽水炉（ＰＷＲ：Pressurized Water Reactor）の2種類があります。

図表72のように、サイコロステーキ大のウラン燃料（ペレット）が充てんされた燃料棒、それを束ねた燃料集合体から熱を取り出し、そこに水を通して沸騰させてタービンを回して発電しています。

この発電様式は熱の取り出し方が変わるだけで原子力も火力も変わりません。どちらも取り出した熱で水を温め、その際発生した水蒸気でタービンを回して発電しています。

みなさんは、自転車に乗るときにライトをつけたことありますよね？　発電するのはあのタイヤにくっついて、ライトをつけたときに回転してブンブンうなって急に自転車をこぐ抵抗が増すやつです。

24時間体制の人間でずーっと自転車をこぐわけにはいかないので、そのしんどい仕事を熱と水にさせるわけです。

その熱をだす部分が、原子力か石油を燃やす

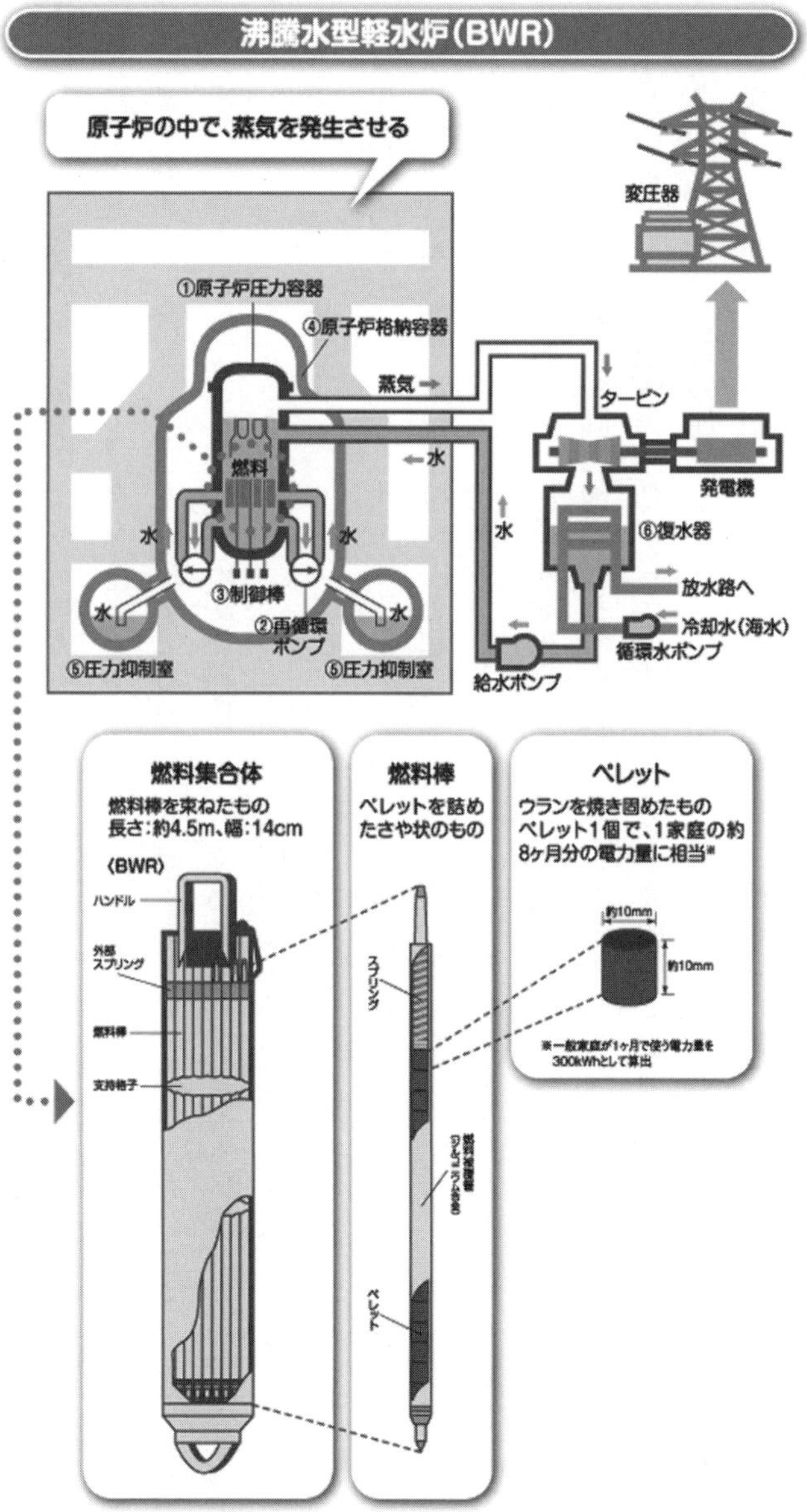

http://www.tohoku-epco.co.jp/electr/genshi/shiryo/system/03.html

図表72　沸騰水型軽水炉（BWR）

かの違いだけです。

ちなみに、ウラン燃料はウランの酸化物を粉末状にした上で成型し、磁器のように焼き固める（焼結）ことで、融点を２７００〜２８００℃程度まで高めています。それを融点２２００℃のジルコニウム合金で包んでいるのが燃料棒です。


「メルトダウン」


ウラン燃料は発電をするほど核反応を起こしたあとはものすごい熱を帯びています。ですので、それを原子炉圧力容器内に冷却水を循環させることで冷却します。今回は地震とそれに続いた津波によって、発電所の冷却システムすべてが止まってしまい、この加熱した燃料を冷やせなくなって、どんどん熱がたまって燃料棒が溶けてしまう、いわゆる「メルトダウン」を起こしたとされています。

原発はあれだけの施設でみなさんの家庭で使う電気を補うわけですから、それこそものすごいエネルギーと発熱量がなければそれだけのお湯も沸かないわけです。広島原爆では約1kgのウランで広島の街が壊滅しましたが、少量のウランを少しずつ焼くだけでものすごい熱量を発することができるというのがキモです。しかし、同時に突然冷却機能を失ってしまうと、それがあだとなるわけです。

今回は地震でそうした事態が起き、起こされた事故でした。

自分自身が出したものすごい熱でウラン燃料が溶けたのです。融点約３０００℃の酸化ウランが溶けてしまったのですから、それを包んでいた融点２２００℃のジルコニウム合金や、それ以下の融点のものは溶けるのが当たり前です。

使用した核燃料の中に大量に含まれるセシウムの融点が28℃、沸点６４１℃です。ストロンチウムの融点は７７７℃、沸点１３８２℃。溶けるだけならいいのですが、沸点以上に温度をあげられると今度はガスが発生します。この発生した放射性物質のガスが水蒸気や爆発とともに上空に巻き上げられたものが「放射性プルーム」で、今回はこれが上空の風に乗って遠くの方にまで拡散してしまいました。

ちなみに、プルトニウムは融点639・5℃、沸点3230℃です。

「メルトダウン」は、核燃料のものすごい熱により融点約3000℃の酸化ウランが溶けてしまった状態です。

原発敷地外でプルトニウム検出

文部科学省は2011年9月30日、東京電力福島第一原子力発電所事故で周辺地域に拡散したとみられる放射性物質のプルトニウムとストロンチウムの土壌汚染状況をまとめた地図を公表しました。(図表73)

プルトニウムは、福島県双葉町、浪江町と飯舘村の計6か所の土壌から検出され、国の調査では初めて原発敷地外から見つかりました。同省は、「プルトニウム、ストロンチウムによる被曝線量は非常に小さいため、除染対策はセシウムに着目していくのが適切」としました。

それは、体の外側にあった場合はその通りです。

プルトニウムが見つかった6か所はいずれも警戒区域、計画的避難区域で、原発事故で放出されたプルトニウム238の最大値は、浪江町の1平方メートル当たり4ベクレル。最も遠い検出地点は、原発から約45キロの飯舘村でした。

同省発表のセシウムの拡散図(図表74)と比較してみてもらえればわかりますが、セシウムとプルトニウムはよく似た飛散の仕方をしております。

ただし、これは人間が〝サンプリングしたポイントだけ〟のデータです。

プルトニウム238は質量数が238ですので、重いので(ちなみに普通の水素は1、空気の平

図表 73　原発敷地外でプルトニウム検出　2011 年 9 月 30 日文部科学省

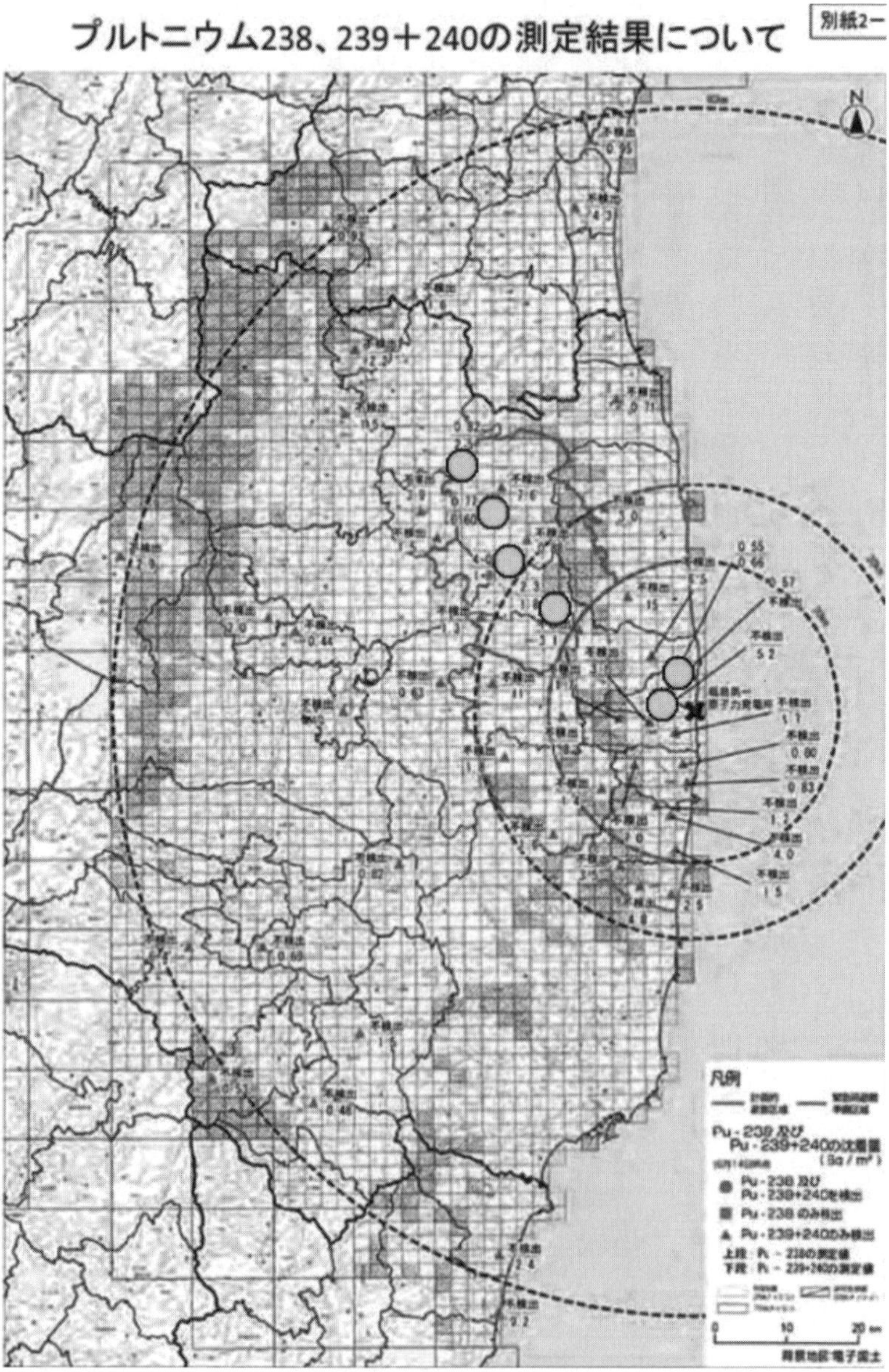

http://www.mext.go.jp/b_menu/shingi/chousa/gijyutu/017/shiryo/__icsFiles/afieldfile/2011/10/05/1311753_3.pdf

図表 74

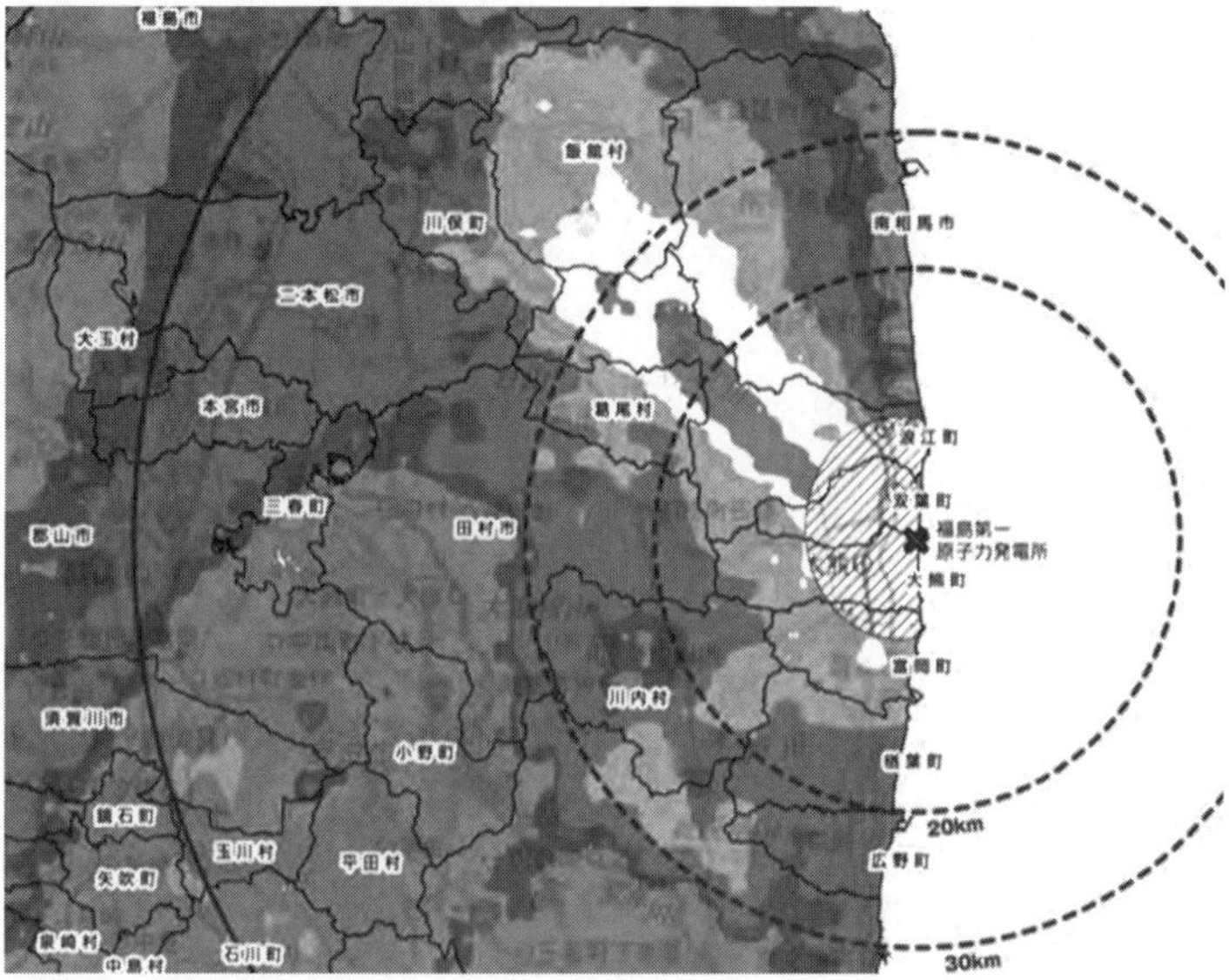

http://ramap.jaea.go.jp/map/map.html

均分子量は28・8です。）遠くには飛ばないとされてきましたが、実際に原発から約45キロもはなれた場所で検出されているのです。

しかも、融点639・5℃、沸点3230℃のプルトニウムが45㎞も飛散したということはどういうことが起きたのでしょう？

また、プルトニウムからでるアルファー線自体があまり飛ばず、簡易型のガイガーカウンターでも検出しやすいガンマ線を出すセシウムと比較すると検出しにくいので、そこら辺に散らばっていても、原発事故後に偶然みつかったラジウムなどの放射線源のように積極的に試料を採取して検査しないと検出はされないので注意が必要です。つまり、たとえ身近にあっても気がつかないような物質なのです。

ストロンチウムも検出

一方、原発由来のストロンチウム89、90は45か所で検出されました。このうち半減期の長いストロンチウム90の最大値は双葉町の同5700ベクレルです。

ストロンチウムの拡散は同省発表のセシウム汚染マップとは広がりが一致しておりません。

これも重いのであまり飛ばないなどというひとがいましたが、セシウム137の質量数は137、ストロンチウム90の質量数は90です。

生物学的半減期の長さを考えると、こちらの方が問題ありのように思えますが、現在このストロンチウム89、90の測定はあまりなされていません。

ストロンチウムの測定結果に対する文部科学省による考察

http://www.mext.go.jp/b_menu/shingi/chousa/gijyutu/017/shiryo/__icsFiles/afieldfile/2011/10/05/1311753_3.pdf

○ストロンチウム89は半減期が50・53日（ストロンチウム90は半減期28・8年）であることから、本調査においてストロンチウム89が検出されているか所は、今回の事故に伴い、新たに沈着したものと考えられる。

ストロンチウム89が検出された土壌試料について、セシウム137に対するストロンチウム89の沈着量の比率について計算したところ、5・6×10^{-4}～1・9×10^{-1}（平均：9・8×10^{-3}）と大きくばらついていた。また、ストロンチウム90が検出された土壌試料についても、セシウム137に対するストロンチウム90の沈着量の比率を計算したところ、1・6×10^{-4}～5・8×10^{-2}（平均：2・6×10^{-3}）と大きくばらついていた。

本結果より、ストロンチウムと放射性セシウムの挙動は一様ではないことが確認された。

ちなみに、第6章に述べましたが、ストロンチウム90はその物理化学的性質から同族のCa（カルシウム）と同様なふるまいを体内で示し、物理学的半減期29・1年、生物学的半減期は約

50年とされていますので、ほとんどが一旦取り込まれるとひとの一生の間外に抜けていかずに体の中で崩壊していくと考えられます。半分になる時間より体の中から減る時間の方が長いということは、体の中にとどまっている間に核分裂を起こしやすいということだからです。

原子炉の炉心が破壊されれば、その中にある大量の放射性物質が外部に放出されます。

1986年4月26日に起こった旧ソ連(現ウクライナ)のチェルノブイリ原発事故では、大量の放射能が放出されました。ストロンチウム90の放出量は、炉内の存在量がほぼ等しいセシウム137(半減期30・1年)に比べて小さいのですが、高温の核燃料の中からセシウム137よりストロンチウム90が放出されにくいことと放出された放射能の組成が不均一であることがわかっています。

これらのことからいえることは、放射性物質の拡散はなかなか人間の想像が及ぶような計算通りにはいかないということです。

放出量が少ないとはいえ現在でもその存在は認められ、事故地点の近くでは河川や水などのストロンチウム90による汚染が知られています。

2012年7月に報道されましたが、12都県においてこのストロンチウム90が確認されています。

当たり前の話ですが、放射性物質は事故原発から連続性に飛びます。雨風で落ち方にムラがあるだけです。ですので、汚染地域と事故原発の間の地域でとれた食材のストロンチウムを測定せずにこどもたちに食べさせている自治体がありますが、とくにカルシウムの取り込みがさかんな発育途上のこどもたちの食材には注意を払わなければなりません。セシウムの名前しかでてこないからといって、他の物質が消えたわけではないのです。詳しくは、ストロンチウム89製剤の項で述べたことを参照してください。

最高濃度は65万ベクレル　千葉・柏のセシウム検出土壌

千葉県柏市根戸の市有地の土壌から高濃度の放射性セシウムが検出された問題で、環境省は2011年12月28日福島第一原発由来の放射性セシウムを含んだ雨水が濃縮して蓄積したとする最終調査結果を発表しました。もっとも濃度が高かった場所の土壌の放射性セシウム濃度は1キロあたり約65万ベクレルでした。

土壌の成分が周辺と同じで他地域から持ち込まれた可能性はなく、放射性セシウムの同位体の割合などからも原発事故由来であることが裏付けられました。

文部科学省発表の汚染マップをみると当たり前の結果です。（図表75）

「放射性プルーム」

今回のように原子炉がメルトダウンを起こして壊れたり、緊急回避的にベントを行うと、気体状の放射性物質が外部に漏れ、「放射性プルーム」と呼ばれる放射性物質を含んだガスが大気中を流れていきます。（図表76）

自然界での放射性物質の動きと除染の意味

これらは自然落下はもちろん、山や雨に当たると地表に落ちていきますので、複雑な沈降分布（ちらばり方）をみせます。また落ちたものは雨水の流れでいろんな場所に集積し、放射性物質は基本的には分解されたり勝手に消えていかないので、自然に崩壊するまではどんどん濃縮されます。放射性元素は物質を作る最小構成単位の元素であり、核分裂反応等でしかその性質は変わりません。煮たり焼いたりして壊すこともできないのです。煮るのは彼らにとってみれば温泉に入るようなもので、焼いても酸素とくっついたり、蒸発して飛んでいくだけなのです。

また、そうした事実を考えると、除染は無駄

図表 75

（参考2）
文部科学省による東京都及び神奈川県の航空機モニタリングの測定結果について（文部科学省がこれまでに測定してきた範囲及び東京都及び神奈川県内の地表面へのセシウム134、137の沈着量の合計）

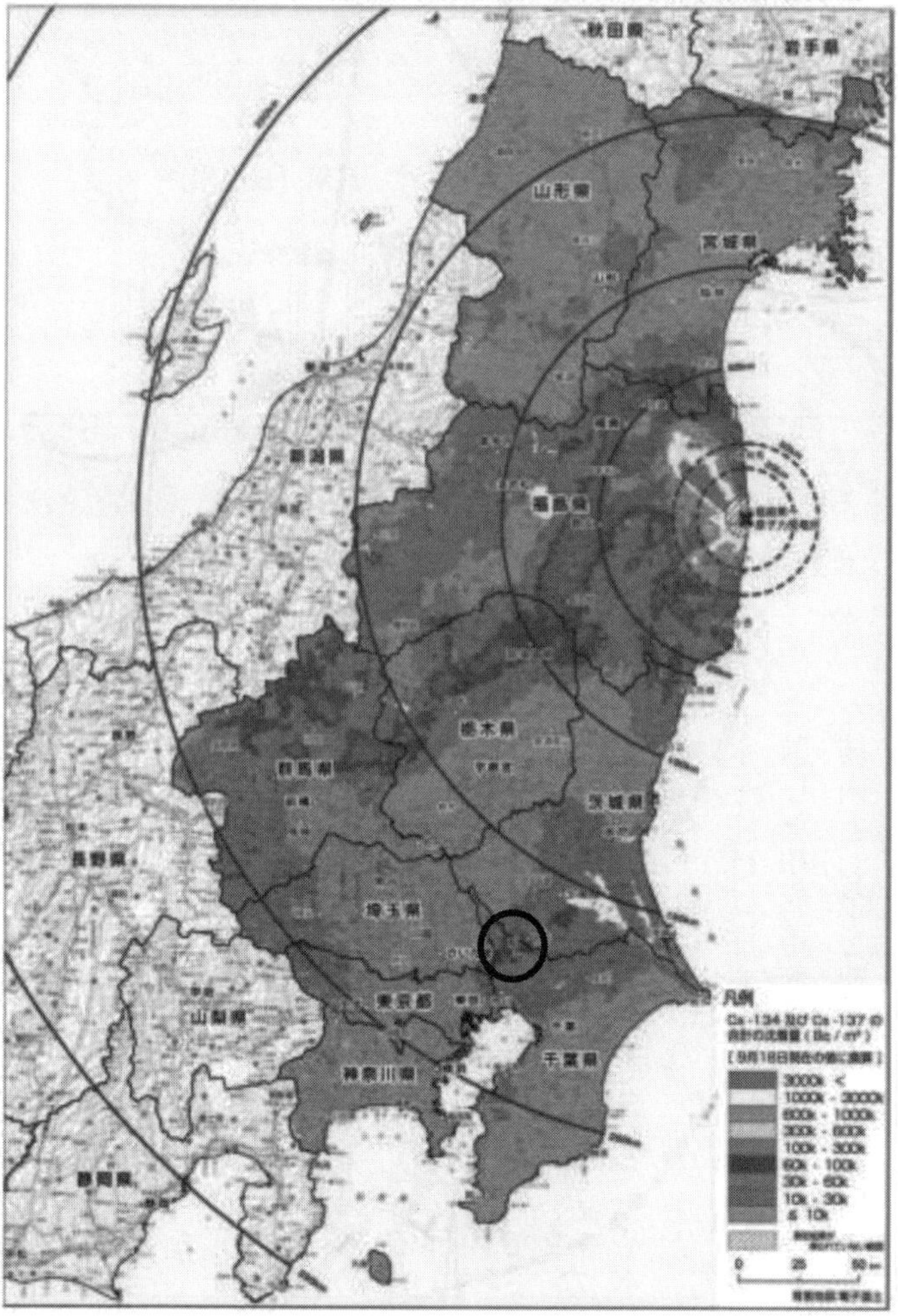

http://radioactivity.mext.go.jp/old/ja/1910/2011/10/1910_100601.pdf

図表76　放射性プルーム（放射性雲）

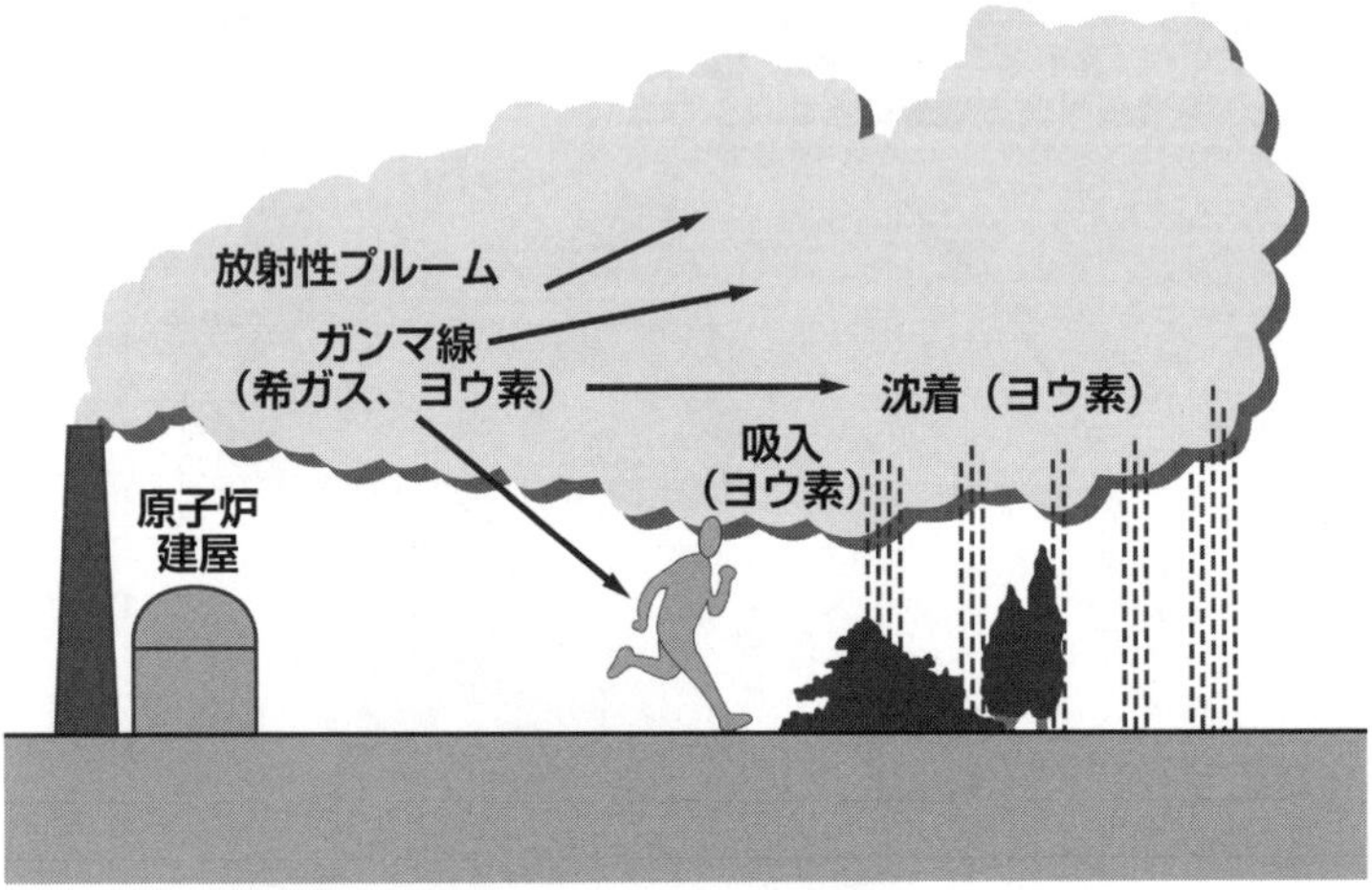

出典：文部科学省原子力安全課原子力防災ネットワーク

以外のなにものでもありません。

放射性物質は基本的には放射線を当てる以外、分解されたり勝手に消えていかないので、今政府が行っている除染は税金の無駄遣いという以外にありません。

汚染がひどいところの土をはがして高圧洗浄機で水をかけて洗い流しているだけです。こうしてでてきた汚染土や汚染水は集めてどこかに外部に漏れないように閉じ込めて廃棄しなければなりません。

比較的汚染の低い震災がれきでさえ、どこに捨てればいいのかいまだに解決がなされていないのに、放射能で汚染された土や水はどこに集めて保存すればよいのでしょう？

水を注げば注ぐほど、汚染物の容量は増え、ろ過したり蒸発させて体積を減らすのにも特殊な技術とお金を要します。

また汚染水をいい加減に流すと川から海へ、自然に崩壊するまではどこかに流れていくだけで、放射性物質の存在する総量は変わりません。場合によっては千葉の件のようにどこかにどんどん濃縮されてしまいます。

そうしてとれた魚や海藻などの食材が今のただのサンプリング検査をすり抜けて、こどもたちのところに回ってきたらどうなるでしょう？　今「セシウムが…ベクレル／kg以上の」などと発覚しているのはたまたまみつかったものだけなのです。

幼稚園給食から放射性セシウム

愛知県岡崎市の幼稚園で、２０１２年3月に給食として出された乾燥しいたけから厳しくなる前の暫定基準値の3倍近い１キロ当たり１４００ベクレルの放射性セシウムが愛知県などの検査で検出されました。乾燥しいたけは茨城県から出荷され、およそ30キロが流通していますが、愛知県は「直ちに健康に影響するおそれはない」としました。

おそらく行政はどことどこが汚染されているかはすでに把握しているでしょう。汚染地域からの出荷を止めないので、とうとう幼稚園の給食食材にまで放射性セシウムの混入がみられました。

しかも、報告されたのはこどもたちがすでに食べたあとで、「直ちに健康に影響するおそれはない」とばかり報道されますが、直ちに健康に影響するおそれはなくても、時間が経てばどうなるのかという問題があります。また、そういうことが簡単にいえるのは、これ単品を少量摂取した場合です。幼稚園児は何もしいたけだけ食べて生きているわけではありません。トータルでみてあげないといけません。

福島第一原発事故後、政府が食品に関する放射性物質含有量の安全基準として「１kgあたり５００ベクレル以下」を暫定基準値に取り決めたと聞いたときに唖然としたと申しましたが、事故が起こる前までの平常時の基準が１００ベクレル／kg以上は放射性廃棄物でした。

原発事故が起きていない平常時が100ベクレル／kgです。これは、ひとびとがほとんど放射性物質に触れる危険性がないときの安全基準です。

「ベクレル」ってなに？のところでもお話したように、たとえ100ベクレルでも、100（1秒当たり）×60（分）×60（時間）×24（日）＝864万壊変を1日あたりに起こし、放射性物質はこの壊れたときに放射線を出しますので、以前の基準の妥当性はわかるでしょう。昔のお役人というのは意外とえらいのです。

原発事故が起きてひとびとが放射性物質に触れる危険性が増えたときに基準を厳しくして摂取を防止するのならわかりますが、逆に基準値を上げてゆるくするとはどういう神経をしているのでしょう？

残念ながら、2011年3月11日東北地方太平洋沖地震とその後の津波によって、東京電力（株）・福島第一原子力発電所で事故が起きました。発電に使われた燃料からはものすごい高温の熱が発生するため、通常は運転停止後に原子炉内の水を循環させるなどして冷却しています。しかし、地震と津波によってこうした冷却に必要な電源と装置の機能が失われたことから燃料が高温になり、周囲の水と反応したため水素が異常に発生して1、3、4号機で水素爆発が起こりました。これにより原子炉建屋などが吹き飛び、放射性物質がベントなどとともに大量に大気中に放出されました。

この水素はいったいどこから漏れてきたものでしょうか？

通常の原発の配管はそんなに簡単に気体がもれるようないい加減なつくりをしているのでしょうか？

みなさんも目にしたと思われますが、いろんな学者さんがテレビにでてきて「原子炉格納容器の安全性や堅牢性は保たれている」としながらも、上空から自衛隊や消防のヘリが海から運んできた水をかけたりしていました。

ああした行為は上からお水をいい加減にかけるのですから、〝お釜のふた〟が大きくあいていないとまったく意味がない行為です。一生懸命ひとの頭に水をかけようとしたって、そのひとが傘をさしていたらそのひとの足元がびしょぬれになるだけで、かけたい頭に水はかからないというのは、小学生でもわかることです。

もし、〝釜のふた〟があいていたとすると、あの方たちはどういう認識でそうした行為を繰り返させていたのでしょう?

上空のヘリから海水を投下していた方々は、それがどういうことか、きちんと認識できていたのでしょうか?

わたしは非常にはがゆい思いでテレビをみていましたが、そうした感覚のひとたちが今も除染作業などを手がけているのではないでしょうか。

先にもだしましたが、政府の計算で実に広島原爆の168倍のセシウム137が世に漏れ出しました。ちなみに、これは3月11日から4月5日までの間に〝大気中〟へ流出したとされる放射性物質の放出量の試算値です。

また、こらえきれなくなった東電は、福島第一原子力発電所から4月1日～6日と5月11日の2度にわたり高濃度の放射能汚染水を海水中に流出させました。

わたしはこれに関しても「海に流すのであれば周辺の田んぼやプールを使えばいいのに」とこぼしていました。

流出した放射性物質は海流に乗って福島県沖から広まり、長い時間をかけてさまざまな海域に運ばれていきます。

一旦海洋や大気中に放出された放射性物質は、どこに流れていくのか皆目見当がつきません。まさしく波まかせです。

田んぼにはある程度の保水性があります。どうせ近くの田んぼは汚染で使えなくなるのです。田んぼを買い取って、防水シートを張り、速乾性コンクリでも張ってそこに流せば多少もれてもある程度の猶予が生まれます。

発電所の近くにそうした田んぼやプールといった設備がなければ仕方がありませんが、海に流すのは絶対にいけません。海に流すとどこへいくかまったくわからず、高濃度の放射性物質に汚染された海産物をひとが食すことになってもだれにも責任がとれないからです。

ところによっては、ほとんど問題ないレベルの放射性物質しか流れていかなければ、ところによっては千葉の柏のように土壌の放射性セシウム濃度が1キロあたり約65万ベクレルも出たところのように濃縮される場合も考えられます。

海洋投棄分よりは確実に濃度が低いものが流れていった福島第一原子力発電所から約200km離れた場所で土壌1キロあたり約65万ベクレルです。

いずれも〝スポット〟検査

気をつけなければならないことは、これらはいずれもスポット検査であり、なんらかのきっかけでその場所がたまたま測定されてみつかっているにすぎないということです。

高濃度汚染スポットが発見された地域に暮らしていたひとたちが「まさか」と思ったように、もしかするとあなたが今いる場所が、まだ測定されていないだけで高濃度汚染スポットかもしれませんし、いま行われているサンプル検査で測定されなかった場所の農作物をあなたのお子さんが口にしてしまっているかもしれません。

とどまると被曝する恐れのある住人は避難させてあげるのが国の責務

そうした観点から、わたしは、最初の水素爆発が起きた直後に、「早々に原発周囲20〜30km圏内のひとたちを強制避難させるべき。また、

100㎞圏内の第一次産業生産物の流通はストップすべき。」と知人のマスコミ関係者や周囲の人間にメールに書いたり、話をしたりしたのですが、テレビにでていた学者さんたちは「だいじょうぶ、だいじょうぶ」と毎日連呼していました。仮にも学者なのにと不思議に思いましたが、のちに彼らはいわゆる〝推進派〟といわれているひとたちだということがわかりました。

ひとの健康を害してまでも、彼らが推進したい理由とは何なのでしょう？　一歩ゆずってパニックを起こさないためにそうした行為を繰り返していたのだとしても、パニックを起こさないことと、小さなこどもたちを含む住民の方々を被曝させないことと、いったいどちらが大切なことなのでしょう？

これは「福島のひとたちを切り捨てろ」といっていたのではなく、これまで書いたように放射能汚染は人智では簡単には消せません。消えないものを無理に流そうとしたり、ないものにしようとしても無理なのです。

中途半端なことをすることで、中途半端に地元産業を助けるためにまったく関係のない地域の住人までをも被曝させることもおかしなことでしょうし、とどまると被曝する恐れのある住人は避難させてあげるのが国としての責務でしょう。

阪神淡路大震災の被災者として、同じ日本国の住民として、われわれ被災地外の人間が被災地をバックアップしなければならないからこそ、無駄なことに資本を消費して1億総倒れにならないためにも汚染を広げるわけにはいかないのです。

放射性物質の方が人間よりはるかに長寿命なのですから、今後事故の影響は今生きている世代が生きている以上に長期に渡るわけです。ですから、日本の未来を担うこどもたちやまだ生殖の可能性のある層、そして未来のわれわれの子孫をくだらない営利目的のために巻き込まないようにすることが大切だと思います。

露地物食材と学校給食

あきれてしまうのは、汚染されている可能性の低い地域のこどもたちの学校給食にあえて文部科学省発表の沈降マップで汚染の可能性の推測される地域の露地物食材を使っている自治体があるということです。

先に述べたように、今なされているのはほとんどがスポット検査です。当然のことながら、測っていないものはないとはいえないのです。

それがときどき降ってわいたように「……ベクレル/kg以上のセシウム含有食材検出」となる理由です。

当然のことながら、汚染が確認されている地点と福島第一原子力発電所の間の地点にはまだ検出されていない高放射線量、放射性物質がホットスポットとして集積している可能性があります。放射性物質は発生源から連続して飛んでいくのであり、離れた場所まで瞬間移動するわけではないからです。

雨や風の影響で落ち方にムラがあるだけです。

おかしいのは、学校給食でわざわざそうした地域の食材を全量検査でなく非常に少ないサンプリング数でしかチェックしていないものを小さなこどもたちに供給している点です。

滋賀のいじめ自殺の件でも露呈しましたが、なんとも未来をになうこどもたちの食育をあずかっているとは思えないような、責任感に乏しく、意識の低い姿勢です。

ある自治体の教育委員会のホームページから抜粋しました。

「2012年度の測定結果

結果による対応

5月使用分の○○県産冷凍ミカンから1kgあたり6・51ベクレルのセシウムが検出されました。この値は、新基準値（一般食品100ベクレル/kg）を大きく下回っています。このことから、冷凍ミカンの産地変更等は行いません。」

測定してみたミカンからセシウムがでているということは、その横の木からとれたミカンからはもっと高いセシウムがでることだってあるはずです。

新基準値で安全だということはだれも検証できていないのです。おそらくセシウム以外の放射性核種は測定していないでしょう。普段は公平な客観視というものを授業で教えているようなひとたちが、そういうもので安全だと思い込んで決めつけて産地変更等は行いませんといってのけるのは理解できません。少量のセシウムが安全だというのであれば、こうしたことを容認している教育委員会職員総出で、政府が収束宣言をだした事故原発の復旧作業を手伝いに防護マスクなど使わずに出向けばよいのです。

しかし、彼らは絶対にマスクははずさないでしょう。

みなさんは、お風呂の栓を抜いたまま水を入れたとき、蛇口からでてくる水の量と栓からでていく排水の量によって風呂に水がたまるか、無くなるかといった基本的な小学算数のニュートン算というものを覚えておいでですか？

たとえば、お風呂の蛇口から栓をあけたまま毎分2リットルの水を注ぎ、その排水栓から毎分1リットルの水がでていくとき、お風呂の容量が180リットルだったとしたら、どうなるでしょう？　栓をあけているからたまらない？

違います。

答えは、1分当たりの入る量2リットル−出て行く量1リットル＝1リットルずつ1分ごとにたまるわけですから、毎分1リットル、つまり180リットルの容量のお風呂であれば180÷（2−1）＝180分、つまり3時間で、たとえ栓を抜いていたとしても少しずつたまっていき、いっぱいになります。

たとえ少量ずつでも、出て行く量よりたまる量の方が多ければ、お風呂はいっぱいになるのです。

放射性物質の場合は、これに物理学的半減期の要素などを考慮に入れなければなりませんが、単純に考えてもこれと同じようなことが放射性物質と人間の体内に蓄積される量についてもいえます。

ですので、先に述べたようにひとつひとつの食材で基準値をクリアしていても、トータルでものごとをみないと先に述べたお風呂のように、たとえ少量ずつの摂取でも体から消える量より入ってくる量の方が多いだけでオーバーフローする可能性があります。

放射線の影響を一番受ける発育盛りのこどもたちに食べさせる食材です。ひとつひとつの食材で「安全だ」、「使用をやめる必要はない」と判断していてもまったく意味がないのです。

驚いたのは、2012年の2月になっても半減期8日のヨウ素131を測定している自治体がありましたが、これは放射性物質の半減期というものをまったく理解できておらずに、ただ単に「測定しています」(それもきわめて少ないサンプリング)というポーズをとっているだけか、国や東電の「収束宣言」そのものをまったく信用していないかのどちらかということになります。

自分たちがやっていることがまったくの無駄だということもわからずに検査をやっているようなひとたちが、「安全だと聞いている」という思い込みで他に含まれている可能性のある核種の検査もろくに行わずに汚染の可能性のある地域の露地物食材をこどもたちに食べさせているので、これほど怖いこともないでしょう。

医者の目からみた報道3
二本松の新築マンションで高線量

福島県二本松市の新築マンションの工事に東京電力福島第一原発事故で出た放射性物質に汚染されたコンクリートが使われており、マンシヨン1階の床から屋外より高い放射線量が測定されました。

　コンクリートの材料に計画的避難区域内の砕石場の石が使われたのが原因とみられ、1階の室内の高さ1メートルの線量が毎時1・16～1・24マイクロシーベルトでした。

　二本松市が2011年9～11月、子どもなどの積算線量を計測し、マンションに住む女子中学生の3か月間の線量が1・62ミリシーベルトと比較的高かったため発覚しました。

「100㎞圏内の第一次産業生産物の流通はストップすべき」としたものの、わたしもマンションの基礎に使う石までは想像が及びませんでした。

　しかし、報道ではあまりフォーカスされていなかったことがわたしは気になりました。同日の朝日新聞の紙面です。（図表77）

図表77

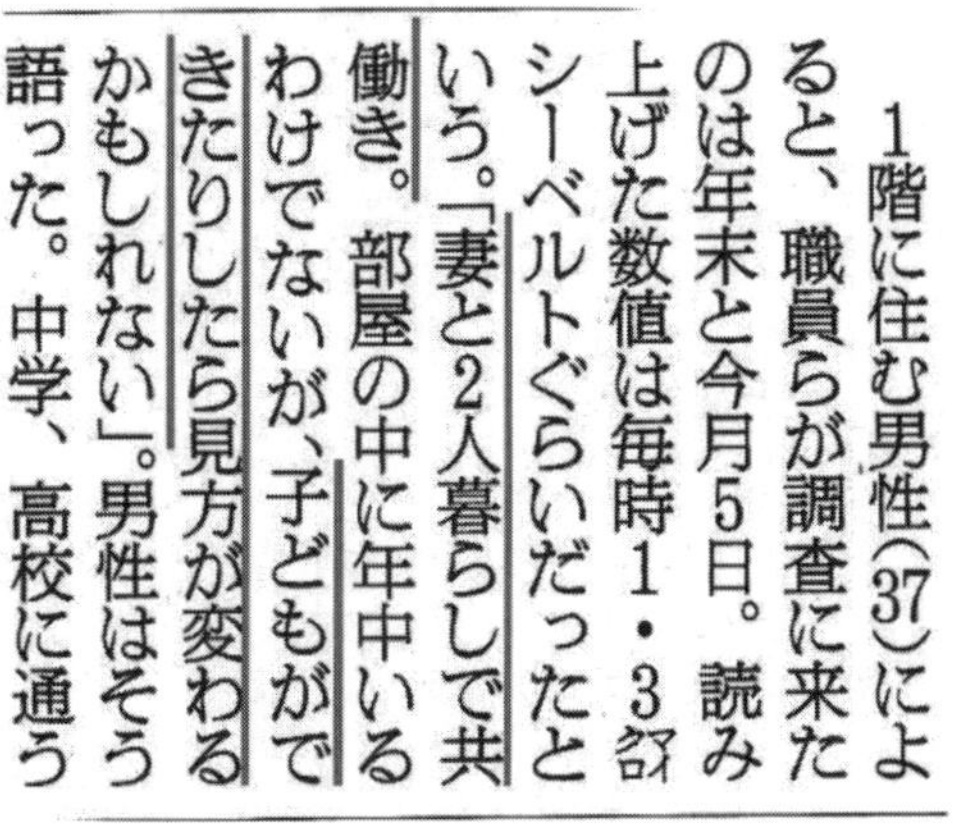

　1階に住む男性(37)によると、職員らが調査に来たのは年末と今月5日。読み上げた数値は毎時1・3㍃シーベルトぐらいだったという。「妻と2人暮らしで共働き。部屋の中に年中いるわけでないが、子どもができたりしたら見方が変わるかもしれない」。男性はそう語った。中学、高校に通う

朝日新聞朝刊 2012年1月15日付

記事にある「毎時1・24マイクロシーベルト」とは1時間あたり1・24マイクロシーベルト（放射線量をあらわす単位のひとつ）ということです。

　1時間あたり1・24マイクロシーベルトですから、

1・24×24（1日あたり24時間分）×90（3か月あたり90日分）＝2678マイクロシーベルトです。

単位を変えると2・678ミリシーベルトとなります。

これはどういうことをあらわすのでしょうか？

答えは図表78です。

図表78

管理区域
（使用施設）
許可なくして
立入りを禁ず

よく病院のX線室に貼ってあるマークですね。

放射線管理区域

「放射線管理区域」を示すマークで、3か月当たり1・3ミリシーベルト（mSv／3か月）を越えるおそれのある区域を表します。こうした区域では、放射線が漏れたりしないよう鉛の入った壁やドアを用いたり、出入りする人間の管理をしたり、スリッパを履き替えたりなど、厳重な管理をすることが義務付けられています。

わたしがこの地域の保健所長なら、このマンションの入り口にこのマークを貼りにいかなければなりません。

しかし、マンションに関してはこれを取り締まる法律がないとかで、将来こどもをつくる可能性のあるご夫婦が住んでいます。

床上1mの意味

これは本当に気付かない、知らないということが恐ろしいということで、いうなれば、これは結局こういうことになります。（図表79）

床上1mでも1時間あたり1・24マイクロシーベルトだと、それだけですでにOKにもなりませんが…。

文部科学省発表の汚染マップもよくみていた

図表79

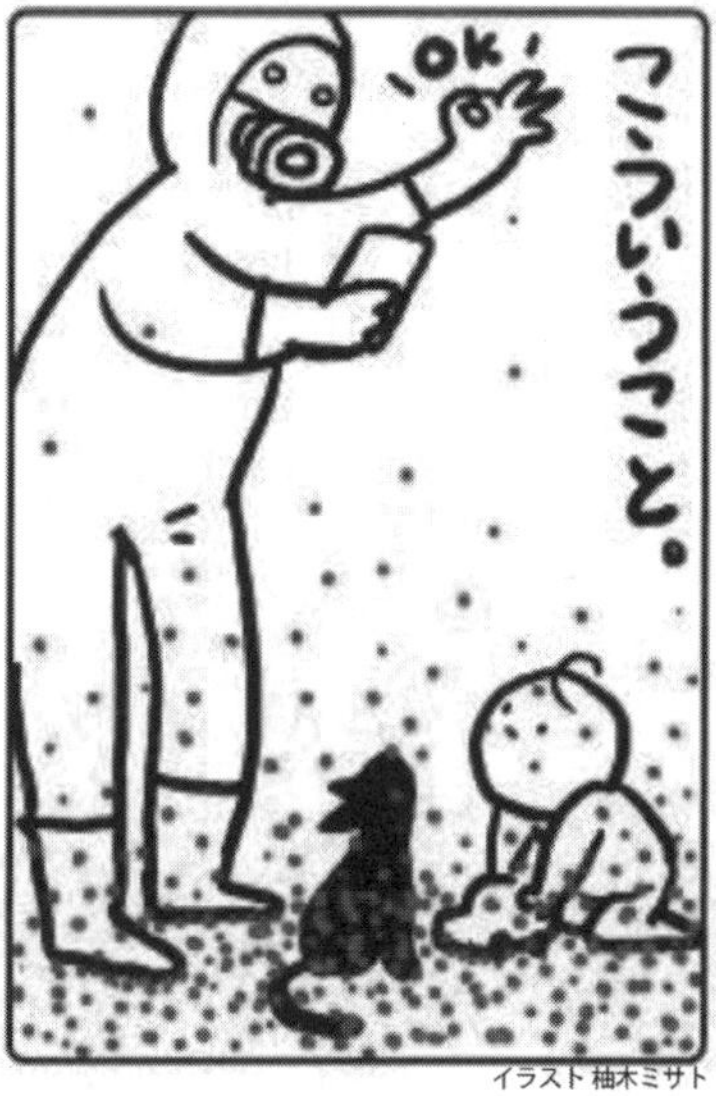

イラスト 柚木ミサト

だくと、地上1mでの数値となっています。

光や放射線の強さは線源からの距離の2乗に反比例します。つまり、地面や床付近の線量はもっと高いということです。

たとえば、我々の医院のような診療所では、通常X線しか扱いませんので、このマークが貼ってあっても、X線を照射するときにしか放射線はでていません。

しかし、下に落ちた放射性物質で汚染された地域では、下の地面や床から常に放射線が照射されていると考えてください。

過剰にX線を怖がって電源も入っていないX線室に入るのさえ怖がる患者さんもいますが、放射線がまったくでていない放射線管理区域を示すマークが貼ってある部屋と、常に放射線が床からでている放射線管理区域を示すマークもなにもない場所のどちらが怖いかよーく考えてみてください。

赤ちゃんの器官形成時期

妊娠反応には尿中hCG（ヒト絨毛性ゴナドトロピン：human chorionic gonadotropin）を用います。

「最も早く妊娠反応が陽性になる時期」は『正常妊娠の場合には、排卵後12日目頃（着床後約3日）には尿中hCG濃度は予定生理数日前（月経停止前）、少なくとも次の予定生理日の頃には妊娠検査薬の感度以上になっています。

言葉がむずかしいのでわかりにくいですが、何がいいたいかと簡単に申しますと、「こどもができたりしたら、見方が変わるかもしれない」とおっしゃっていますが、ほとんどの方が妊娠に気づいたときにはすでに胎児は非常に重要な「器官形成期」という手や足、脳といった体の重要な臓器をつくる期間に入っています。

つまり、「こどもができた」とわかったときには、すでに赤ちゃんを放射線にさらしてはいけない時期に突入していますので、こどもができてから見方を変えたのでは遅いのです。

もっといえば、普段キリンのように立って眠るひとはいませんので、夜間寝ている間におとうさんの精子もおかあさんの卵子も2段ベッドの上段にでも寝ていないかぎり、床上1mよりもっと高い線量のところで被曝し続けてしまっています。

放射線の強さは光の強さと同じで、距離の二乗に反比例します。つまり、この発表された数値以上の被曝を意識せずに受け続けることになります。

このことを取り締まる法律がないとかで国もいい加減に放置していますが、この若いご夫婦はお子さんをつくるご意思があるようですので、キリンやシマウマのように立ってでも寝ていないかぎり、夜間寝ている間に精子も卵子も受精以前から、役人が放射線量の測定を行った床上1mよりもっと線量の高いところで被曝し続け、受精後赤ちゃんにとって非常に重要な器官形成期の間もお二人が妊娠に気づくまでのあいだ、被曝を受け続けることになります。

一般の方の発想では、放射線というものは目に見えないので、「こどもができたりしたら、見方が変わるかもしれない」という発想になるのかもしれませんが、わたしはこの記事を読んだときに「なんとかしなければ」と強く思いました。

「all or none の法則」

一般に妊娠初期、受精後2週間（月経周期が28日の場合、最終月経から27日まで）の間に薬などの強い影響を受けた場合は着床できなかったり、流産（本人も気づかない流産）になってしまいます。そうならなかった場合はちいさなダメージを受けても完全に修復され、正常に出産します。これは「all or none の法則」と呼ばれている現象です。

これは通常の妊娠についていえることで、被曝環境下での妊娠については少し事情が異なります。

妊娠中の薬の使用の場合、一番問題になるのはこのあとに続く赤ちゃんの器官ができていく時期で、薬などの影響による催奇性（奇形を生む可能性）の危険がある時期は、大体4か月くらいまで続きます。妊娠5か月になるとその心配は少なくなりますが、その後は赤ちゃんの発育不全や羊水が減ってしまうなど健康状態への

図表 80

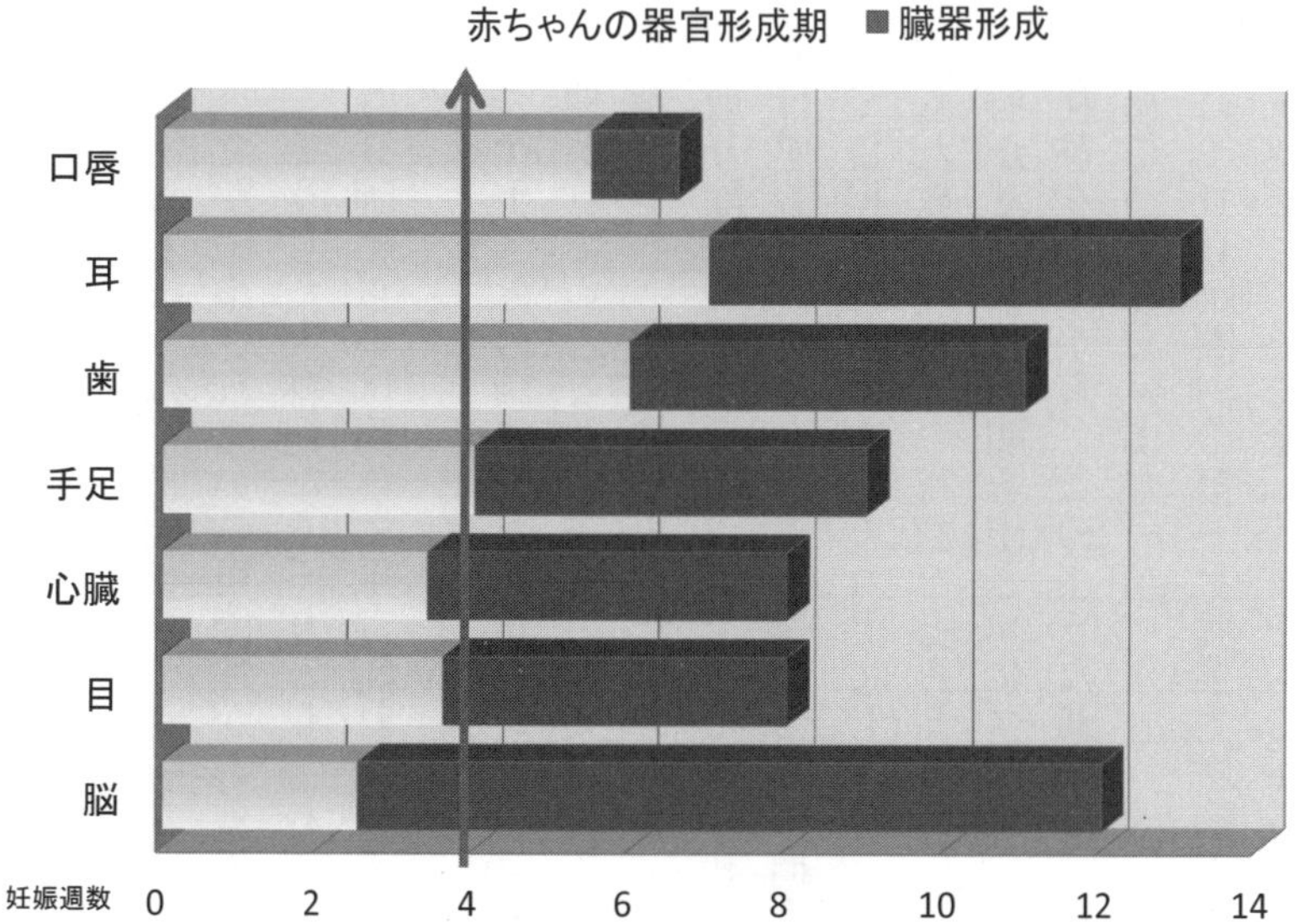

影響に問題が移っていきます。

一方、放射線被曝の場合、受精前は遺伝情報の破損、受精後器官形成期は臓器形成障害、その後の発育期には発達障害や発がんなどとすべての期間にわたって放射線障害の影響がでることが考えられますので、とくにこどもやまだ生殖を終えていない層の被曝には注意が必要です。


本当に悲惨な事件です。「原発事故」自体が想定外だからといって、原発事故で流出した放射性物質がマンションの基礎に使う石を汚染するなんて想定されていないわけですから、それを取り締まる法律もないからだれもとがめられないというわけです。

これでは法治国家ではなく、放置国家です。

当方が最初の水素爆発が起きた直後に、知人のマスコミ関係者や周囲の人間に「１００㎞圏内の第一次産業生産物の流通はストップすべき」と話したのは、今の政治をみてもらえばおわかりの通り大事な法案でさえすぐには通せないのですから、あれはだめ、これは大丈夫と細々と規則を決めることは不可能ですし、こういうものすべてが汚染されている可能性があるのですから、そうした大雑把なくくりとしたわけです。１００㎞くらいは簡単に風は流れていくからです。

今回のケースは汚染された石がマンションの基礎に使われているといいます。汚染されているとわかっても、建ててしまったマンションの基礎は取り除けません。石だけでそんなに利益がでるはずもありませんから、採石会社に損害をすべて負担させるのもむりな話でしょう。

流出した放射性物質の特徴をとらえて、いち早く政府がそうした声明を出さずにズルズルと目先の利益を追うから、このような悲惨な事が次々と起こってしまいます。

最初に１００㎞圏内の第一次産業生産物の流通はストップし、その分「補償をするから、汚染地域からの食品を含めた資材の搬出は行わないように」との指針をだせばよかったのです。これはＳＰＥＥＤＩというものの存在を知る前のわたしの意見です。

〝稲ワラ〟は何からつくられるでしょうか？

汚染稲わらを食べてセシウムが検出された牛肉の問題も、結局政府がきちんとした声明をわかりやすくだしてあげなかったから、酪農家の方には放射能汚染をきたす物質のことがわかりにくかったのです。

もうひとつ大切なことは汚染砕石の問題も、汚染稲ワラの問題も、それらが汚染される元となったそれらの物質の周辺の大気はそれなりに汚染されていたということです。

さて、稲ワラは何からつくられるでしょうか？

国が定めた「安全」基準で大丈夫か
有機溶剤によるシックハウスの症例

図表81は当方の身近なケースの家のリフォームに伴う有機溶剤によるシックハウスの症例です。

今現在も産業優先で、ホルムアルデヒドや有機溶剤などに関して国土交通省や厚生労働省によるまともな化学物質に関する総量規制がありません。

ひとつひとつが基準をクリアしていても、たくさん使われればこどもたちの（大人すらも）許容量をこえることなどに関するまともな規制がないのです。

ほとんどの一般の方が意識していませんが、最近成人発症の喘息やアトピー性皮膚炎が目につきます。当院の最高齢では85歳でアトピーが出た方がおられます。あなたの身の回りのアトピーやぜんそくやその他のアレルギー疾患が、この行政の怠慢によるものの場合が考えられま

図表81

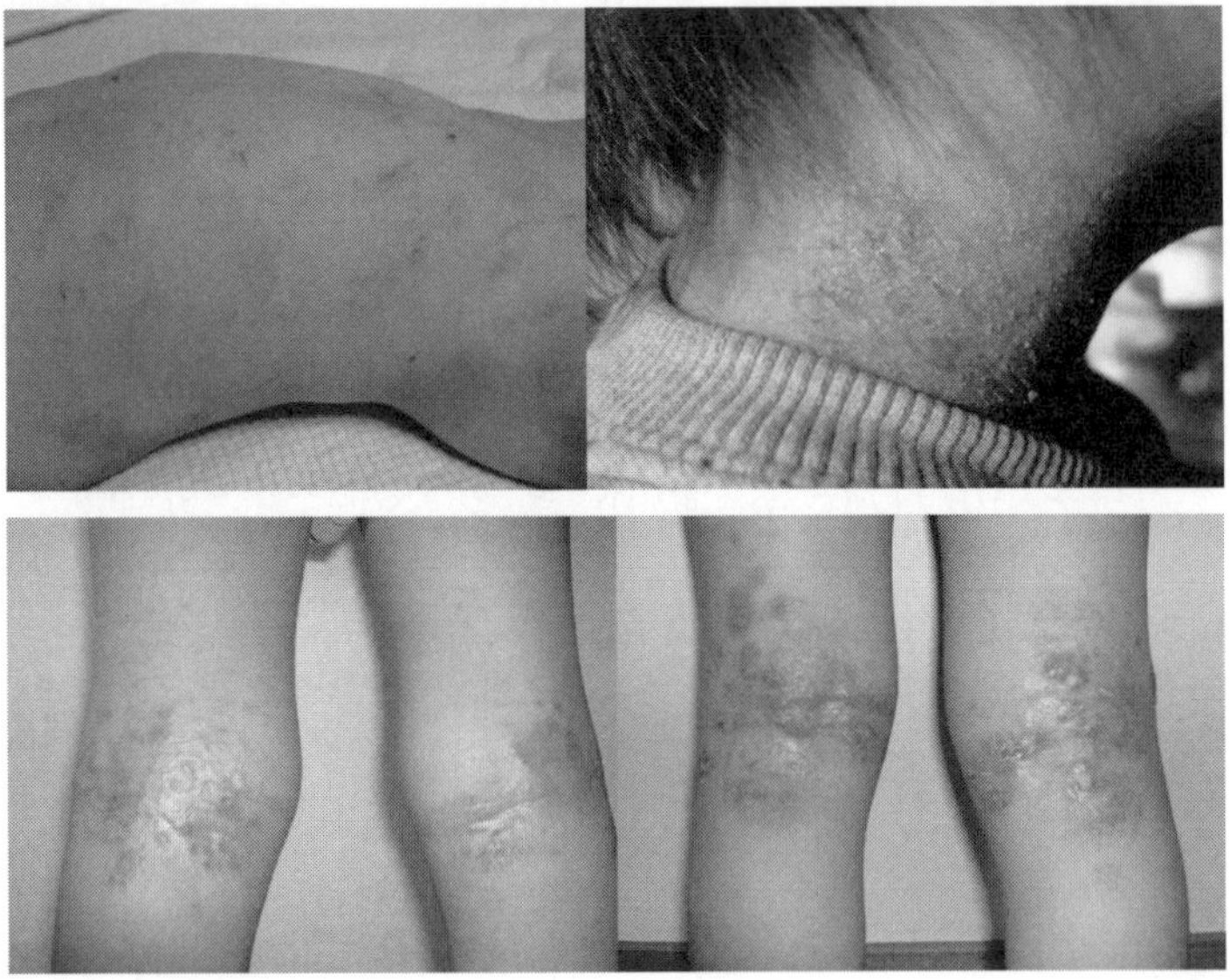

す。これら疾患の治療にあたっている医師たちでさえも、ただ目の前に現れた患者の治療に専念しているだけで、原因究明や疾患の予防に力を注いでいるひとはほとんどみたことがありません。

みな起きてから治すことばかりに目がいっていて、一番大切な起こさないこと、原因究明と予防することに最大限の注意が払われていないのです。

また、これらの化学物質は大人よりも体の小さなこどもや赤ちゃんの方が許容量が低く、当然のことながら、大人より背の低いこどもやハイハイをする赤ちゃんの方が低いところにただようこれらの物質を吸入しやすいのですが、法律上こうしたことに対する配慮がありません。

こうした化学物質により一旦免疫系が破綻し、ある物質に感作すると、そのひとはほぼ一生の間、脱感作（アレルギー物質に対してアレルギー状態でなくなること）といった現象が起こるまで化学物質に対する免疫異常を背負うことになります。

つまり、新築の建物はもとより、新車や、ひどい場合はそのこどもたちが社会に出たときにいっしょに働くひとの香水やシャンプーにまで反応してしまいます。

そうなると、もうまともな社会生活を送れません。

そういうことを国は放置し、また職業裁判官といわれるひとたちは、実際に目の前にある患者さんの被害を無視して国の方針に基づく判決しかだしていません。

たとえば、大阪の歯医者さんがクリニックを建てた際にシックハウス（クリニック）になりましたが、これを裁判官は「医療関係者は大学の解剖実習の際にホルマリンに接触しており、そのときすでにこうした物質に感作していた可能性があるので、工事の際にシッククリニックになったとはいえない。」などといった、工事によって被害にあった方が負けるという一般人には到底理解不能なおかしな判決を出しています。

そんなこと、実際に国立大学の医学部で解剖実習を受けた当方も実習を受ける前に教官から注意事項として聞いたこともありません。

クリニックを建てたことによって、シッククリニックになったのであれば、その建て方が不適切であると考えるのが普通でしょう。

それを当人が意識していないような、また注意を受けたこともないような学生時代の実習の話をもちだされてもふせげるはずがありません。

また、現在のところ、性能規定や指針値を超えた場合の罰則等はないため、基本的にこのシックハウスの問題は、たとえ工事をきっかけに健康被害が生じてもほぼ野放しに近い状態になっており、自分の身は自分で守らなければなりません。

たとえば医療の場合、たとえ20万円の手術でも、手術をきっかけに患者さんの身に何かあれば数千万円の補償を求められることがザラにありますが、こうした工事を契機としたシックハウスの場合は被害者側が非常に立証しにくくなっており、たとえ一生涯の負担を被害者側が背負わされても工事会社の非を認めないということを裁判所では平気でやっています。工事会社が逃げやすい構造を国が作っているからです。

　これとは逆に医療崩壊の原因となっているおかしな訴訟や判例の増加においては、放置すると命を失うような疾患に対して医療が介入したことによる不可避な過誤や専門家からみてどう考えてもおかしな判決がたくさんでており、司法判断にこうした常識的な一貫性が失われているのも医者が過酷な現場を離れたり、受け入れ困難が生じる要因になっているということをみなさんは理解しておいてください。

当初から予測されていた被曝

　２０１２年の３月に東京電力福島第一原発事故で、事故の約1か月後に福島県浜通り地区から福島市に避難してきた48人と、原発から30キロ圏周辺の浪江町津島地区に残っていた住民17人を対象に65人の測定を行った結果、放射性ヨウ素によって甲状腺に87ミリシーベルトの被曝をしていた人が1人、合わせて5人が50ミリシーベルトを超えていることが分かったという記事が出ました。

　健康的な影響の予防策をとる国際的な目安の50ミリシーベルトを超えており、子どもの最高は47ミリシーベルトでした。

　原発事故後の初期に飛ぶのがこのヨウ素１３１（^{131}I）です。

　半減期8・04日で、ベータ線を放出して、キセノン１３１（^{131}Xe）となり、ガンマ線が放出されます。

　人工的には、核分裂で大量に生成し、生体に対しては甲状腺被曝が大きな問題となります。

1986年4月26日に起こった旧ソ連（現、ウクライナ）のチェルノブイリ原発の事故では、30京ベクレル（3・0×10^{17}ベクレル）が放出され（福島第一原発事故では1・6×10^{17}ベクレル）、その影響の顕著なものとして小児の間で甲状腺がんが多発しました。

食物連鎖

特定非営利活動法人原子力資料情報室によると、人がヨウ素を吸収する主な経路は、牧草→牛→牛乳→人の食物連鎖で、この移行は非常にすみやかに進み、牛乳中の放射性ヨウ素濃度は牧草上に堆積した3日後にピークに達します。牧草から除去される有効半減期は約5日。牧草地1㎡にヨウ素131が1000ベクレル堆積すれば、牛乳1リットルに900ベクレルが含まれると推定されています。

http://cnic.jp/modules/radioactivity/index.php/11.html

すでに明らかになっていますが、行政当局は原発の水素爆発、ベント後早期にすでにSPEEDI（緊急時迅速放射能影響予測ネットワークシステム）により放射性物質の拡散様式をとらえていました。

わたしは最初の水素爆発が起きた直後に、知人のマスコミ関係者や周囲の人間に「早々に原発周囲20～30㎞圏内のひとたちを強制避難させるべき。また、100㎞圏内の第一次産業生産物の流通はストップすべき」とメールに書いたり、話をしたりしましたが、「100㎞圏内の第一次産業生産物の流通はストップすべき」としたのは、漠然と空気中での浮遊物の流れる速さや広がる範囲が体験上わかっているということがあったからでした。米政府が米国人に対して福島第一原発から50マイル（約80キロ）圏外への退避を勧告したという報道を受けて、うちの職員にも「アメリカの判断の方が妥当。80㎞

でも少ないかも。」と話していました。しかし、実際には米エネルギー省が放射線測定（モニタリング）を行って詳細な「汚染地図」を日本政府に提供したにもかかわらず、政府はこのデータを公表せず、住民の避難に活用していなかったことが最近になってわかりました。

日本政府からSPEEDIのデータを渡され、米軍機で実際に空から放射線測定（モニタリング）を実際に行っていた米国は、そうしたデータに基づいて自国民に原発周辺80㎞以内からの退避を呼びかけていたのです。

「やっぱり、アメリカは合理的だな」と思っていたわたしの予想は裏切られ、実は収集されたデータにもとづいて非常に堅実な対応をとっていたということです。

放射性物質が大量に放出される中、北西方向に帯状に広がる高濃度地域が一目でわかるデータが死蔵され、大勢の住民が一般市民の年間被曝線量の限度を数時間で超える汚染地域を避難先や避難経路に選んでしまったのです。

アメリカ側から与えられていた情報が公表されなかったばかりに、原発事故から必死になって逃げようとしていた方々が、高濃度放射能の雲（放射性プルーム）が流れていく方向、つまり一番逃げてはいけない方向に逃げてしまったのです。JCOの臨界事故のような大量被曝でもすぐには影響はでないのです。おそらくこの方たちに将来的にこの被曝による影響がでても、それがこの不作為による被曝によるものだと立証することは不可能でしょう。

これほど悲惨なことはありません。

また、SPEEDIにたずさわる部署のひとたちが震災直後に何度も何度も再計算を行ったとされていますが、そうしたことからもこの地域に高濃度の放射性プルームが流れていくのは認識できていたはずです。

日本国内において外国人がより適切な指示のもと避難していたときに、同じ日本人が逃げてはいけない方向に逃げていくのを認識しながら放置していた人がいたということです。
これは本当に恐ろしいことです。

「がん難民をうまないために」

さて、これらの話を簡単に兵庫県下の各患者会の代表者の方々を前に「がん難民をうまないために」というテーマで話をさせていただきました。

その際、質疑応答のところで肝炎の患者会の代表者の方から「話はよくわかりました。ということは、わたしたちは将来また、国に同じような補償を求めていかなければならないということですね。」というコメントがありました。

わたしが言いたいのは、こういうひどいことが行われていたから、それに対してみんなで補償を求めましょうというのとはちょっと違います。

わたしは、「ひどい目にあったから補償を求めるというのではなく、自分たちがひどい目にあったからこそ、みなさんが気づいたときに、何かちいさなことでもいいのでコツコツと、自分たちと同じような目にあう可能性のあるひとをつくらないように、どんなことでもいいのでアクションを起こしてください。」とお答えしました。

それが、わたしが今回みなさまにお伝えしたかった「がん難民をうまないために」なのです。

ひとはだれしも誤った固定観念や先入観を持つことがあります。また、信頼していたものに裏切られたときほど悲しいことはありません。

そうしたことから、がん難民になるベースは発生し、薬害エイズ訴訟や肝炎訴訟、抗がん剤の副作用に関する訴訟などが繰り返し起こし起こされているのでしょう。

しかし、大切なことは何かひどい目にあったから、何かことが起きてから補償を求めていくという姿勢ではなく、普段から冷静に客観的にものごとをみつめ、普段から自分たち自身で気をつけて、「もっとあのとき政府がきちんとやってくれていたら」などというひとが発生するのは、できれば避けていきたいものです。

それが、繰り返しになりますが、わたしが今回みなさまにお伝えしたかった「がん難民をうまないために」なのです。

第八章　がん難民をうまないためにわれわれはどうすべきか

おわりに

野山を歩いてみる

みなさんは、野山を歩いたことがありますか？

秋が終わり、冬に入るころに山歩きをすると、この時期山は落ち葉だらけになりますから、その様子を見るだけで山林部分の除染はまったく不可能だということを思い知るでしょう。

百聞は一見にしかずです。山が赤や黄色に色づいたころに、一度近くの山を歩いてみてください。そして、自分の目で実際にその様子を確かめてください。

山に降り注いだ放射性物質を取り除くには、放射性物質がふりつもった無数の木の葉、複雑な形をした樹皮、落ち葉、土などすべてをとりのぞかなければなりません。

そして、それらは放置されている間にすべて雨や雪に伴い、地中や川などに流されます。

本気で除染を行おうと思えば、放射性物質が降り注いだ途端に取り除かないと、風に舞ったり、雨などにより木の葉の内部や樹皮のしわの間、そして地面の中にしみ込んでしまうのです。

阿武隈川から1日あたり500億ベクレル

ある報道で、福島県中央部を流れる阿武隈川から海に流れ出る放射性セシウムの量が1日あたり約５００億ベクレルにのぼることが京都大、筑波大、気象研究所などの合同調査によりわかったといったことが報じられました。

阿武隈川の流域面積は５４００㎢で、事故による汚染が大きい地域が広く含まれます。広大な範囲に莫大な量が放射性セシウムだけで散らばっていると算出されたのですから、ものすごいことです。

東北地方の面積は６万６８８９㎢、日本全国の約18%を占めます。

6万6889平方キロは6万6889×10^6㎡です。経済産業省発表の「解析で対象とした期間での大気中への放射性物質の放出量の試算値」によると飛散したセシウムの飛散量はCs134、Cs137合わせて3・3×10^{16}ベクレルです。東北地方全体にこのセシウムを均等にまぶしたとすると、3・3×10^{16}ベクレル÷（6万6889×10^6㎡）＝49・3×10^4ベクレル／㎡（49・3万ベクレル／㎡）

ちなみに、病院などの放射線管理区域の設定基準は4・0×10^4ベクレル／㎡（4万ベクレル／㎡）です。頻繁に放射性核種を取り扱う病院ではもったいをつけて儀式を行っているのに、それ以上の濃度のところでは一般の方が自由に振舞えていたら、何をやっているのかわかりません。

最初、わたしが周囲の人間や知人たちに「日本の北半分が終わった」と漏らしていたのはそういうことなのです。

幸い、風の流れなどがありますので「日本の北半分」という最悪の事態はまぬがれましたが、IAEA（International Atomic Energy Agency、国際原子力機関）閣僚会議に対する日本国政府、原子力災害対策本部の報告書」の**図表29**（p.103）をみると、発表のあったのは31種類です。今現在はセシウムしか報道されていないのでほとんどの方の頭の中にはセシウムしかないと思いますが、米国Worcester Polytechnic Institute の Marco Kaltofen氏の発表では、北日本の土壌サンプルからセシウム以外のアメリシウム241、コバルト60なども検出されています。

実際にはまったく収束していないのにあの「収束宣言」を出した政府でさえ31種類もの核種の流出があったと海外向けの報告書では認めているのですから当たり前です。中には半減期数万年の長寿命核種も含まれています。

今現在セシウムくらいしか測定されておらず、その結果しか報道されていないので、みなさんの頭の中ではセシウムくらいしかないように感じるにすぎないのです。実際にあるものに対して目をふせているだけで、測っていないものはないとはいえないのです。そして、それらの中には強い放射線を出すアルファー線放出性の核種も存在します。

「基本的に他の放射性核種もセシウムに付随した振舞いをするはず」ということでセシウム以外を測定せずに汚染の可能性のある地域の露地物食材をこどもたちに給食として提供している地域もありますが、遠く福島第一原発から247㎞離れた地点でもストロンチウム90が検出されており、基本的に核種によって飛び方はさまざまです。文部科学省の測定結果よりストロンチウムと放射性セシウムの挙動は一様ではないことが確認されているので、そうした考え方は同一官庁系列内ですら整合性がとれておらず、大きな間違いです。

除染の意味と食物連鎖

雨水により川に流された放射性物質は、今度は海に流されます。

「海は生命の源」と評されるように、いろいろな生き物が海でうまれ、いまでもいろんな栄養素が食物連鎖を通して海から陸にいる人間を含めた生き物たちに供給されています。

除染で流した水は基本的に排水溝を通って川へ、そして最終的にはほとんどが海に流されます。薄く広く、洗い流したつもりが、みなさんの口の中に戻ってくるのです。近づかずにその場にとどめておけばいつかは壊れてくれるのに、へたに動かすことで、あなたの身の周りから洗い流したつもりがあなたの体内にまであなたが気付かぬうちに戻ってくるのです。

もし、下水処理場でろ過して放射性物質を集めきることができたとしても、ろ過して集めたものは濃縮されているので今度は高線量の放射能をもつことになります。

バラバラのままにしておけば、なんとかひとが近づけるような線量だったものが、集めることでひとが不用意に近づいてはいけないような線量の塊に変わるのです。

たくさんの水で洗い流してでるあの排水はきちんと管理されているのでしょうか？

ニュースの映像などをみていると、信じられないような軽装で作業が行われているのを目にします。

除染や福島第一原発の事故処理で作業員が使用した防護服などの衣類は放射性物質が付着するため使い捨てにされますが、処分方法などが決まっておらず、どんどん放射能で汚染された廃棄物が増えていきます。こういったものもすべて放射性廃棄物です。

捨て方もわからないし、捨てる場所さえありません。ばらばらに適当に捨てるわけにもいかないので、集めて置いています。集積したり、焼いて濃縮すればまた高線量の放射性廃棄物に変わります。

まともな放射線防護服ではないので1着当たりの値段はさほど高いものではありませんが、原発作業員だけでなく一般の除染作業にまで使用しだすと、とんでもない額になるでしょう。基本は使い捨てですので、このエコが求められる時代に無駄なごみを意図的に大量に出すことになります。

まともにやれば、家1軒当たりの除染費用は数百万円にものぼると言われています。それだけかけてやっても全部をとりきれないのです。

もちろん、地方にはそうしたことに対応する財源はないので、こうした除染費用は自腹か国への請求↓健全地域を含めた国民全体での負担増につながるわけです。

また、除染が部分的になんとかうまくいっても、大量の使用済み核燃料が不安定なまま現場に残されており、原発事故は完全に収束していないので、再び大きな地震でもきて1回目の地

図表82

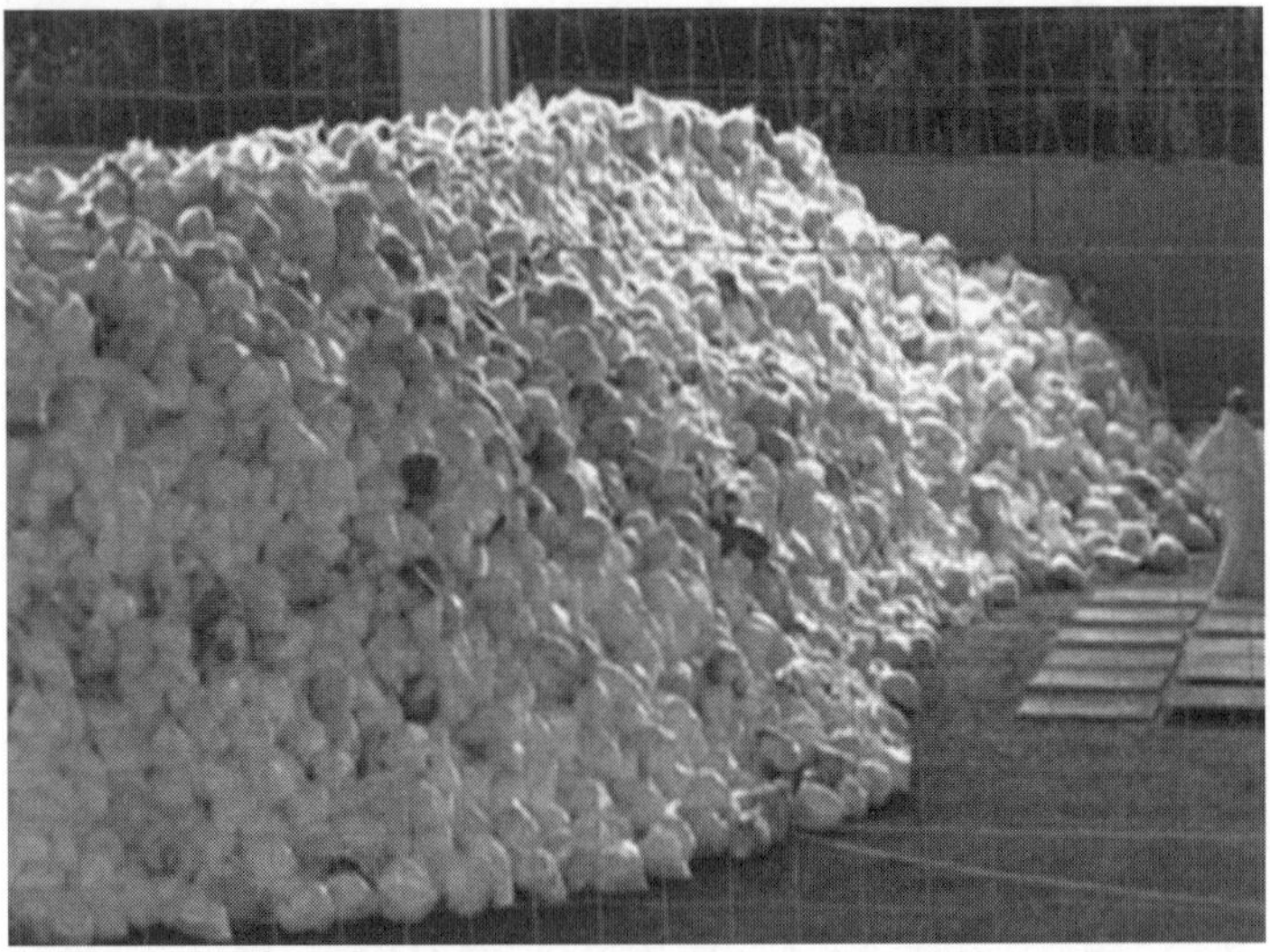

集積された放射性廃棄物のガウン

http://photo.tepco.co.jp/library/111015_2/111015_15.jpg

震に耐えた際の耐震強度より弱くなっている被災原発からひと吹きすれば、せっかく除染した場所にまた降り注いでしまいます。

燃料の融けた被災原発は事故を起こす前の原発より確実に地震等に対する条件は悪いわけですから、次に何か起これば一度降っている場所に次は降らないとはいえないわけです。

すべての苦労が水の泡にならないように、せめて原発事故が完全に収束してから、除染等は行えばよいと思います。

ひとつの対策案

まだ放射性物質のほとんど降り注いでいない西日本には汚染地域に似たような農村主体の過疎に苦しむ村々などがあります。

そうした地域に補助金を出して被災者を優先して優遇してきてもらい、人口も増えれば過疎地も助かり、汚染地域の住民の方々も中途半端な除染でお孫さんや若いひとたちが安心して一緒に暮らしにくい地域にいつまでも居続けて被曝せずに済むわけです。

こどもを外に出さず、放射能で汚染された地域に恐々住み続けるよりも、そうした不安の少ない地域でやり直した方がひとびとも伸び伸びでき、活力がでるでしょう。

当然のことながら、多少被曝しても住みなれた土地に住み続けたいと願う、比較的被曝の影響がでる可能性が少ない層の方々は除きます。

防水性の高いものは水分を通しにくいので、それだけ蒸れます。暑い夏には、それを着て作業することにより熱中症などのさまざまな二次被害が発生するでしょう。中には、それまでお持ちであった動脈硬化などをベースに、ストレスや脱水から脳梗塞や心筋梗塞などを起こして命を落とす方もでてくるでしょう。

実際に、２０１１年5月14日に原発で作業中に心筋梗塞を発症して亡くなった方が早々に労災と認定されています。作業に入った翌日に心筋梗塞を発症していますので、普段なら考えられないようなスピード認定です。

除染しながら被曝する

除染が必要な場所は当然のことながら放射線量が高い場所ですので、除染作業中は作業員が被曝します。放射性物質が付着しないようにするための防護服なのですが、高圧洗浄水で洗えばしぶきが飛び散ります。近づかなければつくはずもなかった放射性物質が作業員に付着して被曝してしまいます。暑くて蒸れれば、ついマスクをずらしてしまうでしょう。

高圧洗浄水で飛ばしたしぶきがミクロの放射性物質含有のエアロゾル（空気中に浮かんだ微細な固体や液体の粒子のこと）になったり、その風圧で周囲の放射性物質含有粉じんも舞い、それを吸って内部被曝をしてしまうひともいるでしょう。

被曝する必要のなかったひとたちまでもが、

除染をすることで被曝するのです。

　きちんとすれば、ひとりあたりの被曝線量にはかぎりがあります。それはいいかえれば、次から次へと被曝するひとをあてがって増やすということです。

　チェルノブイリの原発事故の収束のために延べ80万人の労働者が動員されたことを考えても相当数の労働者をあてがわないと事故の収束や復旧作業は困難なことは明らかでしょう。

　医療関係者のようにしっかりとしたガウンテクニックを身に着けていればいいのですが、中にはうまくできないひとも、放射性物質そのものがみえないため危険性が認識できず、つい手を抜くひともいるでしょう。

　みえない、におわない、感じないというのは恐ろしいことなのです。

　ずっと湿っていればよいですが、周辺の乾いた地面を風が吹くと、砂埃とともに放射性物質が空気中に舞います。それを除染作業が必要な地域に住む住人が吸い込むのです。

　また、それが将来的に石綿のように住人や作業員の新たな健康被害を生むかもしれません。しかも、今回は石綿のように「石綿＝中皮腫」といった簡単な図式がありません。

　普通にしていてもがんというものは遺伝子の老化に伴い自然発生するわけですから、放射性物質はさまざまな種類のがんを引き起こす可能性があり、たとえがんを発症したとしても原発関連の放射性物質による発がんであると立証するのは個々人にはほぼ不可能であると思われます。作業履歴や居住履歴だけです。将来的にどういう線引きをしてどこまで補償するのでしょうか？

　そして、それはまたさらに将来的に新たな国民の負担増につながる可能性があります。ひとががんになると社会保障費をたくさん消費するからです。

　そのためにも、放射線の影響を受けやすいこどもたちを中心に不用意な被曝は避けるべきです。

放射性物質を自然崩壊以外に別の物質に変えるには、人為的に中性子などの放射線を当てなければなりません。当てたいものだけに当てることができればよいのですが、当てたい放射性物質の周りには普通の問題のない物質が散らばっています。

それらに放射線が当たると、「放射化」といってまた別の放射性物質に変わってしまいます。放射性物質の放射性を消そうとすると、その周囲の物質を〝放射性〟に変えてしまうことがあるのです。

対象はミクロの世界です。はっきりいってきりがありません。

除染は、現在のところ、放射性物質の場所を変えているだけなのです。

陸地にとどめて封じ込めておけば、いつかは崩壊して安全な物質に変わるものを、いまやっている除染は作業員を被曝させながら中途半端に放射性物質の場所を変えて、高放射性下水汚泥を生産するか、わざわざ海に流して、人知れずまただれかの口に運ばれる手助けをするということをやっているにすぎません。放射性物質はどこへ流れていくかわからず、濃縮はランダムに起こり、すべての海産物を検査しきれない、実際に検査していないからです。

無駄な除染をさせないこと、危険な地域に住まわせないこととがんの告知

冷たく聞こえるかもしれませんが、これらは本文の中で述べたがんの告知に似ています。

「もう効かないですよ。体力が残っている間に残りの人生を楽しまれた方が…」と説明しても、「いやいや、まだまだ抗がん剤治療を続けてくれ」とおっしゃる患者さんやご家族がおられます。

そうした患者さんやご家族からの訴えに負け

て、抗がん剤の切り時を逃している事態にときどき遭遇します。

冷静に科学的なアプローチをしなければならないのに、情にほだされて薬を使い続けてしまうのです。

患者さんやご家族の想いはわれわれ医者も十分理解できるのですが、今現在はさまざまな経験的データからある程度の知見が集約されています。無理に効くはずもない抗がん剤を続けることは、患者さん自身にとっても不利益しかありません。ただでさえ弱っているところを、〝毒〟で追い落としてしまうのです。

現在の医学では、多くの患者さんに対する抗がん剤使用のデータから、「もうこれ以上は患者を苦しめるだけだろう」という段階では、「もうやれることはない」という説明を医師がします。患者さんに対する我々の誠意なのです。

つまり、専門家としての患者さん自身にとっての総合的なメリットを考えた上でベストな選択という意味でのサジェスチョンです。

そうした行為は、決して患者を突き放しているわけではありません。

それがなかなか、おかしな医療たたきでメディアに扇動されてしまったいまの患者さんたちにはわかってもらえないという現実があります。

中には、はじめから医療に対して批判的でけんか腰の方もいます。

そうした医者の「もうやれることはない」という説明に納得のいかない患者さんたちは、メディアの喧伝する「神の手」や「スーパードクター」などを探し求めてさまよっています。

中には、「もうやれることはない」という説明を医師に受けたあとにそこから立ち去り、効くはずのない代替療法に数十万から数百万円つぎ込んでいるひともいます。

我々は何人もの患者さんをみますが、患者さんにとってはがんで死ぬのは1回かぎりです。

我々にとってみれば、「これは効いたためしがないからやめとけばいいのに」となりますが、個々人の患者さんには「これはやっぱり効かなかったから、次はやめておこう」という判断ができないため、わらにもすがる思いでいろんなものをみつけてきて、これが延々と繰り返されます。ここでも視点が違うのです。

冷静に考えてみてください。いろんな角度からある程度効果がありそうだという段階から検証に検証を重ねて製品化に非常にお金のかかっている医薬品より効果のあるものが発見されたら、製薬会社や国が大量の資本を投じてその権利を買い取ってでもその製品の開発に乗り出すはずです。本当に効果のある医薬品というものは、ひとつ当たると世界中でたくさん使われて莫大な利益を生むからです。そんないいものがあったら、数千億円という巨大資本が放っておくはずがありません。効果的な薬の発見は社会保障費の節約にもつながるので、そんないいものがあれば国も補助金をたくさん出します。

所詮、いつまでも民間療法や代替療法然としているものはそれなりということなのです。おぼれそうなときにわらをつかんだら、確実におぼれます。わらはわらです。

そんなものにかけるお金があったら、体力のあるうちにお孫さんと旅行にいったり、何かやり残したことに使ったりした方がいいといっても、なかなか理解してもらえず、ひとが変わるたびに何度も何度も同じことが繰り返されます。

放射性物質に関しては、医療機関などのある程度対策のとられた建物の中でステンレスの板やビニールクロスの上に誤って放射性物質をこぼしたというのであれば、しっかり防護して、漏出・拡散しない予防策をきっちりとって除染すればいいのですが、山林や農地・土や川や海ではそうはいきません。量も比較になりません。

例えば、「スーパーから塩を一袋買ってきます。それをバラーっと2階からでも家の庭になるべく広くばら撒きます。

そして何回か雨が降ったあと、ほとんど撒いた塩が残らないように庭に植えられている木やものを残したまましみ込んで広がった塩を取り除きなさい。」とこどもにいったら、すぐに「できない」と答えました。

そう、こどもの視点で考えても直感でわかるくらい、そんなことはできないのです。

それを寄ってたかって、みんなで被曝しながら、単なる塩ではなく、ばら撒かれた放射性物質を洗い流しているのです。除染して取り除けるのは、しみ込んだ雨水が浸透している深さまでの土を含めてまるごと家の壁や木の皮や庭においてあるものを取り除ききったときです。しかし、そんなものはどこにも捨てることはできません。

比較的汚染の低い震災がれきですら、いまだに処理が終わっていないのですから。

それをある程度高圧洗浄水で洗い流しても、洗った水に含まれた放射性物質の捨て方もわからない上、全部はとりきれません。かければかけるほど中途半端な汚染水が増えていきます。

また、洗っても放射性物質の場所を変えているだけにすぎず、自然に崩壊して安全な別の物質に変わってしまうまでは、細菌のように囲い込んで条件を悪く整えてあげたりしても死滅して消えたりしません。

物質を構成するもともとの元素なのですから、煮ても焼いても化合物ができるだけで、その原子そのものの放射性は消えないのです。

森林部分の除染はまったく不可能なわけですから、放射性物質による汚染が推測される地域の測定はきちんと行い、データを公表し、日本全体のことを考えると、もうどうしようもない地域からははっきり住民に告知して早めに手を引かせてあげるのがベターです。

農作物もそういう地域では作ったり、出荷させてはいけません。行政はその分の補償をきちんと行うべきです。あるテレビ番組で家の前の田んぼの稲は出荷したといっているのに、そのすぐそばの農家の庭の芝生の線量は高かったから貼り替えたといっていたものがありました。だれも食べない庭の芝生の線量は貼り替えなければいけないくらいに高いのに、食べて応援している場合ではありません。

とくに、農村部においては田畑を除染すれば終わりというわけではなく、森林の多くは農作物の水源です。いくら低地のものを取り除いても、また上からおりてきます。森林の除染はこの章のはじめに述べた通り不可能です。そして農作物に吸い上げられた放射性物質は、一旦どこかに出荷されると、まわりまわってひとびとの体の中に入っていきます。

その場にとどめておけば起こらなかった、非汚染地域の住民の被曝、しかも内部被曝を、汚染地域の農作物を農家への補償を避けたい行政がわざわざ出荷・流通させることで起こしてしまうのです。

それでも行政が汚染地域に作付けと出荷をさせるというのであれば、わたしはブレンドの禁止と生産地の表示と放射線測定値表示の義務化（違反者には厳罰）を提案します。

これは決して被災地切捨てではなく、被災地の方々自身の身を案じて、そして将来的にそうした方々のバックアップに回るひとたちの健康を守る観点から言っていることだというのはご理解ください。

とどまることで被曝し、作業することで被曝し、半年かけて作った作物の汚染が検出されるとすべてが水の泡になり、出荷後に汚染が発覚すると近隣地域の同じ作物までが巻き添えを食い、汚染作物を出荷すると非汚染地域のこどもたちを被曝させ、将来自分たちを守ってくれるであろうひとたちに被害を及ぼす可能性があるのです。

作付けしなければ補償しないということや、

細胞分裂のさかんな、ＤＮＡが補修のための見本が近くにない不安定な1本鎖になる機会の多い、将来のあるこどもたちに、線量計をつけさせて様子をみていること自体が異常なことなのです。

はぎとったあとに残るもの

完璧な除染を施した家には、思い出の松やこどもたちの遊具もなにもなく、すでに慣れ親しんだなつかしい我が家の姿はそこにはありません。

放射性物質にとれば十分大きな亀裂やすきまだらけの屋根、壁、コンクリートの土台、庭の土、門、塀、庭木、こどもたちの遊具、すべてを一気に取り去ったときのみ、完全な除染は可能なのです。

除染の必要なくらい線量の高い地域でそれをやると、取り除いたものはすべて放射性廃棄物です。

広大な地域が汚染されているので、どこから入れ替えるものをもってくるというのでしょう。

幼稚園の園庭の除染を行った土を隣接する小学校の校庭に埋めているという話も聞きます。これだと詳細な埋め立て場所の管理を未来永劫だれかがしていないと、将来的に何も知らないひとたちが掘り起こしてしまったり、掘り起こしたひとが不用意な被曝をこうむる可能性があります。

いくら校庭や通学路を除染しても、こどもたちが生活して息を吸い、水を飲み、食事をとる場所はそこだけではないのです。

外に出さず、「あそこにいってはだめ、ここにいってはだめ」という生活はこどもたちにとっては苦痛そのもので、健全な発育を妨げる要因でしかありません。

今現在行われている自分の管轄区域だけの除染といった役所の縦割りの発想ではなく、本来守るべきこどもたちひとりひとりの立場になってトータルの被曝線量、内部被曝というものを考えてあげてください。

通学路と校庭だけ線量さげときゃいいわ、なんてひとたちが原子力を取り扱うから、想定忘れだらけでこうした事態に陥るのです。

原発への外部電源を引きこむ鉄塔の耐震基準などがそのよい例です。

行政もマスコミも、医療に関しては何かあるとハチの巣をつついたように騒いで責め立てるのに、またあれだけ情報開示だの、管理責任がどうのというにもかかわらず、ここら辺が非常に中途半端です。

告知をすべき場合

がんの安易な告知は、患者さんにとっては残酷です。

患者さんの性格や心情によっては告知するのがためらわれます。がんには逃げ場がないからです。

しかし、放射能汚染や被曝に関してはまだ逃げ場があるので、もっときちんと情報開示をしないと、住民の方々が被曝してしまいます。作業員が不要な被曝をしてしまいます。もたもたズルズルしている間中ずっとです。

粒子線のところで、放射線でがんを殺傷する原理を述べました。高線量の放射線は遺伝子をズタズタにして立ち直れなくしてがんや正常細胞を殺傷します。

しかし、中途半端に弱い線量では細胞は死滅せずに、逆に遺伝子の中途半端な損傷だけが残り、がん化を促します。

がんになるというのは老化に伴い遺伝子のほころびが多くなることであり、放射線障害によりこのほころびが多くなるからです。

よく「何ミリシーベルト以上浴びれば…」などとテレビでいっていますが、体の中には無数の細胞と、それに伴い無数のDNAがいろいろな方向を向いて存在します。

それを放射線がどういう飛び方をして、どのようにどれだけ傷つけるかなんて、だれにもわからないのです。

だから、「…以下なら大丈夫」と勝手に線を引くのは、〝お前ら寝るな休むな〟のところでお示ししたように、人間の単なる身勝手なやり方でおかしなことなのです。

これ以上は発がん、これ以下なら大丈夫というものではなく、繰り返しになりますが、それはまったくのランダム・エラーで、その中で発がん性をもつ傷をうんだ放射線障害ががん化を促すということです。

今現在の知見で、染色体には切れやすい部分があり、そこが切られると遺伝子の組み換えや複製障害が起こり、がん遺伝子化が促されるというのがある種の白血病やがんでわかっています。

たとえば、がん抑制遺伝子というものになんらかの障害で変異（機能喪失）が起きてもがんになります。

当然のことながら、線量が増えると遺伝子の損傷がたくさん起こるので、広島原爆で生き残った方やチェルノブイリ原発周辺に住んでいた人々にみられたようにがんになるひとが増えるということになります。

それ以上の細胞障害を負った方は、急性や亜急性の放射線障害で細胞が再生できずに死んでしまう。それが、原爆で死ぬ、臨界事故で死ぬ、チェルノブイリの原発事故で死ぬ、放射線でがんをつぶす、ただそれだけのことなのです。

行政の「ただちに健康に影響がでることはない」を信じてそれがもとでなんらかの障害を発生してしまった場合は何をやっても取り戻せません。起こしてしまったら、アウトです。

スタジアムに10万人ほどのひとをつめ込んでだれかが拳銃を撃つと、ほとんどのひとには影響はありませんが、ひとりかふたりは頭や心臓など重要な臓器に致命傷を負うでしょう。アルファ線などはそんな感じです。たとえ少数でも当たったひとにとっては１００％なのです。

　また、いくら補償を受けても、死んでしまったらどうしようもありません。命は金にはかえられません。

「チェルノブイリ・ネックレス」というものがあり、チェルノブイリ原発事故後にこどもたちに多発した甲状腺がん治療のための甲状腺の摘出手術を受けたあと、患者の首に残った手術跡のことを指します。えりのところに〝にこちゃんマークの口〟のような大きな傷跡が残るのです。傷跡が目立つかどうかも手術を受けたこどもの体質しだいです。しかし、そんなものがこどもたちの首に残ったら、将来そのこどもたちの精神状態はどうなるでしょう？

　チェルノブイリ原発事故後多発した小児甲状腺がん。

　図表83は、チェルノブイリ原発事故後に多発した甲状腺がんの発生数の推移で、東京大学先

図表 83

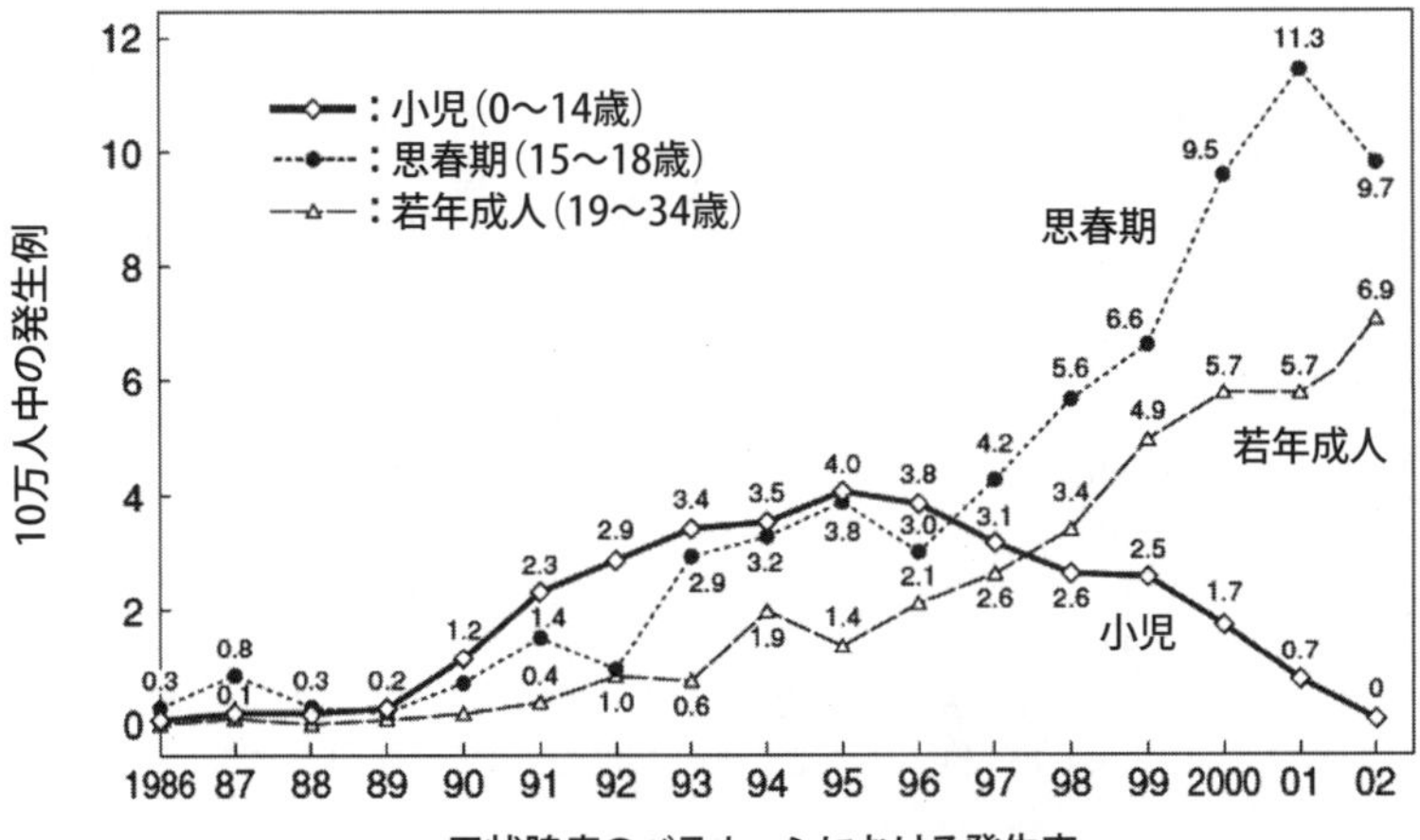

甲状腺癌のベラルーシにおける発生率

端科学技術研究センターシステム生物医学ラボラトリー児玉龍彦先生のご厚意によるものです。

チェルノブイリ原発事故の約5年後あたりからウクライナやベラルーシのドクターが低線量被曝による甲状腺がんの増加について言い出したときには原発事故と甲状腺がんとの関係がなかなか認められず、因果関係ありと国際的に認められたのは事故から約20年経ってのことでした。グラフから読みとれるように、そのときにはすでにヨウ素131の甲状腺被曝による甲状腺がんの発症は収束していました。

まさしくあとの祭りです。

本当のことは言わないし、きちんと調べもしない、測定されているはずのデータも言わないでは、地域住民は判断しようがない、あきらめのつけようがないと思います。

放射性廃棄物以上の食材

震災前までは100ベクレル/kg以上のセシウム含有廃棄物は埋め立て処理の放射性廃棄物だったようですが、原発事故後2012年3月末までは政府が中途半端なことをやって以前の放射性廃棄物並みの食材の流通を容認している状態でした。500ベクレル/kg以下ですから、以前の低レベル放射性廃棄物以上のものが食材として流通可能だったわけです。

つまり、社会正義を遂行するのが使命のはずの弁護士の枝野さんが「ただちに健康に影響がでることはない」などといいながら、国民に放射性廃棄物を食えといっていたのと同じことです。

ある地域で出荷前のコメの全袋検査に60億円の補正予算を専決処分したという発表がありましたが、これって汚染地域に住む人々に「あなた方自身も危ないから、米つくっとらんとはやく避難しなよー」とはじめに言ってあげれば全部起きないことではないでしょうか。

だれか政府などの意思決定のできる機関に属

する人間が、どうしてはじめにきちんと線引きをしてあげないのでしょう？

汚染の可能性のある地域で作付けした米の汚染状況を調べるのに60億円もつぎ込むのであれば、その60億円を疎開などの補償費用にあてがって西日本などの過疎地や休耕田を利用してもらえばよいのです。電力会社に補償させるといったって、国有化される前ならば結局みんなが払った電気代です。実質国有化されたあとの補償費用は国費です。つまり、結局国民全体の負担になります。

同じお金を使うのであれば、だれにも健康被害が起きないような使い方をした方がよいとは思いませんか？

作らないと補償しないなどと、こうした判断しかできない上層部のひとたちは農家の方々の苦労や不安をいったいどのように考えているのでしょう？

放射性物質が流出して広範囲に拡散しているのはすでに認められているのですから、作らなければ補償しないというのはナンセンスです。汚染を広めた原発を推進したのは国なのですから、作らなくても国が補償すべきです。

何もせずにお金だけもらっていても人間がだめになってしまいますから、積極的にそれまでの技能や経験が発揮・活用できるような援助の仕方を最大限にすべきです。

また、汚染の可能性のある地域でわざわざ米を作るから、とんでもない金額の費用をかけて汚染の検査をしなければならないのであり、米のブレンドを一切禁止し、使用したたねもみと検査にだされた米の遺伝子照合を行わなければ、汚染米によその米を混ぜることにより「安全基準値以内」に落として出荷することも可能になってしまいます。

そうなると、本文の中で述べたように国民全体に出回り摂取される放射性物質の総量は変わらないということになります。混ぜて薄めようが、そのまま出そうが、全国に運ばれ、消費される放射性物質そのものの総量は変わらないということです。

たとえば、今の安全基準の数値にならって100のセシウムは危険で50のセシウム含有だと安全基準を通過するとします。安全基準を通過した50のセシウム含有のお米を家で50食べ、外食で50食べたとしても、食べたひとにとったら、100食べることと同じことなのです。

つまり、混ぜたり、「安全基準値以内」に下がった米をたくさん食べた結果、その人個人にとっては、汚染米を非汚染米と混ぜて安全基準値以内に下げたものと汚染米と非汚染米をそれぞれ別に食べたことと変わりがなくなるのです。

つまり食べ方の形を変えただけで、そのひとのからだの中に入る放射性物質の総量は同じなのです。

摂取される放射性物質の総量は変わらないのに、摂取の仕方を変えただけの後者だけ許されないというのは、もともとこうした規制はひとびとの健康被害をふせぐためにあるということを考えればおかしな話です。

そのひとの体の中に入る量は同じなのに、片方は役人が作った安全基準を通過し、もう片方はひっかかるのです。まったくナンセンスです。

結局こうした検査費用も補償するのであれば、国が汚染地域の方々にはいさぎよく補償して出荷を止めることにより、だれにも気付かれていないホットスポットのそばで被曝しながら米を作るリスクや、せっかく農家の方が苦労して作ったお米が検品でひっかかって出荷できなくなって、1年かけた苦労が水の泡になったり、そしてわざわざ東北地方から遠く離れた地域のひとびとに内部被曝させてしまうようなリスクも回避できます。同じお金を使うのであれば、そうした使い方をした方が有意義です。

人口が減って困っている地域はたくさんあります。

限界集落というものがあるように、人口流出が止まらず若い人がこなくて共同体が維持できなくなっているようなところはたくさんありますので、そうしたところでは家賃や借地も本当に安く提供されると思います。またひとやお金が流入することで、地域が再活性化されます。そうしたことにこうした予算は使うべきです。

実はこうした話を2011年4月にあるシンポジウムの壇上でしました。

実際には線引きは難しいでしょうが、ある程度の経験のある専門家であれば、「無理なものは無理」と最初に簡単にいってあげられるはずです。

それを受けて判断するのは当事者自身です。原発事故後初期に被曝したひとたちのように必要な情報が与えられずに残されることと、きちんとした情報が与えられた上で自らの意思で残ることとはまったく違います。残りたいひとも動きたいひとも国は全力で支持すべきです。

政府の安全基準のあいまいな点をもう少しわかりやすく述べるとこうです。

1kg当たり500ベクレルのお米があったとして、よそから非汚染米100gを持ってきてまぜると、暫定基準の500ベクレル／kgを切りますので、出荷できてしまいました。

このお米が非汚染地域のご家庭にそのまま流れて行ったとします。

1kg当たり500ベクレルのお米も1100gで500ベクレルのお米も、そのご家族の口の中に入るという点では、最終的に胃の中に入って吸収される放射性物質の総量は変わらないのです。あるいは、非汚染米と混ぜたりしていない1kg当たり400ベクレルのお米をあるご家庭で1日1kg2日間消費するとします。1日あたりの摂取量は1kg当たり400ベクレルですが、これはセシウムさんからみれば、1kg当たり800ベクレルのお米と非汚染米1kgを2日間で食べるのと変わりません。1kg当たり4

00ベクレルのお米は「暫定安全基準」は通過しますが、その家族に食べられるセシウムさんの総量はこの2通りの食べ方でどちらも変わらず、結局多量のセシウムはそのご家族に全量食べられてしまうわけです。

線の引き方と基準の適用の仕方がおかしいのです。

ちなみに、放射性セシウム137の生物学的半減期は70日～100日です。つまり、1日やそこらでは口から取り込まれたセシウムの総量はあまり変わらないので、安全基準を通過したものでも、毎日食べることによってどんどん加算されるということがいえます。

細胞周期チェックポイント機構

DNAが複製され、細胞が分裂を繰り返す周期のことを細胞周期といいます。

細胞の中で起こっているDNA損傷を感知して細胞周期を停止させる細胞周期チェックポイント機構というものがあります。放射線照射や抗がん剤、あるいは何らかの原因によって細胞内でDNAの損傷が起きた時、その損傷を修復しようとするシステムが働きますが、修復の完了する前に細胞が分裂する周期が進んでしまうと間違った遺伝情報のまま複製されてしまいますので、このような事態を避けて正しい遺伝子情報を維持するために、細胞周期をいったん停止させ、その間に損傷したDNAを修復し、修復の完了を待って再び細胞周期をスタートさせます。よく安全を強調するためにX線写真の被曝量との比較が引き合いにだされますが、慢性的持続的な被曝とはこの点で異なります。

切れたあとに修復を受ける前にまた切られると、見本まで切られたりして元に戻しにくくなるのです。

つまり、こどもたちのだらだらとした内部被曝を避ける意味はここにあります。

生き物の進化の歴史は淘汰の歴史です。

どんな生き物でも環境に適応できない状況では、その残酷な自然の淘汰を受けることになります。

生き物の根本はこのＤＮＡが基本であり、この生体の設計図をみて、細胞の中の仕事をきっちりこなすお猿さんが体をつくる蛋白質などを複製し、体を形成、維持していきます。

考えてみると、それらが集まってシステムを作り上げ、動物や人間個々人が形成され、考えたり、性格を形成したり、この文章を書き上げようとしたりするのですから神秘という以外の何ものでもありません。

この生命の源となるＤＮＡが損傷を受けてもなんとか生体を維持できるよう、さまざまな修復機転が働いているのですが、ある一定の条件を超えると、それが追いつかなくなり、それが老化や発がんを起こすと考えられます。

政府の安全基準には「パニックを起こさないように」とか「地元産業がだめにならないように」などといった人間の都合の要素が表にですぎていて、一番大切な国民（とくにこどもたち）の内部被曝をさける、生命の安全を守るという基本的な配慮が足りません。これは新安全基準の「１００ベクレル／kg以下」になっても本文で小学生の「ニュートン算」をだしたところで述べたように同様のことがいえます。

でていく量と崩壊する量より入ってくる量の方が多ければ、たとえ少量ずつであったとしてもたまっていくのです。

しかも、崩壊する量には内部被曝というおまけが付きます。

中途半端に地元産業を助けるためにまったく関係のない地域の住人に被曝させることもおかしなことでしょうし、まだ先のある住人は避難させてあげるのが国としての責務でしょう。

その一方で、やたらと役所が指針や規則を作って一旦線を引けば、それがたとえ正しくなくても医療関係者も含めて盲目的に従いがちな国

図表84

がん細胞の発生からの年数

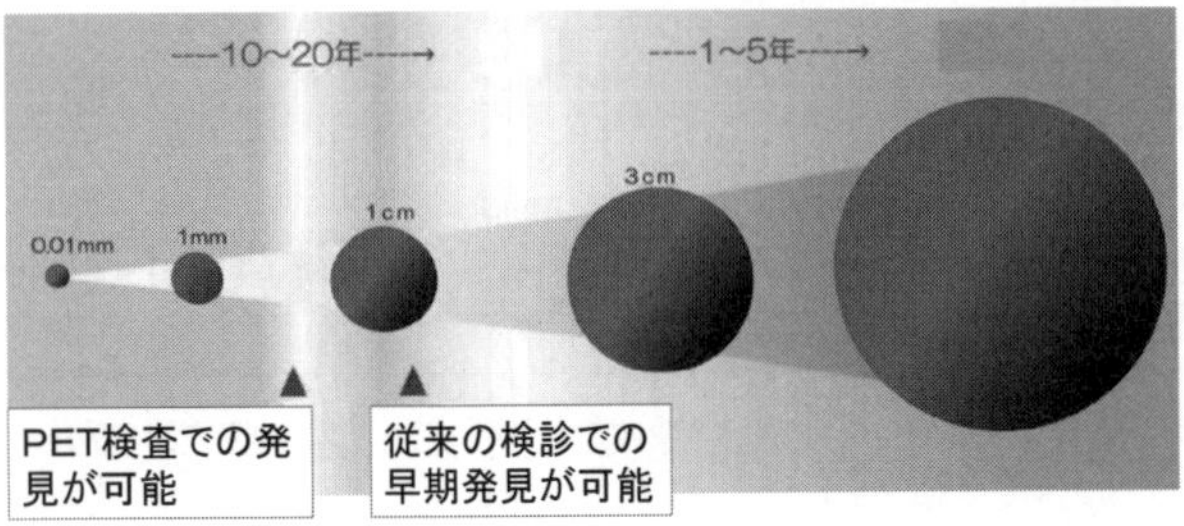

民性ですが、それでも自分の住み慣れた場所に住みたいというお年寄りなどは好きにさせてあげればよいと思います。

被曝後に放射線の影響がでてくるまでにはかなり時間がかかりますので。（図表84）

今回被曝したこどもたちにがんが発生するころには、いま「さしあたり」、「ただちに」などといっているひとたちはいないかもしれません。

チェルノブイリ原発事故のときのように将来的に甲状腺がんが多発した場合などは、ぶつけどころのない怒りで患者さんが難民化するのは必至でしょう。

「あのとき、政府がきちんとしてくれていたら」

確実にこの本の最初に扱ったようながん難民が発生すると思いませんか？

奇形について

本文の中で述べたように、人間の体のパーツを規定している遺伝子の部分は決まっています。

女児は生まれたときすでに卵巣内に卵子のもとになる細胞（卵母細胞）をもっています。妊娠中期には胎児の卵巣には６００万〜７００万個の卵母細胞があり、その多くは徐々に消失して出生時には１００万〜２００万個にまで減少します。出生後に卵母細胞が新たにつくられることはなく、その後減り続け、思春期を迎えるころには30万個程度まで減ってしまいます。生殖可能期間にある女性の体内では、１回の月経周期につき通常は1個の卵子が排卵され、全期間を通して排卵される卵子はこのうちわずか400~500個ほどです。

排卵前の卵子は細胞分裂を途中で休止した状態で卵胞内に維持されています。細胞分裂を休止している間は通常の細胞内で起こっている修復プロセスが行われないため、この間に被曝すると何らかの損傷が生じる可能性が高くなります。高齢出産で染色体や遺伝子の異常が生じやすくなるのはこのためです。

結局、放射線源はどこにあってもよいのですが、卵巣を貫くような線源が近くにあった場合、ごくごく単純に考えて1回の照射で妊娠適齢期の女性の卵巣の中の卵子を放射線がヒットする確率は30万分の1。実際には線で貫きますのでもっと多いはずですが、毎月全体の中のいくつかの細胞が同時に排卵の準備をし始め、最終的に1個がでてくるというのが、閉経まで月経（生理）の数だけ繰り返されます。今現在日本においての平均的な20―40歳での妊娠・出産で考えると、1か月に1回生理がくるとして12×20回の排卵。（＝240回）放射線がヒットした卵子が選ばれるのが、ごくごく単純に考えて30万分の240。これに精子側の条件が加算され、「all or none の法則」のところで述べたように、生命維持、発育維持の困難な受精卵はここで淘汰されますので、そうした諸条件を勝ち残ってきた（生き残れる）ようなこどもが世の中に生まれ出てきます。

ですので、放射線による奇形児発生の詳細については、このことだけを考えてもそんな単純なものではなく非常にわかりにくいというのはご理解いただけますでしょうか？

ひとの手ができあがってからは、手が放射線の攻撃を受けても放射線障害やがん化の危険性しかありませんが、まだ手になっていない時期や、手をつくる芽になるような部分があなたが発達をはじめる時期やあなた自身を作る遺伝子がまだお母さんのお腹の卵子やお父さんの精子に分かれている間にたまたまその近くに放射性物質がやってきて、その部分に攻撃を受けて修復がなされないと、手がなかったり、指がなかったりといった奇形を生じます。手の芽の部分や手の作り方を書いている部分の情報が欠失したり、障害を受けるからです。

こうしたことから、単純に地元産業の保護ばかりを考えて、中途半端に次世代を担う日本中のこどもたちや生産層を巻き込まないようにすることが大切だと思います。

ちなみに当方は、震災直後から東北地方への募金活動を当方が所属する会のシンポジウムで行うことを呼びかけたり、自分の医院でストックしていたマスクを約2000人分、東北地方の物資が足りないといっておられた介護施設へ物資を送ろうとしていた知人に一緒に送ってもらったり、東北への支援をなかなか声を出してまでいう人が少ない中で被災地をサポートしましょうと継続的に呼びかけたりもしており、東北地方を支援することとひとびとに余計な被曝はさせないことと、そこら辺は分けているだけです。その点はどうかご理解いただきたいです。

この本を読んで「東北切り捨てだ」などと誤解されないようにお願いします。そういうつもりは毛頭ありませんし、東北地方の方々個々人の健康被害は当然のことながら、将来の日本全体のためになることをあえて提言したいのです。

決して東北地方を切り捨てる気はなく、こうした行政の対応や安全基準の適用の仕方がおかしいといっているのです。（図表85）

放射線によるがんの発生はランダムです。

これだけ浴びれば必ず発生するというものはありません。しかし、発育盛りのこどもたちにとっては被曝量は少なければ少ないほどいいのは事実です。

原爆やJCOの臨界事故のように一度にたくさんの放射線を浴びれば、体の多くの細胞が再

図表85　近畿農政局のホームページより

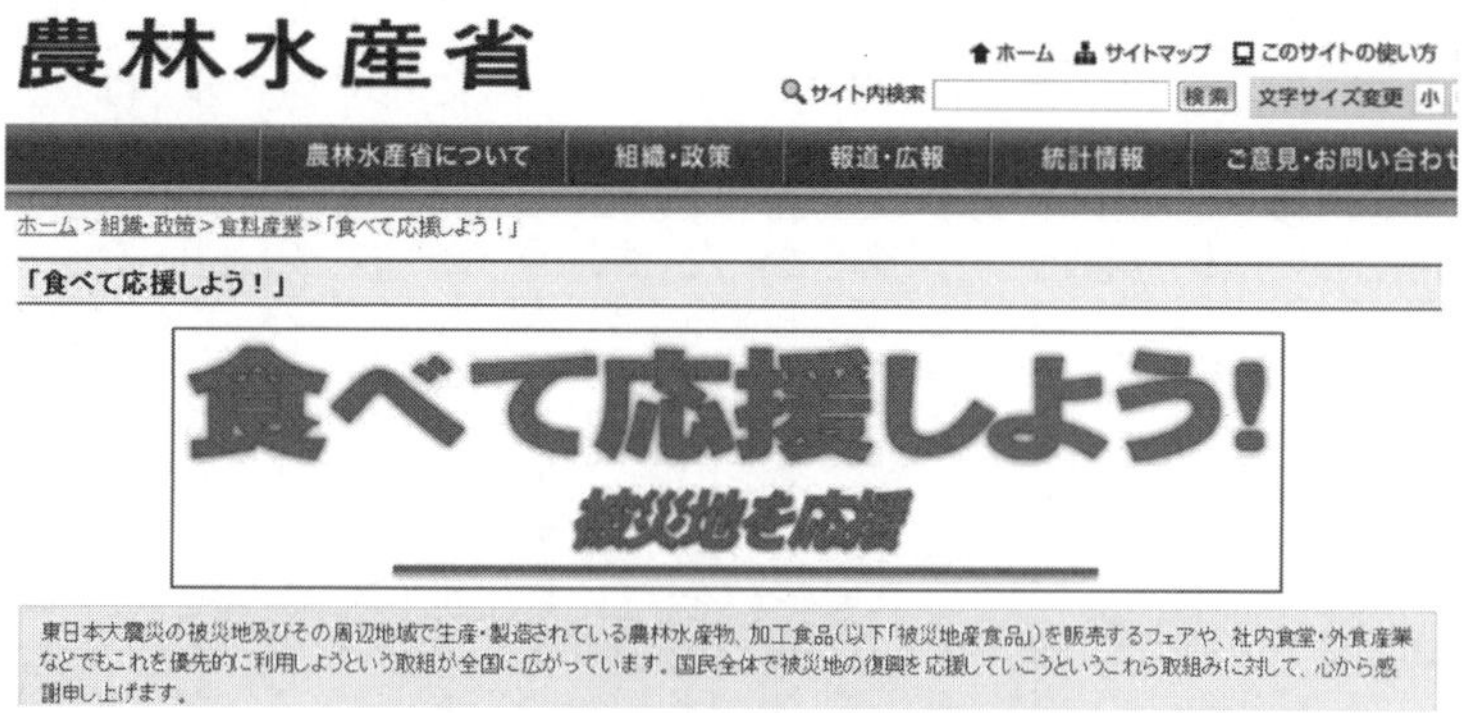

生困難になって死に陥りますが、中途半端な被曝が遺伝子に傷を生み、それが中途半端に修復されたりされなかったりしてがん遺伝子の発生やがん抑制遺伝子になんらかの機能障害を起こすと発がんすると考えられ、実際にチェルノブイリ原発事故後の甲状腺がんや膀胱腫瘍の調査からそうした遺伝子異常が確認されています。

ひとの体は約60兆個の細胞からできているといわれています。でたらめな方向に飛び出した放射線がそのうちのどれにどのように当たるかなどはだれにもわかりません。

外からの被曝では、放射線源からでた放射線の一部が体を抜けていくだけですが、放射線源を体の中に取り込む内部被曝の場合は、放出される放射線の全量がこの60兆個の細胞のどれかに全部吸収されるか、あるいはヒットしてしまいます。同じ量の放射線源があっても、体の外にあるか中にあるかでぜんぜん違うのです。

その結果どのようになるかは、そのときに出される放射線と細胞周期や当たり方次第でだれにもわからないのです。

我々は、今一度、謙虚に冷静にものごとを見つめなおすときにきているのだと思います。

大量の被曝は細胞そのものを死に追いやって

しまいますが、この中途半端な被曝ががん遺伝子化には最適な環境です。その実態は「…ミリシーベルト以上」なら必ずそうなるというものではなく、神のみぞ知るランダムエラーです。

パソコンでウィルスやシステム障害が起こったときに、おかしな文字が延々と出てとまらないといったようなことを経験したことがある方は多いと思われますが、それとよく似ています。

遺伝子がなんらかの損傷を受けることで、プログラムがおかしくなり、変な文字（がん細胞）が量産されるのです。俗にいうバグというものですが、そうした現象を起こす不具合は、もとはシステムがデータを保存中に電源を切ってしまうなどの単純な行為によるものですが、ほとんど取るに足りない小さな不具合＝書き損じであることが多いものです。

たくさん浴びても発症しないひともいれば、少量の被曝でも遺伝子に傷がつき、それがそのまま残って細胞が異常な増殖を続けるようながン遺伝子化を起こせばがんになるのです。

繰り返しになりますが、１９８６年に起きたチェルノブイリ事故では、最初１９９１年頃にウクライナやベラルーシのドクターが原発周辺に住んでいたこどもたちの甲状腺がんと事故との関連性を言い出したときにはなかなか認められず、世界的に因果関係ありというコンセンサスが得られるまでに20年ほどかかりました。

その間に事故の約10年後をピークとして、原発周辺のこどもたちの甲状腺がんの発がんがほとんど収束を迎えていました。つまり、因果関係が認められた頃には、こどもたちの甲状腺がんは出尽くしてしまっていたのです。

そして、そういう際にはどういうわけかなかなか有意性を認めたがらない方たちがでてきます。疑わしくなって検証作業に入ろうとしたときにはすでに症例は出尽くしており、「１９８６年以前のデータがないので比較できない」、「検査をたくさんすればたくさん検出される

（みつかる）のは当たり前だ」などといってくるのですが、いわゆるアメリカ型のＥＢＭ（Evidence-based medicine　今の日本もほとんどこの方式を用いています）におけるエビデンス（証拠）がないというのは、証明不能がいえるだけで、別に因果関係そのものが否定されるわけではありません。

我々の業界の例でいえば、こうした統計学的手法にもとづく証明ではなく、1例報告に真実が隠されている場合があります。

つまり、色々な条件から今現在一番正しいと思われている科学的手法では立証できないけれども、少数例が真実を物語っているときがあるのです。

粒子線治療の基礎のところでも述べましたが、人工的に放射線を照射するときには大きな加速器が必要ですが、放射性物質を体内に取り込む内部被曝の場合には、その加速器が必要ありません。

放射性物質はただそこにいて自然に崩壊するだけで、その周囲に放射線を全数照射できるのです。

当然のことながら、体内に取り込まれた放射性物質の周りには無数の細胞とその核（ＤＮＡ）が存在します。

ひどいときには乳児用の粉ミルクにまで放射性物質の混入がみられました。乳児用の粉ミルク用の製造工場ですから、普段から衛生状態には細心の注意を払っているはずで、およそ取り除くことが可能な微粒子は細菌も含めてほとんど取り除けるような設備になっていたはずです。

報道にもありましたが、それをすり抜けるほどの小さな放射性物質の粒子がその工場周辺の空気のところまで流れてきて、忍び込んだということがいえます。

がんの治療をする際には放射線による遺伝子破壊作用を使っておきながら、都合がわるくなると、人間が勝手に定めた安全基準以内だから

「さしあたり問題ない」などといってうやむやにして済ませるというのはひどい話です。

ミクロの世界は循環しています。厳格に流通を制限していても、じわじわと放射性物質はひろがっていきます。

もし、このまま放射性物質の拡散を止める努力をしなければ、こうした自然の拡散力によるもの以外にズルズルと日本中に放射性物質をいろんな形で人為的に広めてしまうことになります。

自然に広がるはやさより、人間がトラックで運ぶ方がはやいのです。

そして、放射性物質はものやバクテリアのように壊れるものでない以上、また運ばれていった場所で循環します。

よく出て行く話ばかり書いてありますが、放射性物質は体内から排出されても消えるわけではないので、汚染地域から持ち出された放射性物質が別の地域でひとの体に取り込まれて一旦

図表86

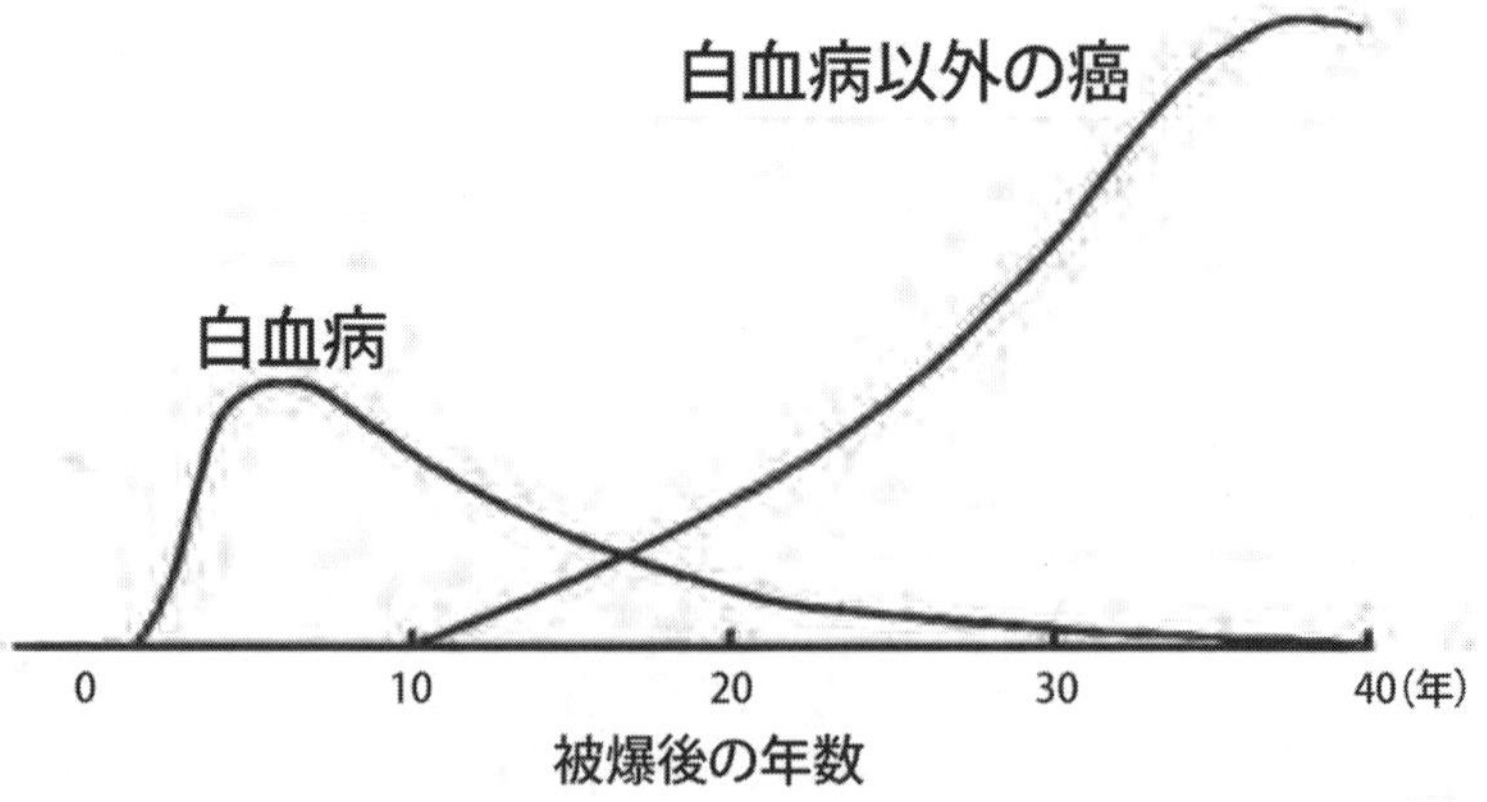

排出されても、ミクロの原子レベルの話なのでまた川に流れて海にはいって自然の循環に乗ってまた陸に上がってきます。そこでは物理学的半減期が関与してきます。消えなければ、でていってもまた戻ってきます。

そうしたことから、基本はわれわれ医療の領域の感染症以上に封じ込めが一番なのです。

そのために、専門家たちは当初「格納容器」という言葉を連呼していたのです。基本は封じ込めが絶対で、格納容器の中から世に放たれることは想定にないのです。

よく院内感染が問題にされますが、あれはその封じ込めに失敗することにより、感染が拡大してしまうのです。

こと医療に関してはあれだけその封じ込めの失敗やほぼ不可避なインフルエンザウィルス感染ですら責任者に謝罪会見まで行わせて問題視するのに、基本的に有害な、人智では簡単に消せない放射性物質含有食材の拡散については目をつむるというのはおかしいと思いませんか？

汚染地域とそうでない地域があり、将来的に汚染地域で放射性物質に暴露した方のみ有意にがんの発生率が上昇したら、それは今回漏洩した放射性物質のせいであるということができます。

しかし、今のように目先の金のことばかり考えて、ズルズルと日本中に放射性物質が広がっていく状況を放置すれば、多少の差がでたとしても、「ほら、あのひとたちだって食べているのに、がんが発生していないじゃないか。」と言われてしまいます。今現地のためを思ってやっていることが、かえって現地のひとのためにならないのです。

シックハウス症候群などのように、こうしたパターンで裁判で敗訴する（つまりは国が放置した責任をだれもとらない）例は結構多いので注意が必要です。

つまり、あまり科学がわかっていないひとたちにそういう風にされてしまう前例があるということです。

この国の裁判制度は基本的に判例（前例）主義です。それが科学的に正しくなくても、法の世界においては正しいとされてしまってあとに続かれます。最近、誤認逮捕や冤罪事件が多発しているのはそうしたことの表れです。司法の世界が科学の発達についていけておらず、古臭い「そういうものだから」にしばられてしまっているから生じているのです。

だからこそ、自分たち自身のために、今のようにだらだらと放射性物質を拡散させていてはいけないのです。

がんの末期のしんどさ、いいようのない苦痛

がんの末期のしんどさや疼痛はいいようのない苦痛をともないます。それは身内のそうしたさまをみている家族にとっても同様です。

わたしはそうしたひとたちがご自宅でおだやかに過ごすことができるよう、在宅医療や緩和の仕事をしておりますが、できればがん患者自体が行政や役所や制度の不注意で不用意に発生しないことを望んでいます。

制度そのものによる混乱、難民の発生

根本的な対策をとらずにパッチを当ててばかりいるような医療保険のような制度も多く、現行制度は複雑すぎます。

取り決めが複雑すぎて、患者や働いている医療スタッフを苦しめているだけの決まりもあり、現場の足をひっぱり、そのせいで患者さんに不満が生じ、なんのための制度なのかと疑問に思うときがあります。

2年に1回診療報酬の改定がありますが、制度が複雑すぎてコロコロ変わるので、医療者や電子カルテの業者がついていけず、またわからないことをたずねようにも管理側の役所の方も医療関係者からの質問にまともに答えることが

できるひともほとんどいないという状況になってしまっています。そうした状況でだれにもよく理解されないまま新しい制度が期日がきたら開始され、ややこしい制度を考え出した雲の上のひとには、その制度について詳しく尋ねようにもなかなか行きあたらないのです。

一部のひとが決めたきまりのために、相当数の人間が混乱して苦労させられています。こうした性質は医療にかぎらず国中で共通しています。

制度を複雑にする少数の人間が、それに対応させられる全体のことをまったく配慮していないのです。

設計通りに作られた原発などと違い、ただでさえ個々人それぞれの振る舞いや考え方、反応のさまざまな人間という複雑な生き物を対象としているのに、医療関係者の負担は対患者のみならず甚大です。

患者さんにはそうしたことがみえないので、「わたしのところにほとんどきてくれなかった」とか、患者さんに聴き取りをしながら電子カルテに入力しなければならないので、「ちっともわたしの顔をみなかった。」などと言われたりしています。

病気になった人間というのは、設計図通りに作られていない壊れた原発のようなもので、心臓を止めるとひとは死んでしまうため、心臓を動かしながら、血液を流しながら、ひとりたりとも解剖書通りに作られていない壊れた機械を修理するのが医療なのです。放っておくと、今回の事故原発のようにどんどん壊れていきます。替えのパーツもありません。

ただでさえ、そうした複雑で脆弱な生身の体が対象の医療なのに、年々複雑化する制度に対処するために、本業の医療に集中できていません。

制度を複雑にしている役人はなんら手助けもしなければ、それが生む弊害の責任もとってくれません。

その割に病院関係者の生活は報われているとも思えず、患者さん側も目の前にいる医療者しか目に入らないので「心がない」などといって本来受けたいと思っている医療サービスを受けることができているとも思えません。

そうしたバックグラウンドの意識を共有し、おかしなことは気づいたときにどんどんつぶしていって、ものごとをシンプルにしていき、働いている人間もサービスを受ける側も複雑な制度のせいで不利益をこうむってしまうようなことのないように、合理的にみんなが過ごしやすい方向にもっていった方がいいのではないかというのがわたしの提案です。

ひとはなぜ難民化するか

今回、現在の日本におけるがん難民の発生要因をいくつか書きました。

もともと自分が思い描いていたものと現実の世界とのズレが受け入れられないとき、あるいは自分たちが期待していたものに対して裏切られたり、失望感が大きいときにひとは難民化すると思われます。

なにもなかったときにでも多くのがん難民が発生していたのです。

今後、東北地方の比較的放射能汚染が強い地域の方々ががんを発症したとき、その方たちは将来どういった心情になるでしょう?

わたしが申し上げたい「がん難民をふせぐために」は、自分がひどい目にあったから相手に補償を求めるという姿勢ではなく、自分がひどい目にあった、あいたくないと思うのであれば、そうした境遇のひとを次からはうまないように、気づいたことに気づいたときからあなた自身が着手し行動に移すことなのです。

よりシンプルで、だれもが暮らしやすい世の中をつくるために。

それが、ひいてはあなた自身やあなたの身の回りの大切なひとたちのためにもなることだと思います。

わたしは1995年1月17日に起きた阪神淡路大震災の被災者です。2011年3月11日東北地方に大地震の一報があった時点で、現地でどういうことが起き、どういう経過をたどるかが大地震の経験者なので容易に想像できました。

しかし、阪神のときにはなかった津波がひとびとを襲うシーンをテレビで目の当たりにしたとき、涙があふれてきました。

東北地方太平洋沖地震でお亡くなりになられた方々に心よりお悔やみ申し上げます。

また、被災地域の方々が少しでも健やかに1日もはやく安心して過ごすことができるよう心より祈っております。

あとがき

福島へは旅行中に知り合った知人の実家を訪ねていったことがあります。

知人の実家の周辺には、広がるのどかな田園地帯に素朴な風情ある温泉資源、そしてわたしの大好きなスキー場があり、みんなで露天風呂に入り、竹舟を浮かべて雪見酒と洒落こんだときには何ともいいようのない幸せを感じたものでした。

わたしが神戸で被災した際、初期の喧騒が落ち着いたころに当時多くの人の避難場所となっていた神戸市役所を訪れ、「市民病院の医師ですが、何かお手伝いすることはありませんか？」といってできることがあれば手伝おうといてもたってもいられず乗り込んでいったことがあります。まだ水道などの復旧にはほど遠く、トイレは避難者の方々の汚物があふれかえっていた時期です。市役所の役人さんたちは狼狽しており、いわゆる指揮系統を失っている状態で、わたしはただ「ここに座っておいてください。」と言われて5階だったか、とくに「医者が来たので具合の悪い方はどうぞ」といったアナウンスなどされるわけでもなく用意されたいすに座らされていた覚えがあります。

神戸市役所には優秀な役人さんが多いのですが、そういう大災害が来たときのことなんてまったく想定されていなかったと思われます。

しばらくしてようやく落ち着き、市民病院からも計画的に市内のそれぞれの避難所に医師・看護師などから構成されるケアチームを派遣することになり、わたしもその中に加わりましたが、倒れてきたタンスの角に頭をぶつけたひとのケガを縫いまくった超急性期とは異なり、その頃になると、寒い避難所で体調を崩したひとの病院搬送の是非について判断をするといった、少し落ち着いたニーズに変わっていました。とくに寒い場所にいる弱ったお年寄りなどは肺炎を起こしたりしていても熱がでなかったりするのです。

月日が過ぎ、次第に阪神淡路大震災のことを忘れかけていましたが、今回東北地方太平洋沖地震を受けて当時経験した衝撃や喪失感、「この先どうなるんだろう？」といったなんともいいようのない被災者の感覚を如実に思い出しました。

わたしのこうした活動の一環には、同じ被災者として「福島の方々を助けたい、そして将来の日本のためにつながることをなんとかしたい」というのがベースにあります。

東北地方太平洋沖地震が起きるかなり前から、日本はすでに長引く不況やすぐ先に見えるいびつな人口ピラミッドの超高齢化社会に社会保障費の逼迫が目に見え、相当困窮するだろうということは予想されていました。

わたしはかねてより方々で、症状の軽いうちに少子化対策や雇用問題をなんとかしなければいけないと訴えてきました。

しかし、小さな場所で口にするだけではなかなか広めることができません。

そして、2011年3月に東北地方太平洋沖地震が起き、大津波だけでなく原発までが火を噴いた際には絶望にも近い感覚に襲われました。

東国原さんではありませんが、「どげんかせんといかん」、本当にそう思ったのです。

この本の中にも書いたように、今日本中をさまざまな不自然がまかり通っています。

野田どじょう内閣が必死に消費増税を訴えていましたが、実はきちんとやれば社会全体の失速につながる消費税の増税はそこまで深刻に行う必要はありません。また、逆にみなが諸問題から目をそむけ、現実を直視して対策を打たなければ、いくら増税しても追い付かなくなるのもわかっています。

わたしは医師なので、最後に医師らしく、こうしたことに対する処方箋を書いて終わろうと思います。まず、石飛幸三医師の『「平穏死」のすすめ　口から食べられなくなったらどうしますか』(講談社)をみなさん自身が読んで、我々は今どうすべきかをまず考えること。日本の将来を担うこどもたちや妊婦さんたちを大切にし、もっと本腰を入れて少子化対策を打つこと。

そして、いきすぎた業績偏重主義はやめて、多少苦しくても日本企業は国内の足元をしっかり固め、中国やその他の新興国への偏った投資を日本へ再投下しなおすこと。

みなさんは多少高くても自国の製品を大切にすること。

日本が再生するために最低限守らなければならないこととして、風邪のときのようなシンプルな処方ですが、これらを日本再生のために守らなければならない諸条件として提言して終わりたいと思います。

わたしがこの本を書き上げたのが2012年の夏のことです。

すでに浴びてしまった初期被曝は取り消せませんが、本書の中にも書いてあるように、一旦遺伝子に入った傷に2重3重の〝傷〟が入ることにより偶発的に〝がん遺伝子〟化、あるいはがん抑制遺伝子の破損が起こって〝発がん〟することがすでにさまざまな研究結果からわかっています。

この本の目的は、こどもたちや放射線感受性の強い世代の内部被曝をふせぐこと、ひいてはがん難民の発生をふせぐことですから、もっとはやく世に出したかったのですが、わたしが無名であるがゆえにこんなにも世に出すのが遅れてしまいました。そうした中、この本を出すにあたり大変お世話になった本の泉社比留川洋氏をはじめ、西崎印刷西崎あづささま、スタッフ御一同、ご協力いただいたみなさまに感謝の意を述べて終わりたいと思います。

著者紹介

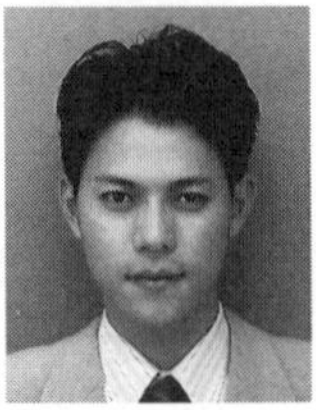

井手 禎昭 (いで よしあき)

神戸大学医学部卒業
現在　井手クリニック院長
阪神ホームホスピスを考える会 世話人
日本外科学会専門医

がん難民をふせぐために
抗がん剤・放射線治療の基礎　そして福島へ

2013年6月27日　初版第1刷発行

著　者●井手　禎昭
発行者●比留川　洋
発行所●株式会社　本の泉社
〒113-0033　東京都文京区本郷2-25-6
電話 03-5800-8494　　FAX 03-5800-5353
E-mail　mail@honnoizumi.co.jp
URL　http://www.honnoizumi.co.jp
印　刷●亜細亜印刷株式会社
製　本●株式会社村上製本所

定価はカバーに表示してあります。落丁・乱丁本はお取り替えいたします。
ISBN978-4-7807-0971-1　C0047